序

药学是一颗璀璨的明珠，是中华传统瑰宝。回顾发展硕果累累，展望未来更加灿烂。循传承精华、守正创新的方针，将其发扬壶理，用实效来说中医。我们安徽中医药大学的研究团队以近说达的思路，针对防治疫病经验的壶理，集实为量编篆《中医诊治新型冠状病毒感染临床精粹》一书。可说经验在于壶理，通过在理剖可延深，这是升华中医药的要求。

新冠之疫，辞危震宇，全球医界备受考验，而面对新冠疫情，中医药全程介入，展现中华力量。安徽中医团队立足本土承继新安医学，提出"湿邪化热、热极成毒"等辨证思想，制定用药方案，中医药治疗原则显几成效上，彰显中医药与新安医学在感染性疾病治疗中的卓效与地位。

今天疫情虽过三年，疫情彩刀空仔平稳。因强中医药在新冠治疗领域仍需持续努力和提升。特别在理论层面上需要进行全面系统地进行深入的探讨是非常重要。这对未来再发生疫病的防治提供有力的支撑。因此本书的编篆是有深远意义的，它以新冠疫情为着眼点，认真揭集壶理古今医家关于治疗疫病的理论思想，同时融入了现代医学研究的最新成果。可见成书为临床工作者提供更加全面纸系统的指导。同时，也将为疫病教学工作提供一份参考，而全面的中医药治疗疫病的理论认论和实践挠范。参考资料，帮助医学生更好地理解和掌握。

"江山代有人才出，各领风播数百年。"此书出版窗有时代价值，为继康中国发力，致於以为序。

李俊　徐经世

回顾中华医学数千年的历史，在与疾病搏斗的漫长征途上，每一次瘟疫的爆发都是对医学的严酷挑战。曹植《说疫气》云："建安二十二年，疠气流行，家家有僵尸之痛，室室有号泣之哀。或阖门而殪，或覆族而丧。"张仲景《伤寒论》亦有云："余宗族素多，向逾二百。建安纪年以来，犹未十稔，其死亡者三分有二，伤寒

十居其七。"而这也是一次战胜疫情的类验之下，中医药形成了日臻完善的疫病辨沁论治体系，依靠中医中药织护了民族的繁衍器盛。根据新型冠状病毒给全球带来了前所未有的危机古强，起而在这场无硝烟的战斗中，中医凭借其深厚的理论底蕴和丰富的实践经验，展现出了令人瞩目的力量。疫情爆发以来，在与疫情的较量中，中医药没有缺席，全面深度参

与了疫情防控与诊疗救治，中医药能有效治疗新冠肺炎，降低轻型普通型向重型危重型发展，缩短病毒清除时间和改善轻型和普通型新冠肺炎患者的临床预后，降低病亡率，而且对新冠肺炎疫情与病毒较量过程中，中西医具有良好的救应，还发挥在与时间赛跑、与病毒较量中，中国方案的独特优势，是抗击新冠肺炎疫情中国方案的一大特色。

喜闻安徽中医药大学及其第一附属医院序连

学院威华科用大勇与祝上兵两位主任师为主导的疫病研究理论与临床诊疗通力合作使他组编写了《中医药防治新型冠状病毒感染疫情临床指导》一书，为中先对明清温病家论治诊传染病的学术思想与临证经验进行论述总结。明清时期是我国历史上瘟疫爆发次数最多也最为毛手的时期，这一时期造病大家涌现，挖掘总结各家论治思想，对今天我们论治新冠仍有重要意义。随后在中介则从中医学，虽

学说进对新冠病毒感染的认识，包括中医病名探讨

病因病机、传播途径及特点、临床表现诊断及治病等

多可面，月时分章了周仲瑛、刘志明待世等多位就

代名医论治新型冠状病毒感染的经验。最后书中还

古今名方在新型冠状病毒感染的应用，这些名方既

有传承千年的中医经典方剂，也有现代医学能们基于

临床经验，结合天、地、人三因特点创制的新方，临床

已才水量研究证实了这些古今名方的疗效，未来可作

⑤

进一步推广应用。

该书是对古今中医名家治病疫病的论治思路和遣

方用药进行的全面挖掘志整理，是对中医在抗击新

型冠状病毒肺炎过程中的宝贵经验的总结，也是中

医理论与临床相结合的一次精末展示，为广大未来心的

公共卫生事件挑供有价值的参考，不仅有助于建设健康中

国，也将造福人类臻及全球，是为序。

胡国俊

笔 二0二三年 肖秋于合肥

⑥

2023年安徽省临床医学研究转化专项:回顾性分析新冠病毒感染集束化干预措施构建后疫情时代长新冠人群的中医防治策略与临床转化应用研究(NO.202304295107020124)

2023年度合肥综合性国家科学中心大健康研究院新安医学与中医药现代化研究所"揭榜挂帅"项目:基于新安医学"伏气""解托"理论结合"五运六气"学说的呼吸道传染病预测预警及防治研究(NO.2023CXMMTCM009)

中医诊治肺疫

临床精粹

主编◎周大勇　施卫兵

APTIME
时代出版

时代出版传媒股份有限公司
安徽科学技术出版社

图书在版编目(CIP)数据

中医诊治肺疫临床精粹 / 周大勇,施卫兵主编.
合肥:安徽科学技术出版社,2024.12. -- ISBN 978-7-
5337-9291-6

Ⅰ.R256.1

中国国家版本馆 CIP 数据核字 2025CT4867 号

中医诊治肺疫临床精粹   主编   周大勇   施卫兵

出 版 人:王筱文   选题策划:杨 洋   责任编辑:王丽君
责任校对:程苗苗   责任印制:梁东兵   装帧设计:武 迪
出版发行:安徽科学技术出版社   http://www.ahstp.net
        (合肥市政务文化新区翡翠路 1118 号出版传媒广场,邮编:230071)
        电话:(0551)63533330
印   制:合肥创新印务有限公司   电话:(0551)64321190
(如发现印装质量问题,影响阅读,请与印刷厂商联系调换)

开本:710×1010 1/16   印张:14.5 插页:2   字数:220 千
版次:2024 年 12 月第 1 版   印次:2024 年 12 月第 1 次印刷

ISBN 978-7-5337-9291-6   定价:78.00 元

编　委　会

徐　序

中医药学是一颗璀璨的明珠,是中华传统文化之瑰宝。回顾发展硕果累累,展望未来更加辉煌。今天,我们遵循传承精华、守正创新的方针,积极做好挖掘整理,用实效来说中医。安徽中医药大学的研究团队用以近说远的思路,首对防治疫病经验进行整理,集中力量编撰《中医诊治肺疫临床精粹》一书。经验在于整理,通过整理则可延深,这是升华中医药学的要求。

新冠之疫,肆虐寰宇,全球医界备受考验,而面对新冠疫情,中医药全程介入,展现中华力量。安徽中医团队立足本土,承继新安医学,提出"湿郁化热,热极成毒"等辨证思想,制定用药方案,中医药治疗覆盖九成以上,彰显中医药与新安医学在感染性疾病治疗中的卓效与地位。

时至今日,新冠疫情形势总体平稳。回顾中医药在新冠治疗领域仍需持续努力和提升,特别在理论层面上进行全面系统的深入总结是非常重要的,这将给未来的疫病防治提供有力的支撑。如此,本书的编撰是有深远意义的。它以新冠疫情为着眼点,认真搜集、整理古今医家关于治疗疫病的理论思想,同时融入了现代医学研究的最新成果,成书后可为临床工作者提供更加全面和系统的指导。同时,本书也将为疫病教学工作提供一份系统而全面的参考资料,帮助医学生更好地理解和掌握中医治疗疫病的理论知识和实践技能。

"江山代有人才出,各领风骚数百年",此书出版富有时代价值,愿能为健康中国发力,故欣以为序。

国医大师　徐经世

2024 年 8 月 10 日

胡　　序

　　回顾中华医学数千年的历史，在与疾病搏斗的漫长征途上，每一次疫情的暴发都是对医学的严峻挑战。曹植《说疫气》曰："建安二十二年，疠气流行，家家有僵尸之痛，室室有号泣之哀。或阖门而殪，或覆族而丧。"张仲景《伤寒论》亦有云："余宗族素多，向逾二百，建安纪年以来，犹未十稔，其死亡者三分有二，伤寒十居其七。"而正是在一次次残酷疫情的考验之下，中医形成了日臻完善的疫病辨证论治体系，依靠着中医中药维护了民族的繁衍昌盛。猖獗的新型冠状病毒给全球带来了前所未有的危机与考验。然而，在这场没有硝烟的战斗中，中医凭借其深厚的理论底蕴和丰富的实践经验，展现出了令人瞩目的力量。疫情暴发以来，在与疫情的较量中，中医药不仅没有缺席，还全面深度参与了疫情防控与医疗救治。中医中药能有效治疗肺疫，降低轻型、普通型向重型、危重型转变，缩短病毒清除时间，改善轻型和普通型肺疫患者的临床预后，降低病死率，而且在肺疫预防方面也具有良好的效用。这是在与时间赛跑、与病毒较量的过程中，中国所具有的独特优势，是抗击疫病"中国方案"的一大特色。

　　喜闻安徽中医药大学及其第一附属医院的疫病研究理论与临床专家通力合作组织编写了《中医诊治肺疫临床精粹》一书，书中首先对明清医家论治传染病的学术思想与临证经验进行了论述和总结。明清时期是我国历史上疫病暴发次数最多也最为严重的时代，这一时期温病大家不断涌现，梳理总结名家论治思想对今天我们论治新冠病毒感染仍有重要意义。随后，书中从中医学角度论述对肺疫的认识，具体包括中医病名探讨、病因病机、临床表现、诊断及治疗等方面，还分享了周仲瑛、刘志明、徐经世等多位现代名医论治肺疫的经验。最后，书中介绍古今名方在传染病中的应用。

这些名方既有传承千年的中医经典方剂，也有现代医家基于临床经验，结合天、地、人"三因"特点创制的新方。临床已有大量研究证实了这些古今名方的疗效，未来可作进一步推广应用。

本书是对古今中医名家治疗疫病的论治思路和遣方用药进行的全面挖掘与整理，是对中医在抗击疫病过程中的实践经验的总结，也是中医理论与临床相结合的一次精彩展示，相信能为应对未来类似的突发公共卫生事件提供有价值的参考，不但有助于建设健康中国，也将造福人类、惠及全球，是为序。

全国名中医　胡国俊

2024 年 8 月 12 日

前　　言

疫病的身影与人类发展的足迹紧密交织，我们的祖先与肆虐的疫病抗争的记载最早可追溯至殷商时代。在与疫病数千年的漫长较量中，祖辈累积了宝贵的疫病防治经验。祖国医学中的疫病理论自秦汉时期萌芽，金元时期日臻完善，明清时期达到成熟，为后世子孙抗击疫病提供了坚实的理论支撑和实践经验。疫病依然是我们当今世界面临的严峻挑战之一，新型冠状病毒感染疫情（简称"新冠疫情"）的暴发给全球带来了巨大的冲击，不仅威胁着人们的生命安全和身体健康，也对全球经济和社会秩序造成了极大的影响。

中医药在抗击疫病中发挥了举足轻重的作用，以其独特的优势全面融入抗疫的各个环节，综合应用中药、针灸、膳食、功法等多种手段，集预防、治疗、康复于一体，不仅在新冠疫情的预防方面展现出卓越的成效，还能够显著遏制轻型、普通型转化为重型、危重型，加速病毒的清除过程，大大缩短了患者的病程。中医药显著改善了患者的临床预后，有效降低了病死率。新冠感染时期，地域医学流派也各自发挥独特魅力，在杰出医家的引领下深入疫情重灾区，凭借丰富的经验和精湛的医术，为疫区人民带去希望的曙光。中医药在新冠疫情中的贡献，是古老智慧应对现代疫情挑战交出的一份优秀答卷，赢得了全球的广泛赞誉。中医药在抗疫中的卓越表现，不仅增强了国内外医学界对中医药的信心，也为全球抗击疫病贡献了中国智慧和力量。

当前疫病形势已进入平稳阶段，而面对疫病这一贯穿人类发展史的全球挑战，我们必须时刻保持高度警惕，随时做好接受考验的准备。研究和总结疫病的治疗和预防经验，是我们应对未来传染病防治的重要一课。因此，深入研究和全面展示古代医家防治疫病的历史贡献和学术成就，具有重要的历史价值和现实意义。作为国家中医疫病防治及紧急医学救援基地、国家中医药传承创新中心，安徽中医药大学第一临床医学院专家联合安徽中医药大学温病学教研室、中医疫病学教研室骨干教师，依托

2023年安徽省临床医学研究转化专项(NO. 202304295107020124)、2023年度合肥综合性国家科学中心大健康研究院新安医学与中医药现代化研究所"揭榜挂帅"项目(NO. 2023CXMMTCM009),成立了《中医诊治肺疫临床精粹》编写研究小组。

本书共分为四章,分别探讨了明清医家论治传染病的学术思想与临证经验、中医学对肺疫的认识、现代名医论治肺疫的经验及古今名方在传染病防治中的应用。第一章从学术思想、临证经验、用药特色及医案赏析四个维度,介绍了吴又可、叶天士、戴天章、杨栗山、余霖、刘奎、王勋、余国珮八位代表性明清医家论治传染病的学术思想与临证经验。第二章聚焦中医视角,从中医病名探讨、病因病机分析、中医辨证分型及中医治疗等方面,探讨了中医学对肺疫的认识。第三章总结当代名医经验,从病因病机、临证经验、用药特色、医案赏析等方面,分享了周仲瑛、刘志明、徐经世、薛伯寿、熊继柏、王庆国、仝小林、胡国俊八位名医论治肺疫的经验。第四章从立方背景、配伍特点、药理研究、临床应用等方面精选了麻杏石甘汤、小柴胡汤、十神汤、藿香正气散、人参败毒散、达原饮、升降散、清肺排毒汤、化湿败毒方、宣肺败毒方十个古今名方在传染病中的应用。

"未雨绸缪早当先,居安思危谋长远",在我国疫情已得到有效控制、步入常态化防控阶段的今天,疫病的研究与防治工作仍任重道远,我们需在与疫病抗争的路上努力前行。本书旨在总结中医药在肺疫诊治中的科研成果与临床经验,为疫病防治工作提供参考借鉴。我们期望本书能够成为广大医护人员的治疗参考资料,为广大医护人员在治疗肺疫的过程中提供行之有效的中医治疗思路和治疗方案。同时,本书也推荐中医药研究、爱好者与公众阅读,相信能够帮助他们更深入地了解中医药在疫情防控中的价值与贡献,提高公众对中医药的认识和信任。

本书在编写过程中,得到诸位领导、专家、同人的大力支持与帮助,在此一并致以衷心的谢意!我们力求做到既保持中医传统防疫治疫特色,又切合当下临床防疫治疫工作的实际;既能弘扬中华传统的防疫治疫科学内涵,又能服务于当代科研防疫治疫的需要。然而,受学识水平所限,多有疏漏或不当之处,恳请同道专家学者批评指正,以便今后不断完善和提高。

安徽省名中医　周大勇　施卫兵

2024年7月1日

目　　录

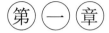

明清医家论治传染病的学术思想
与临证经验

第一节　吴又可

吴有性(1582—1652 年)，字又可，号淡斋，吴县东山人。当时，吴县连年疫病流行，一巷百余家，无一家幸免；一门数十口，无一口幸存。吴又可痛感时医执伤寒法治温疫不效，遂发奋探求，结合自己的临床实践而成《温疫论》一书，别开温疫证治之法门，该书是我国最早的温病学专著。《温疫论》于1642 年问世，标志着中医学对温疫的认识和辨治有了根本性的转变和系统性的突破，开我国传染病学研究之先河。吴又可对疫病的深入研究，使得我国古代对疫病病因和传染途径的认识有了较大突破，也为中医温疫学派的形成奠定了根基。吴瑭评价吴又可道："其议论宏阔，实有发前人所未发。"

《温疫论》涉及的病种有发颐、大头瘟、虾蟆瘟、瓜瓤瘟、疙瘩瘟，以及疟疾、痢疾等多种传染病。吴又可从病因病机、感邪途径、传变规律、辨证体系、治法方药等多种角度详述温病。在《温疫论》一书中，吴氏明确指出疫病非六淫之邪所致，提出"疠气"之说，阐明疠气之传变，主张祛邪为第一要义；临证中，他提倡因势利导、开达膜原以治疫，并创立了达原饮与三消饮等方；祛邪法中，他首重攻下，根据邪正消长的不同情况，量情施用；用药方面，他提倡专病专药，治疫专药中尤其善用大黄，提倡以诸承气汤为疫病患者之处方。《温疫论》一书对后世温疫理论的发展及临床治疗起到了重要的指导作用。《清史稿·列传》评价吴又可："古无瘟疫专书，自有性书出，始有发明。"

一、学术思想

吴又可否定了疫病"非其时而有其气"的旧观点,首创"疠气学说",详述疠气之种类、特性、传播途径等新观念,并指出传统方剂施治疫病效果不佳的根本原因。传变上,吴氏尤其强调了疠气由口鼻侵入人体,伏于膜原而传变无常;治则上,他主张以祛邪为第一要义。

1. 疫乃感天地之疠气

吴又可冲破传统,首创"疠气学说"。吴氏认为,流行的疫病非风非寒,非暑非湿,非六淫之邪外侵,而是空气中存在的一种"疠气"所致。《温疫论》在开篇"原病"中首先驳斥了古人"非其时而有其气"及"长幼之病相似以为疫"的观点,指出伤寒与中暑是感天地之常气而发,而疫者则是感天地之疠气而成。吴氏指出,疠气具有强烈的传染性和流行性,会从口鼻侵入人体,伏于膜原而发病,四时皆有,长年不断,与以往的伤寒之证全然不同。他还进一步得出结论,疠气是杂气之一,其盛衰还与地区、四时、岁运有关,这也从病因学方面将温疫与一般外感病区别开来,并与伤寒加以区分。

吴又可通过多年临床实践和观察发现,疠气不仅种类繁多,还具有特异性。《杂气论》有曰"天地之杂气,种种不一","众人有触之者,各随其气而为诸病焉……为病种种,是知气之不一也"。吴氏认为,人们只有感受某种特异的疠气才能引起相应的传染病,即有是气则有是病,故称为杂气。此外,他还发现疠气对脏器组织有特异性的定位能力,特定的疠气易致特定脏器的病变,即《杂气论》所云"盖当其时,适有某气专入某脏腑经络,导发为某病"之意。现代微生物学研究发现,微生物病原体侵入人体后,无论是病原体本身,或由病原体产生的毒素,能选择性侵犯某脏器、某组织,如脑炎病毒、破伤风毒素易侵犯神经系统,伤寒杆菌容易侵犯肠组织等,导致疾病发生。

2. 邪伏膜原而传变无常

吴又可提出疫邪"自口鼻而入,则其所客,内不在腑脏,外不在经络,舍于伏脊之内,去表不远,附近于胃,乃表里之分界,是半表半里,即《针经》所谓横连膜原是也"的观点,认为温疫之病之所以用治伤寒之方不妥,是因为温疫病邪不同于一般外感之病,病邪自口鼻而入后,侵犯的部位,既不在脏腑,也不在经络,而在表里交界的地方,即膜原。膜原又称"募原",泛指膈膜或肠胃之外的脂膜,"募原"最早见于《黄帝内经》(以下简称《内经》)。《增订通俗伤寒论》言"膜者,横膈之膜,原者,空隙之处,外通肌腠,内近胃腑,即三焦之关键,为内外交界之地,实一身之半表半里也",认为膜原在横膈之膜和其空隙的半表半里之处。吴又可提出,自口鼻而入的疫邪可以直接传到膜原,"白苔润泽者,邪在膜原也"为其典型舌象。

吴又可认为,由于温疫是邪伏膜原而致发病,因此其热淫之气,浮越于某经,即能同时兼见某经之证。当疠气旺盛时,可以出表,也可入里。吴又可还将温疫病的传变从表、里两大方面进行总结,归纳出九种传变方式,称为"九传",有先表后里、先里后表、但表而不里、但里而不表、表里偏胜、表里分传、表而再表、里而再里、表里分传又分传。九传或从外解、或从内陷:出表则表散于三阳经,可见太阳、少阳、阳明之经证;入里则直入于胃,可有高热、便秘、腹泻等症状。出表者,又以轻症之太阳居多,所以早期可有"太阳之为病,脉浮,头项强痛而恶寒"的症状。吴氏还进一步指出,但表而不里者或自斑消,或从汗解,这与病邪停留的部位有关,凡疫邪留于气分者,则见战汗;留于血分者,则见发斑。

3. "逐邪"为治疫第一要义

吴又可受《素问·四时刺逆从论》"除其邪则乱气不生"的启发,认为逐邪为治疫第一要义,在《温疫论》中提出"客邪贵乎早逐"的观点,还强调除邪务尽,"邪不去则病不愈"。如《温疫论·下后脉复沉》中言:"下后脉浮者,当得汗解。今不得汗,后二三日脉复沉者,膜原余邪复瘀到胃也,宜更下之。更下后,脉再浮者,仍当汗解,宜白虎汤。"《温疫论·下邪气复聚》云:"里证下后,脉不浮,烦渴减,身热退,越四五日复发热者……宜再下之即愈。"吴氏在"因证数攻"一节中更是反复强调:"温疫下后二三日,或一二日,舌上复生苔刺,邪未尽也,再下之……所以凡下不以数计,有是证则投是药。"这种有邪必逐、除邪务尽的思想,是吴氏治疫的一大特点。此外,吴氏反对一见发热,就概用寒凉的做法。他强调虽然温疫一病临床上几乎自始至终伴有热象,却不可概投寒凉,并解释发热是因邪而起,邪与热,两者形影相随,邪去则热退;不逐邪而独清热,必无功而返。

二、临证经验

因势利导法为吴又可治疫特色之一,他创立的著名方剂有达原饮与三消饮等方。使邪气溃散,表里分消,为开达膜原法的代表方剂。在祛邪诸法中,吴氏首重攻下,治疫力主攻下,但并不提倡盲目地猛攻、蛮攻,而是根据邪正消长的不同情况,量情施用。

1. 因势利导,开达膜原

逐邪外出,须使邪有出路,吴氏祛邪,善用因势利导法,开门户予邪以出路。因"邪自窍而入,未有不由窍而出",故善治疫者,"总是导引其邪从门户而出,可为治之大纲"。吴氏根据疫邪所在部位而采用不同的逐邪方法,但总是因势利导,就近逐邪。如温疫初起,邪伏膜原,用疏利透达之达原饮,使其膜原之邪速溃,出表者再用白虎汤,入里者宜用承气汤,疫邪留于胸膈,宜瓜蒂散吐之。总是"导引其邪,打从门户而出"。

疫病初起,邪在膜原,邪不在经,阳气被邪所困,不得伸展,故而发热,如汗之,则必腠理开而阳气外泄,即"汗之徒伤表气,热亦不减"之意,故不可汗,此时可用开达膜原的方法,驱使邪毒速离膜原。因此,吴氏创立了治疗疫病的著名方剂达原饮与三消饮等方。达原饮中槟榔能消能磨,除伏邪;厚朴破戾气所结;草果辛烈气雄,除伏邪盘踞。三味协力,宜达其巢穴,使邪气溃散,速离募原,是以为达原也。热伤津液,加知母以滋阴;热伤营血,加芍药以和血;黄芩清燥热之余;甘草调和诸药。

若达原饮中再加大黄、葛根、羌活、柴胡、生姜、大枣,则名三消饮。邪从募原外溃,则见三阳经证。见太阳经之腰背项痛,故加羌活;见阳明经之目痛、眉棱骨痛、眼眶痛、鼻干不眠,则加葛根;见少阳经胁痛、耳聋、寒热、呕而口苦,则加柴胡;若见里证,则加大黄。所谓"三消"者,消内、消外、消不内外也,一使邪气溃散,二使表里分消,故吴氏称其为"治疫之全剂"。

今人继承吴又可的临证经验,可见用开达膜原法治疗高热急症、病毒性肝炎、流行性感冒、化脓性扁桃体炎、肠伤寒、副伤寒、疟疾、痢疾、肺部感染、急性胃肠炎、乙型脑炎等多种疾病的报道,足以验证本法之疗效,实为吴氏治疗温疫病之宝贵经验。

2. 下法治疫,量情巧施

祛邪法中,吴氏首重攻下,认为疫邪虽初以膜原为巢,但传胃为必然,既传入胃,则应攻下,若仅用清解是为徒劳。吴氏认识到疫毒"羁留在胃,败坏真气,在胃一日,有一日之害,一时有一时之害",故应及早攻下。若因循迟疑,必"耗气搏血,神脱气尽而死",这便是被后世称为"温病下不厌早"的治则。通窍以排毒是逐邪之捷径,吴又可言"夫疫者胃家事也,盖疫邪传胃十常八九,既传入胃,必从下解,疫邪不能自出,必藉大肠之气传送而下,而疫方愈",提倡以下法治疫。他认为,温疫病可下者,约三十证,但不必悉具,只要抓住"舌黄、心腹痞满"的特征,便可用下法。

吴又可对于下法方剂的选用颇有经验,《温疫论》云:"邪在膜原者,已有行动之机,欲离未离之际,得大黄促之而下,实为开门祛贼之法,即使未愈,邪亦不能久羁。二三日后,余邪入胃,仍用小承气彻其余毒。"他提倡以承气汤下之,而非白虎汤,"若邪已入胃,非承气不愈。误用白虎,既无逐邪之能,徒以刚悍而伐胃气,反抑邪毒……",又云"纯乎寒凉,专务清热,既无汗、吐、下之能,焉能使邪从窍而出"。吴氏的这些临证经验,得到了后人的广泛赞同并应用于临床。

吴氏虽强调攻下,但并不提倡盲目地猛攻、蛮攻,而是主张根据邪正消长的不同情况,量情施用,所谓因人、因证而异。他在临床中注意区分人的体质强弱、病之轻重缓急,从而选择恰当的方剂与用药剂量,指出凡下必"要谅人之虚实,度邪之轻重,察病之缓急,揣邪气离膜原之多寡,然后药不空投,投药无太过不及之弊"。吴又可既主张"除寇务尽",又考虑到胃气和阴液,对需数下的病证,提出采用"隔期攻下,间服缓剂"之法,即在数下之间宽缓两日,停服下药,另予和解余邪,兼以扶正之缓剂,为再下创造条件,所用代表方有柴胡清燥汤等。他还指出"下证以邪未尽,不得已而数下之",若出现"两目加涩,舌反枯干、津不到咽,唇口燥裂"者,为数下亡阴,应急停攻下,用清燥养荣汤大剂养阴生津,可见吴氏之下法主张中病即止,勿使过之。此外,对下后可能产生的变证,吴又可也作了详细阐述:"暴解之后,余焰尚在,阴血未复,大忌参、芪、白术,得之反助其壅郁,余邪留伏,不惟目下淹缠,日后必变生异证。"并创立各类养荣方以滋阴生津,清除余热,益气固脱。

三、用药特色

吴又可治疫提倡专病专药,治疫专药中尤其善用大黄,对大黄的理解与使用颇为精专。此外,他还提倡以诸承气汤为疫病患者之处方,宿结郁热而无痞满者,予调胃承气汤;疫邪入里内壅气闭者,予小承气汤;热极邪盛证候急危者,予大承气汤。

1. 专病专药,力崇大黄之功

吴又可临床提倡审因论治,专病专药,知其要者,治其要者。他认为疫病的特殊性决定了疫病用药宜精专,单刀直入效更佳,着眼于病位用药,药专才能力宏;用药精专,则更能针对疫疬之邪,靶点用药,攻其主要矛盾,更利取胜。

吴又可借以物制气来揭示专病专药之原理,主张"一病一药"之思想。他从自然界生克制化的原理推演,认为万物各有所制,以物制物,以气制物,如"蟹得雾则死,枣得雾则枯之类",他认为杂气也应有物、有气可制。人感杂气而为疫,以物制气,也可用于疫病治疗中。吴又可认为,感受疫气必有相应药物能够治疗,药到病除,不用君臣佐使品味加减,这种专病专药的构想在当时可谓创新之举。在治疫实践中,吴氏根据温疫过程中复杂证候的变化及所见症状各异的特点,发现许多药物可在治疫中起到至关重要的作用,大黄便为吴又可治疫常用的专药之一。

吴又可极为推崇大黄之功。针对疫邪传里、经气郁滞而致身目金黄的黄疸，吴氏以茵陈汤治疗，谓此方中"是以大黄为专功"，将大黄设为治本之法，若去大黄而服山栀、茵陈，是忘本治标的做法；对于温疫导致的心下胀满，吴氏不主张用香燥破气之品如青皮、枳实等，而提出用小承气汤，大黄用于胀满，实为逐邪拔毒，破结导滞，"胀满顿除，皆藉大黄之力"；孕妇染疫，吴氏亦主张用承气汤攻之，将大黄视为安胎的圣药，对大黄的重视可见一斑。

疫邪常因阻碍正气，郁而不通，积火而成热，吴氏强调治疫不可妄投寒凉，故不常直接使用清热之品，而是基于"疫邪首尾以通行为治"的认识，逐去其邪，气行则火泄，则热自除。故临证中，吴氏不常用芩、连、栀、柏等药，且以黄连对比大黄，以彰大黄之功。他认为，大黄走而不守，而黄连守而不走；与大黄润降之功不同，黄连苦而性滞，性寒气燥，一燥一润，一通一塞，相去甚远。疫邪以通行为治，用黄连易致闭塞，邪毒便无从得泻，用大黄则正对疫病之治，故临证善用大黄治疫。

2. 疫之诸证，皆可用承气汤

吴又可提倡以诸承气汤为疫病患者之处方，对承气汤的理解可谓深厚，临证巧用承气汤以治疫病。针对宿结郁热而无痞满者，吴氏治以调胃承气，意在微除其热以调和胃气，为护正气而设。吴又可在辨治温疫中，将调胃承气汤运用于"无痞满，惟存宿结，而有瘀热者"，此乃邪热入里、无气滞之证，但胃中有宿食积滞，稍加芒硝软坚润燥以资大黄，泄其实热。下后余邪复郁到胃，病位偏上，调胃承气汤复下之。或因胃中有客热留着，而非胃本身化谷之力不足者，属客热不能消谷，可见食入于胃则吐，予调胃承气汤泄胃中客热。

疫邪入里、内壅气闭者，吴氏治以小承气汤。吴又可言："热邪传里，但上焦痞满者，宜小承气汤。"邪气初传入里，舌色逐渐变黄，证候较轻，且有痞满之证，为内壅气闭，可予小承气汤，以逐疫邪、通气机，而胀满自消。《温疫论》中运用小承气汤治疗温疫的范围亦非仅限于腹满、便难，而是着重考虑解决疫邪入里、阻闭气机等诸证。如因三焦受邪，气机运行失常，水道不行，而有喘急、小便不利、水肿之症；或其他如邪气刚传入里、舌色纯黄、燥结不明显者;或里气壅滞、阳气不能达表、表气不通者;或因表里气滞、血行不畅或水湿不能入里出表、溢于肌肤等,皆可用小承气汤逐疫邪、通气机,里气一通,则表气亦通,水肿自消,邪随汗解。

热极邪盛、证候急危者,需急投大承气汤。大承气汤攻下逐邪峻猛,主要用以治疗阳明腑实证之痞满燥实坚俱重者,病证多属急危邪重之候,并多有涸竭真阴之虞。吴又可运用大承气汤治疗温疫,并非仅阳明腑实之燥结严重者应用,其里热亢极、内热壅闭特甚者,皆可急投以逐疫邪。如邪热乘虚陷于下焦,气道不施,以致小便闭塞不通而小腹胀满;疫毒传胃,虽下后而午后复加烦躁发热,通舌变黑生刺;时疫日久失下,热结旁流,下利纯臭水日十数行,致口燥唇干,舌裂如断;肠胃燥结,表里上中下三焦皆阻,病致痞满燥实之证;因内热之极,气道壅闭,以致通身冰冷,甚或脉微欲绝等,皆宜急投大承气汤逐邪救急。

四、医案赏析

医案1

施幼升,卖卜颇行,年四旬,秉赋肥甚。六月患时疫,口燥舌干,苔刺如锋,不时太息,咽喉肿痛,心腹胀满,按之痛甚,渴思冰水,日晡益甚,小便赤涩,得涓滴则痛甚,此下证悉备。但通身肌表如冰,指甲青黑,六脉如丝,寻之则有,稍按则无。医者不究里症热极,但引《陶氏全生集》,以为阳证,但手足厥逆,若冷过肘膝,便是阴证。今已通身冰冷,比之冷过肘膝更甚,宜其谓阴证一也。且陶氏以脉分论阴阳二证,全在脉之有力无力中分。今已脉微欲绝,按之如无,比之无力更甚,宜其为阴证二也。阴证而得至阴之脉,有何说焉?遂投附子理中汤。末延吴至,以脉证相参,表里比较,此阳证之最重者。因内热之极,气道壅闭,下症悉具,但嫌下之晚耳。盖因内热之极,气道壅闭,乃至脉微欲绝,此脉厥也。阳郁则四肢厥逆,况素禀肥盛,尤易壅闭,今元阳已极,以致通身冰冷,此体厥也。六脉如无者,群龙无首之象,证亦危矣。急投大承气汤,嘱其缓缓下之,脉至厥回,便得生矣。其妻闻一日阴证,一日阳证,天地悬隔,疑而不服。更请一医,指言阴毒,须灸丹田,其兄叠延三医续至,皆言阴证,妻乃惶惑。病者自言:"何不卜之神明?"遂卜,得从阴则吉,从阳则凶。更惑于医之议阴证者居多,乃进附子汤,下咽如火,烦躁顿加。乃叹曰:"吾已矣,药之所误也。"言未已,更加踯躅,逾时乃卒。嗟乎! 向以卜谋生,终以卜谋死,误人还自误,可为医巫之鉴。

《温疫论·体厥》

按语:施幼升于六月感时疫疠气,化热传里入腑,消灼津液,故口干欲饮,舌苔点刺,日晡潮热;热灼咽喉,可见肿痛;气机升降失调,邪实结于体内,故有心腹胀满,按之痛甚。阳热内盛,格阴于外,阴阳不相顺接,可出现热极反见肌表如冰、脉微欲绝的阳证阴脉之象。施某先有身热口干、心腹胀满、小便赤涩,后有肢厥脉微之症。真象为本,现于假象之前,贯穿始终。此为实热内结,治宜泻热通腑,可服大承气汤。

病性属里实热证,已成热极之势,若失治误治,终致亡阴亡阳,回天乏术。医家治疗出现分歧,或以厥冷过膝、脉象属阴判断此为阴证,却不知阳热愈盛,格拒之势愈重,即热深厥亦深。吴又可诊断施某乃阳证之最重者,甚当。内热至极,气道壅闭,邪热结聚之象;腑气不通,阳气被遏,不能布达,故发体厥,周身冰冷,六脉如无,当急投大承气汤。但医者议阴证者多,施某难以决断,卜之神明,误以从阴为吉,进大辛大热之附子汤,助阳格阴,烦躁至极,最终阴阳离决,不幸殒命。

医案 2

时疫得下证,日久失下。日逐下利纯臭水,昼夜十数行,乃至口燥唇干,舌裂如断。医者误按仲景协热下利法,因与葛根黄连黄芩汤,服之转剧,邀予诊视,乃热结旁流,急与大承气一服,去宿粪甚多,色如败酱,状如粘胶,臭恶异常,是晚利顿止。次日服清燥汤一剂,脉尚沉,再下之,脉始浮,下证减去,肌表仅存微热,此应汗解。虽不得汗,然里邪先尽,中气和平,所以饮食渐进,半月后忽作战汗,表邪方解。盖因下利日久,表里枯燥之极,饮食半月,津液渐回,方可得汗,所谓积流而渠自通也。可见脉浮身热,非汗不解,血燥津枯,非液不汗。昔人以夺血无汗,今以夺液无汗,血液虽殊,枯燥则一也。

《温疫论·夺液无汗》

按语:温疫失下而致下利昼夜十数行,下利日久乃至口燥唇干,舌裂如断,为下利损伤津血。吴又可用大承气汤,急下伏于体内的邪热,以存将亡之阴。患者此时里证已除,肌表仅存微热。肌表微热本应得汗而解,因下利日久,表里枯燥之极,所以不得汗。饮食半月,津液渐回,忽作战汗,表邪方解。

本案体现了吴又可逐邪勿拘结粪的思想。承气本为逐邪而设,非专为结粪而设。对于疫邪、发热和结粪的关系,吴又可明确指出,因邪致热,热致燥,燥致结,非燥结而致邪热,故"邪为本,热为标,结粪又其标也","况多有溏粪失下,但蒸作极臭如败酱,或如藕泥,临死不结者,但得秽恶一去,邪毒从此而消,脉证从此而退,岂徒孜孜粪结而后行哉"(《温疫论·注意逐邪勿拘结粪》)。此外,"积流而渠自通"的思想亦在本案中得到体现,吴又可认为,津血耗损可致作汗无源、津血充沛而汗源自足,肌表邪热不能得汗而解,要考虑汗源不足的情况,不能只是一味地发汗解表。

参 考 文 献

[1] 袁长津. 中医疫病学发展的历史沿革(二):温疫学派的形成[J]. 湖南中医杂志,2023,39(4):1-6.

[2] 马家驹. 从《温疫论》探讨吴又可治疗疫病的临床思维[J]. 中医学报,2024,39(1):39-43.

[3] 杨世权. 吴又可攻下逐邪学术思想探讨[J]. 四川中医,1984(2):10-11.

[4] 胡森. 吴又可温疫学术思想新探:吴又可临床诊疗特色发微[J]. 中华中医药学刊,2008(10):2221-2222.

[5] 张鸿彩. 论吴又可的治疫特点[J]. 山东中医学院学报,1993(4):2-5.

[6] 牟新. 浅谈《瘟疫论》学术思想对疫病治疗的价值[J]. 浙江中西医结合杂志,2021,31(6):581-582.

[7] 侯献兵,陈丹丹. 《温疫论》用药规律分析[J]. 河南中医,2021,41(7):1015-1017.

[8] 周紫云,黄书婷,渠景连,等. 吴又可运用三承气汤辨治温疫思想探析[J]. 中华中医药杂志,2023,38(11):5163-5166.

第二节　叶天士

叶天士(1667—1746 年),名桂,字天士,号香岩,晚年又号上津老人,祖籍安徽歙县,先世迁至吴县(今江苏省苏州市),居阊门外下塘上津桥畔。叶天士出身于医学世家,祖父与父亲俱精医业,幼时即承其医术。十四岁时其父去世,叶天士因家中贫困,弃举子业,从其父门人朱君习医,不久即能通晓医义,但不局限此一家之说,广结名师益友,择善而从,"凡更十七师",即使成名后,仍师从多人,并能博采众长,融会贯通,最终自成一家,成为一代名医。

叶天士治学严谨,精益求精,"治方不执己见",在实践中做到守正创新,不断精进。他创立的温病辨治体系从根本上扭转了医家长期以来将温病混同于伤寒的局面,使温病得以自成体系。针对温病不同病程的病机特点作出细致阐述,并附以方药以便临床应用。对孕产妇等特殊生理状态下的患者辨证谨慎,治疗得当。

叶天士医德高尚,深谙医德医术乃人命死生所系,临终告诫其子"医可为而不可为,必天资颖悟,读万卷书,而后可借术以济世,不然鲜有不杀人者,是以药饵为刀刃也。吾死子孙慎勿轻言医",为后人称颂。

一、学术思想

叶天士对外感温病及伤寒加以详细鉴别,分论两者临床病因病机及理法方药,建立了以卫气营血为中心的温病辨证体系,为温病学的发展作出了重要贡献。

1. 倡导寒温分治,使温病别出于伤寒

叶天士之前,众医家奉仲景之说为圭臬日久,无论温病伤寒,皆以《伤寒论》中论治伤寒的理法方药附会治之,仅少数医家对两者进行了鉴别。叶天士提出温病"辨营卫气血虽与伤寒同,若论治法则与伤寒大异也",他在前人的基础上,从两者的病因病机、临床表现、治法等多方面加以辨析,使温病学

得以从《伤寒论》体系中独立出来，形成以卫气营血证治理论为中心的温病学术体系。

叶天士认为，伤寒与温病同属外感，均符合由外而内的传变规律，但温病为外感温热邪气发病，伤寒则因风寒邪气致病，故两者在证候及治法上大有差异。风温初起之卫分证，风热邪气郁遏卫阳，肺气失宣，症见发热、微恶风寒、无汗或少汗、咽红或痛、口微渴、舌边尖红苔薄白、脉浮数，治疗以疏风清热为主，多用辛凉轻剂。而伤寒风邪伤卫（太阳中风），风邪外袭，卫外不固，营阴外泄，营卫不和，症见发热恶风、头痛汗出、鼻鸣干呕、舌苔薄白、脉浮缓，治疗以解肌祛风、调和营卫为主。又如湿热之邪留滞三焦，叶天士指出其"亦如伤寒中少阳病也"，均属半表半里之证。伤寒少阳病需"和解表里之半"，治宜小柴胡汤；"此则分消上下之势"，用杏、朴、苓或温胆汤之类，分消三焦湿热邪气。

2. 开创温病辨治体系，分论新感与伏气温病

叶天士不仅对新感温病理论的建立起到重要作用，对伏气温病亦有深入研究，他将温病总体分为新感温病、伏气温病及新感引动伏邪三大类。

其中，温热论开篇指出"温邪上受，首先犯肺，逆传心包"，人体新感邪气发病，邪自口鼻而入，先袭肺卫，此时邪气在表，病情最浅，治宜辛凉轻剂。兼夹风邪者加入薄荷、牛蒡等辛散之品，使风得外解；夹湿者加入芦根、滑石等淡渗利湿之品，使湿得下泄。不与热邪相合，则邪得外解而愈。若邪气不外解，则有顺传与逆传之分，"逆传"为邪气直接内陷心包，"顺传"则进一步传至气分，此阶段病情复杂、持续时间长、病变范围广，治疗以清气泄热为主。若温邪与湿邪相合，"不传血分"，停于半表半里之间，则为邪留三焦，此时当"随证变法"，辨明热邪与湿邪的轻重程度，灵活搭配用药。若"三焦不得从外解，必致成里结……在阳明胃与肠也"，下之宜轻宜缓，祛除肠中湿热，以"大便硬"为度。营血分阶段，热邪入血，心主血属营，营热扰心则夜甚无寐，营热窜络则斑点隐隐，此时病邪尚有外泄之势，当"急急透斑为要"，以清营解毒、透热转气为要。"若斑出热不解者，胃津亡也"，此时宜用甘寒之品滋养胃阴。

同时为防邪热进一步深入下焦灼伤肾阴,可在"甘寒之中加入咸寒",即叶天士所云"先安未受邪之地"。

叶天士所论伏气温病以春温、伏暑及冬温为主,本质均为正气与伏邪交争发病,细分则有伏邪与新感引动伏邪两类。伏邪如春温,冬日应寒反温,人体腠理不密,阳不潜藏之际感邪,伏于体内,致春而发,叶天士言此"冬月温暖,真气未得潜藏,邪乘内虚而伏,因惊蛰节,春阳内动,伏气乃发"。新感引动外邪如伏暑,为湿温类伏气温病,"暑热夏受,秋深凉来,伏热乃发",此"秋深气凉外束,里热欲出,与卫营二气交行,邪与二气遇触,斯为热起"。叶天士认为"暑必夹湿","吸气而受,先伤于上",暑湿之邪首伤肺气,阻碍肺的气机升降功能,又易困脾,如"暑热内伏,足太阴之阳不主旋转运通",又如冬温,人体素有伏邪,又逢冬令本寒反暖,"积劳伏热,值初冬温暖,天地气不收降,伏邪因之而发,是为冬温","冬温为病,乃正气不能固藏,热气自里而发",其症较春温更重,"邪伏少阴,病发三焦皆受"。

二、临证经验

叶天士临证诊疗重视望诊,尤其对斑疹阳证阴证及温病辨舌验齿认识颇盛。对于特殊生理状态下的温病患者,如孕产妇及经期妇人,应生理病理兼顾治之。

1. 辨治温病斑疹

叶天士指出,"点大而在皮肤之上者为斑,或云头隐隐,或琐碎小粒者为疹",即平摊不突起者为斑,高于皮肤者为疹,多初见于胸背及两胁。《临证指南医案·癍痧疹瘰》中的描述更为细致:"癍者,有触目之色,而无碍手之质,即稠如锦纹,稀如蚊迹之象也。或布于胸腹,或见于四肢","殆伤寒、瘟疫诸症,失于宣解,邪蕴于胃腑,而走入营中,每有是患耳"。"蕴"字突出热邪郁闭性,"走"字则体现热易生风动血的特点,后世章虚谷亦言"热闭营中,故多成斑疹。斑从肌肉而出属胃,疹从血络而出属经"。

叶天士认为"春夏之间,湿病俱发疹为甚,且其色要辨",对温热之邪与脏腑虚损所致的斑疹进行了鉴别。温热之邪所致斑为阳证斑疹,他指出"按方书谓斑色红者属胃热,紫者热极,黑者胃烂,然亦必看外证所合,方可断之"。温病发斑疹提示阳明热毒内迫营血,外溢肌肤,色红者胃热炽盛;色紫者邪毒深重,色黑者热毒极盛,但不可仅凭斑色判断,当结合脉证参看。本证治疗以"清疏郁热"为原则,"如从风热陷入者,用犀角、竹叶之属;如从湿热陷入者,用犀角、花露之品,参入凉血清热方中",总以凉血清热为主,酌病情加入清热生津之品。若热毒仍不解,是"胃津消烁,苦则助燥劫津,甘寒宜用",对肾水不足者还可加入咸寒滋肾之品,未病先防。"若加烦躁,大便不通",此为热毒锢结于内,"金汁亦可加入",但金汁性极寒凉,故"老年或平素有寒者,以人中黄代之,急急透斑为要"。阴证斑疹因"寒郁于下,逼其无根失守之火,聚于胸中,上独熏肺,传于皮肤而为斑点","如淡红色,四肢清,口不甚渴,脉不洪数……或胸微见数点,面赤足冷,或下利清谷,此阴盛格阳于上而见,当温之",可选用温补元阳之肉桂、附子之类,或白通汤等以温阳散寒、引火归元。

2. 重视望诊舌象,首创温病验齿

叶天士重视舌诊在温病诊断中的重要性,《温热论》37 条原文中,有 15 条涉及舌诊论述,涵盖辨舌苔之润燥厚薄及舌质颜色等多个方面。温邪既易伤人体津液,又可与湿邪相合困脾,临证可通过舌苔的厚薄润燥来判断。叶天士云"苔薄白而干,舌边尖红,为温邪袭表,肺卫津伤",应在轻宣肺热的同时加以生津养肺之品,即"辛凉疏泄方中加入麦冬、花露、芦根汁之类"。"初病舌就干"者津液已伤,若兼神昏,则为气血津液两伤。润泽者津液未伤,但"舌苔不燥,自觉闷极者"属湿热相和、困阻脾胃的表现。"再舌上白苔黏腻,吐出浊厚涎沫,口必甜味也"属脾瘅,因过食甘肥而致湿热内生,蕴结于脾,宜用佩兰之类芳香辛散之品,化浊醒脾,以祛湿浊之邪。"若舌上苔如碱者",叶天士指出,此舌面苔垢如粗浊土碱者,是胃中宿积兼秽浊之邪郁伏所致,治疗当急以开泄,使秽浊透达于外。

"再论其热传营,舌色必绛。绛,深红色也",叶天士对营分所见"绛舌"的论述颇多,如"舌色绛而上有黏腻似苔非苔者",叶氏认为此多夹秽浊之气,急加芳香之品以逐之。若"舌绛而光亮",多为胃阴亡也,急用甘凉濡润之品濡养胃阴。若"舌绛而干燥",多为邪热劫伤营血,治以凉血清火之品为要。若"绛而不鲜,干枯而萎",此乃肾阴涸也,急以阿胶、鸡子黄、生地黄、天冬等填补真阴之品救之。

叶天士首开温病验齿之先河,指出"再温热之病,看舌之后,亦须验齿","齿为肾之余,龈为胃之络,热邪不燥胃津,必耗肾液",牙齿润泽证明津液充足,且能上乘。"齿若光燥如石者,胃热甚也……若如枯骨色者,肾液枯也,为难治",胃热津伤,治宜辛凉透表、清热生津,牙齿方可转润。肾津亏虚之齿枯"上半截润,水不上承,心火炎上也",宜清心火、滋肾水,使水火相济,则齿燥自可转润。

3. 孕产妇及经期妇人病温证治

叶天士指出,妇人正常生理状态下感温病邪毒,治则治法与男子相同。但女性较男性存在"胎前产后,以及经水适来适断"等特殊生理状态,因此治疗时需要依据患者的生理特点特殊对待。孕期病温当固护胎儿,"但亦要看其邪之可解处",不可一味使用滋腻补益之品,致病邪深重,即"不可认板法"。

产后病温则当慎用苦寒之品,历代医家有"胎前宜凉,产后宜温"之说,产后阴虚血亏,阳气不足,当谨防苦寒之品伤及下焦阴血"伤其已亡之阴也"。叶天士亦指出"慎用苦寒"并非禁用苦寒,若热盛于上,"辨其邪能从上中解者,稍从证用之,亦无妨也",治疗当慎之又慎,防止邪气乘虚内陷。

"如经水适来适断,邪将陷血室",妇人经期感受温邪,邪气容易内陷,形成热入血室证。当审证定方,不可只拘一法。温邪热入血室,其脉证与伤寒初陷血室不同,叶天士选"宗陶氏小柴胡汤去参、枣,加生地、桃仁、楂肉、丹皮或犀角等",即陶氏小柴胡汤去甘温助热之品,加入凉血散瘀之药,随证灵活加减。

三、用药特色

叶天士对温病各病程病机认识清晰,分析完备,理法方药俱全。本节针对其以芳香灵动之品治疗热入心包之证及凉血清气同用、以达透热转气之效这两点加以阐述。

1. 芳香灵动以通血络

心主血属营，热入营分，邪热不解内陷，则必然导致"热入心包"，甚则"热闭心包"。《临证指南医案》中常以"心胞络"代称"心包"，如"邪入心胞络中""热闭心胞络中"等，均是叶天士"络脉病"学术思想的体现。叶天士论及邪入心包（心胞络）时，往往论及神昏谵语等心神受邪郁闭之症，治疗首重开窍，在清营泄热方剂中加入芳香开窍之品，如"纯绛鲜泽者，胞络受病"，宜以犀角、鲜生地黄、连翘、郁金、石菖蒲等清泄心包邪热、芳香利窍开闭，若痰热内陷心包，则需菖蒲、郁金等芳香化痰开窍。《临证指南医案·幼科要略》言犀角能"辛凉通血"，《神农本草经》载生地黄可"逐血痹"，连翘清心凉营开窍，郁金、石菖蒲化痰开窍解郁，凉血散血配以清心通络，在神昏谵语、舌謇肢厥等痉厥先兆出现时，可及时截断病机，防止传变。若已经出现痉厥之症，"非菖蒲、郁金等所能开"，应使用安宫牛黄丸、至宝丹之类。安宫牛黄丸、至宝丹与紫雪丹合称"凉开三宝"，属温病神昏之要药，方内含有麝香、冰片、安息香等芳香开窍之品，"清里热必兼芳香，开里窍以醒神识"，此时宜用芳香灵动之品通络利窍，辅以化痰开窍之药。

2. 凉血清气同用，以达透热转气之效

叶天士指出，"在卫汗之可也，到气才可清气，入营犹可透热转气，如犀角、玄参、羚羊角等物"。叶天士所论卫气营血辨证，自气血辨证演变而来。故可理解为卫分证为气分病的表证阶段，气分证为气分病的里证阶段；营分证为血分病的轻症阶段，血分证为血分病的重症阶段。热邪传至营分，尚未深重，可通过犀角、玄参、羚羊角等清营泄热，使营分热邪得清，少部分转入气分。营分证属上焦病，故选用犀角等咸寒质重之品的同时，叶天士还伍以银花、连翘、竹叶等轻清上浮之品，既能载药上行，使药力不至趋下，又可清气分余邪。此时，若再以黄芩、石膏等苦寒之品配伍，则宜伤正而少效。因此，叶天士在治疗营分病时，主以凉血清热之品，若病从风热陷入，则配以竹叶等疏散风热;若病由湿热而入,则配以花露等清泄湿热。但无论竹叶、花露,都为轻清疏散之品。

四、医案赏析

医案1

朱。疫疬秽邪从口鼻吸受,分布三焦,弥漫神识,不是风寒客邪,亦非停滞里症,故发散消导即犯劫津之戒,与伤寒六经大不相同。今喉痛丹疹,舌如朱,神躁暮昏,上受秽邪,逆走膻中。当清血络以防结闭,然必大用解毒以驱其秽,必九日外不致昏愦,冀其邪去正复。疬邪入膻,渐干心胞。

犀角,连翘,生地,玄参,菖蒲,郁金,银花,金汁。

《临证指南医案·卷五·疫》

按语:本案喉痛丹疹是因疫邪逆传入膻中,舌红乃邪热亢盛,气血翻涌,热入营血,耗伤营阴,血热充斥于舌所致。本属疫邪侵犯上焦,却逆传膻中,故见"神躁暮昏"。清后世医家邹滋九谓:"疫疬一症,都从口鼻而入,直行中道,流布三焦,非比伤寒六经,可表可下。夫疫为秽浊之气,古人所以饮芳香,采兰草,以袭芬芳之气者,重涤秽也。及其传变,上行极而下,下行极而上,是以邪在上焦者,为喉哑,为口糜,若逆传膻中者,为神昏舌绛,为喉痛丹疹。"

疬邪入膻,叶天士谓此证治当清血络以防结闭,大用解毒以驱其秽。方用犀角、生地黄凉心血以去热,石菖蒲、郁金通心气以除秽,连翘、玄参以清血络,银花、金汁以解毒邪。邹滋九观叶天士治疫邪为患用药,谓其"清解之中必佐芳香宣窍逐秽……从表透里,以有灵之物内通心窍,搜剔幽隐,通者通,镇者镇。若邪入营中,三焦相溷,热愈结,邪愈深者,理宜咸苦大制之法,仍恐性速直走在下,故用玄参、金银花露、金汁栝蒌皮轻扬理上,所谓仿古法而不泥其法者也"。

医案2

沈。温邪初发,经水即至,寒热,耳聋,干呕,烦渴饮,见症已属热入血室。前医见咳嗽脉数舌白,为温邪在肺,用辛凉轻剂,而烦渴愈甚。拙见热深,十三日不解,不独气分受病,况体质素虚,面色黯惨,恐其邪陷痉厥。三日前已经发痉,五液暗耗,内风掀旋,岂得视为渺小之恙? 议用玉女煎两清气血邪热,仍有救阴之能。玉女煎加竹叶心,武火煎五分。

又:脉数,色黯,舌上转红,寒热消渴俱缓。前主两清气血伏邪,已得效验。大凡体质素虚,驱邪及半,必兼护养元气,仍佐清邪。腹痛便溏,和阴是急。白芍,炙草,人参,炒麦冬,炒生地。

又:脉右数左虚,临晚微寒热。复脉汤去姜、桂。

《临证指南医案·卷九·热入血室》

按语:本案为叶天士治疗热入血室,辨证气血两燔,由干呕烦渴症状可知病变中心在阳明,叶天士用玉女煎(熟地黄、石膏、麦冬、知母、牛膝)以两清气血,再用竹叶以清解阳明气血之热。服药后寒热消渴等症均有所缓解,当是在气在血之邪气已经减退,进而出现腹痛便溏,表示正气受伤,况患者素体偏虚,于是应当护阳和阴,使余邪得清。再诊时已是后期热邪伤阴之症,因此予仲景复脉汤之法,减其中辛温辛散类药物。

参 考 文 献

[1] 崔何晴,许文彬,施卫兵,等.叶天士温疫辨治特色及对新型冠状病毒感染儿童防治的启示[J].中华中医药学刊,2023,41(2):15-18.

[2] 范丽妃,鲁玉辉.从叶天士"湿秽"致病思想探究疫病证治要旨[J].中华中医药杂志,2022,37(7):3680-3683.

[3] 姚鹏宇,刘德山.叶天士治疫思想探析[J].中华中医药杂志,2021,36(7):3880-3882.

[4] 屠燕捷,方肇勤,杨爱东.基于叶天士行医时期苏州温病的卫气营血辨证理论疾病基础探析[J].中华中医药杂志,2018,33(1):36-38.

第三节　戴天章

戴天章(1644—1722年),字麟郊,号北山,人称北山先生,江苏上元县(今江苏南京市)人,清代著名温病学家。戴氏私淑吴又可,习举子业,博学强记,通晓天文、数学、地理及书画琴棋，尤精于医，擅长温病，活人无数。其子戴瀚，成雍正元年(1723 年)一甲第二名进士，孙戴祖启召修《四库全书》辞不就。

戴氏所著伤寒、杂病诸书，及咳论注、疟论注、广瘟疫论，凡十余种，所著《广瘟疫论》，又名《广温热论》，并有《佛崖验方》等，现有刊本行世，另撰《咳论注》《疟论注》等未见行世。戴天章秉承李东垣、刘完素等医家学术思想，私淑吴又可，在一定程度上影响了杨栗山、吴鞠通、余师愚等温病医家，对于后世温病学说的发展和完善具有承前启后的重要意义。戴氏十分推崇吴又可的《温疫论》，著《广瘟疫论》详论吴又可的温疫理论，并在其基础上进行了拓展和发挥，丰富了温疫的病机、兼夹证及治法方面的内容，还从辨气、辨色、辨舌、辨神、辨脉五个方面，对温疫与伤寒加以区别，对温疫理论中的诊断方法部分进行了补充与完善。他结合自身长期的临床实践，采用温病、伤寒对比著述的方式，纲目清晰，融理法方药于一体，首创寒瘟(温)五辨、辨疫五法，提出温病的五兼十夹证，体现出戴氏临床辨证的细致精妙。不仅深刻阐释了寒温异同，丰富了温病学辨证施治方法的临床应用，对于后世临床疫病的辨治也具有重要的指导意义。

一、学术思想

1. 创立辨证"五法"，细分疫病伤寒

戴氏认为，伤寒与疫病通体皆异，用伤寒之法无法准确恰当地阐释疫病。欲明辨寒温，尤须于见证之始慎重细辨，故其在继承吴又可《温疫论》的基础上，于《广瘟疫论》开篇创新性地提出"寒瘟(温)五辨"，着重从病因、症状、传经三个方面提纲挈领地论述了伤寒与疫病始异而终同的变化规律。戴氏认为，伤寒与疫病均为外感热病，鉴别两者的首要任务是明确邪气的病因性质，风性疏泄，寒性凝泣。"风寒二气虽有不同，然皆冷而不热。其中人也，郁而不宣，方其初受在表，均宜温散"。伤寒为外感寒邪，易伤阳气，体表阳气为太阳所主，故伤寒发病起于足太阳，继而由表入里，渐次深入。戴氏继承了伏气温病的理论，认为疫病由温热邪气内伏而发，"属湿温二气合而伤人，热而不

冷,其中人也,立蒸而腐败。方其初传在表,即宜凉解"。疫病邪气为阳邪,伏于膜原,视人体何经本气之强弱有表里"九传"。两者病邪性质的不同决定了其治法的差异,故明辨寒温之性尤为关键。然外感热病初起之时,均有发热恶寒等症,易于混淆,此时辨别寒温有一定困难。戴氏创新性地提出了辨"气、血、舌、神、脉"的辨证纲领,发前人之未发。戴氏认为,相较于伤寒,疫病有其独有的特性、传变及发病规律,医者需于细微之处着眼细究寒温。

(1)闻诊以辨气

闻诊,从患者的呼吸、分泌物及排泄物的气味入手。戴氏认为,风寒邪气所致的疾病,除在热入阳明经时可能带有热腐气息外,通常不会有尸臭之味;然疫病源于天地间的杂气,其气息浑浊,能蒸腐气血津液,散发出与臊、腥、焦、腐截然不同的尸臭之气,"病即有臭气触人,轻则盈于床帐,重则蒸然一室"。湿热交织时可能产生酸臭之气,阳明腑热导致口气臭秽,热入血分则可能见血腥之气,而热毒极盛时,则会外发出明显的尸气。

(2)望诊以辨色

望诊,从患者的面色入手。戴氏认为,风寒邪气入侵时,"风寒,主收敛",腠理收紧,面色紧绷而光洁;湿热熏蒸则导致气机不畅,面色多显黄滞;阳明实热表现为面色红赤,午后尤为明显;热邪深入下焦,耗损肾阴则面色赤红。疫病患者的面色则截然不同,由于"瘟疫,主蒸散……上溢于面",其面色往往呈现垢晦松缓或油腻烟熏之状,观感不佳。

(3)舌诊以辨苔

舌诊,主要从患者的舌苔入手。伤寒表证时,舌象往往无苔或苔白薄滑;渐传入里可见苔色发黄发燥,甚则黑苔。而温疫初期,舌上即有苔,多为白厚不滑,或淡黄色,或如积粉状。当温疫内传入胃时,舌苔变黄,进而变黑,苔色多样,且有润燥之分;特别是黑苔粗涩、带珠点或裂纹,但不干燥者,乃湿浊之象,不可误判为阴寒里结。

(4)问诊以辨神

问诊,从患者的神志症状入手。风寒通常不影响患者神志,故患者能保持清晰，自主感知头痛、发热、恶寒等症状。但邪气深入阳明胃腑时，患者可能出现昏谵的症状。温疫因秽热疠气专门侵扰心神，导致患者出现烦躁、神昏、惊悸、梦寐不安等症状。戴氏关于温疫致人神昏的论述，为后世叶天士关于温热邪气"逆传心包"的理论奠定了基础。

（5）切诊以辨脉

切诊，从患者的脉象异常入手。"瘟疫之脉，传变后与风寒颇同，初起时与风寒迥别。"伤寒初期脉象多浮，邪气入里后脉象清晰。而温疫初起时脉象多沉，邪自里达表后脉象数急，或兼弦，但不浮，且至数模糊不清。戴氏强调，在起病之初，若见沉迟之脉，需结合其他诊法如望诊、舌诊、问诊等综合分析，不可仅凭切诊而误诊，要多角度搜集病情资料四诊合参，防独断脉象而误诊。

2. 丰富治疗"五法"，创新治疫理论

戴氏《广瘟疫论》不仅进一步阐发了《温疫论》之下法，还丰富了温病治疗中"汗法""下法""清法""和法""补法"五法的临床应用，每法均阐明症状、理、法、方、药及应用注意事项，突出辨证施治，避免失治误治，具有现实指导意义。

（1）时疫汗法

"汗法为治时疫之一大法也"，疫病贵在解其邪热，给邪热以出路，非汗则邪无以出路。在《广瘟疫论·卷四》首条"汗法"中，戴氏提出"温病汗不厌迟"，强调汗法应用之时机，明确"兼辛凉辛寒以救阴"的用药方向，同时在乎"通其郁闭，和其阴阳"，强调温病汗法解表必通里的目的。辛凉发汗，用人参败毒散、荆防败毒散；辛寒发汗，用以大青龙汤、九味羌活汤、大羌活汤之类；发表兼通里，以吴氏三消饮、六神通解散、防风通圣散为主，且在汗法使用过程中强调祛邪与养正兼顾。总之，时疫汗法的关键在于通其内外表里郁滞之邪，表里阻滞尽除乃汗法之万全。

（2）时疫下法

"时疫下法，与伤寒不同，伤寒下不厌迟，时疫下不厌早。伤寒在下其燥结，时疫在下其郁热。"疫病初起即见里证，由里出表，常见表里俱病；且疫病性属温热,耗伤阴液,应依"下不厌早"及早"下其郁热"而存阴,不必拘泥于表邪罢与不罢。根据疫病邪结部位的不同及症状的轻重缓急,戴氏提出时疫六下及急下、当下、缓下三种应用下法的时机,对于素体虚弱,或老衰久病,或汗下之后,虽具下症而不任峻攻者,则以麻仁丸、蜜煎导法、猪胆导法为妙。

(3)时疫清法

"时疫为热证,未有不当清者也。"戴氏指出在表"汗法亦清法也",在里"下法亦清法也",他还提出温病"当清者,十之六七",说明清法适用范围极广。同时,清法亦是汗、下两法之补充,三者亦分亦合,既可单独运用,又可联合使用。清法之要,重在视热邪之深浅、病位而施以药物治疗。如热邪位置表浅、在营卫者,宜以黄芩、石膏为主;热邪在较深的胸膈者,宜以栀子、知母、天花粉、淡豆豉为主;热入心包者,宜以黄连、羚羊角为主;热在肠胃者宜下,或下而兼清。戴氏所用清法主要取辛寒、苦寒之品,对于热郁气分或化火者甚为恰当。

(4)时疫和法

由"寒热并用之谓和,补泻合剂之谓和,表里双解之谓和,平其亢厉之谓和"的"四和"证治方法,可见戴氏所称和法并非和解少阳,而是指调和之法。其所述的和法实质为两种对立的治法同用,如寒热并用者,"因时疫之热,夹有他邪之寒",适逢邪实正虚,故用补泻法以和之,"黄连与生姜同用,黄芩与半夏同用,石膏与苍术同用,知母与草果同用者皆是"。可见戴氏所论之和法,实寓诸法综合运用之意,亦是疾病在常与变过程中所采用的治疗方法。

(5)时疫补法

"时疫本不当补,而有屡经汗下清解不退者,必待补而愈。此为病药所伤,当消息其所伤,在阴在阳,以施补阴、补阳之法。"戴氏补法包括补阴以济阳、补阳扶正以祛邪两大类,《广瘟疫论》中列举了15种当补阴证和7种当补阳证,补阴宜六味地黄汤、四物汤、生脉饮、养荣汤等方,补阳宜六君子汤、建中汤、附子汤、理中汤等方,具体应用当"补阴补阳,又当酌其轻重,不可偏废"。

二、临证经验

1. 时疫发热，"汗不厌迟"

吴又可的《温疫论》认为疫病"从中道而变，自里出表"，明确指出疫病发热与伤寒迥异，其病因为天地杂气所伤，以"湿温"二气为主，热而不冷，从口鼻而入，先中中焦。戴氏在《广瘟疫论》中进一步从病邪性质、受邪途径、传变方式等方面予以详细说明。

《广瘟疫论》中沿述《温疫论》的疫病病邪理论"时行之气，属湿温二气合成，热而不冷，其中人也，立蒸而腐败，方其初传在表，即宜凉解"，疫病发热由伏气而成，热自内生，热或不著，蒸蒸发热，易伤人气津，发病即表现出脏腑受邪症状。从受邪途径而论，疫病发热源于伏气，非外邪袭表所致，发病多"由里出表，虽出表，而里未必全无邪恋，经过之半表，亦未必不为邪伤"，且疫病性质属热，热性开泄，即便些许温热之邪从表而入，也易开腠理而直入里，表里邪具，故治疗上戴氏提出"下不厌早，汗不厌迟"——主张早用下法以清内热伏邪，以早为要，"下不厌早"。此外，疫病发热因"湿热二气合成，蒸蒸而热"；邪伏在里为主，易耗伤津液，虽出表而里未必全无邪恋，故即便使用辛凉发汗之法，仍需等待里邪渐出而后用，故"汗不厌迟"。

而在治疗中若见热治热，妄用辛温发汗之品，"始则引热毒燎原，而为斑、衄、狂、喘，进而伤其真阴而为枯槁、昏沉、厥逆诸危候"。从疫病传变方式而论，疫病传变复杂，表里交互，存在"有表而再表者，有里而再里者，有表里分传者"的传变特征，疫病本从里出表，但虽出表而里未必全无邪恋，因此虽见表证，未有不兼见里证者。疫病发热，表里俱可，具有蒸蒸而热，易耗阴津，传变复杂，"此为九传"的特征，治疗上宜遵从"下不厌早，汗不厌迟"的指导思想。其发热特征及治疗方法与伤寒发热截然不同，如新冠疫情早期以"湿、毒、瘀、闭"为主要病机特征，郁而发热，缠缠绵绵，体现出疫病发热的典型特征。依据《广瘟疫论》对疫病病邪性质、受邪途径、传变方式的描述，以"下不厌早，汗不厌迟"的指导思想辨证论治，或可有助于对发热的控制。

2. 重视舌诊，辨治瘟疫

戴氏吸收并发展了吴又可的疫病思想，同时进一步丰富了温病舌诊的内容，《广瘟疫论》中的舌诊记录有 172 处，远多于《温疫论》的 67 处。他在书中将舌诊的位置排在脉诊之前，并在书中对重视舌诊的原因进行了说明，如卷二"表证发热"中云"若脉症夹杂模糊，难于分辨者，须以舌苔为据"，卷二"头痛"中也说"凡头痛见症混杂，难分表里者，总以舌苔辨之"，可见其在温热病的诊断中尤为重视舌诊。

吴又可以舌黄为据使用通下法，虽易于操作，但总有简单之嫌，戴氏更加详细地对舌象作了区分，丰富了疫病舌诊的内容。他总结出时疫有诸如夹痰水、夹食、夹郁、夹肾虚等情况，如夹水，即使"烦躁谵妄沉昏诸证具备"，然舌苔仍白，"或满舌黄黑，半边夹一二条白色，或舌尖舌本俱黄，中夹一段白色"者，不可轻用下法，仍需燥湿、利水、利气为先；若时疫夹食，"舌苔白厚，而微兼淡黄"时，需消导行气，甚至"用吐法以宣之"；时疫夹肾虚可见"舌上燥而无苔，或有黑苔，愈清而愈长，或有燥苔，愈下而愈燥"，则应使用大剂补肾之品。在辨识疫病兼夹证的过程中，戴氏进一步把舌苔颜色的变化与舌苔厚度、干燥程度等因素结合起来进行观察，形成了利用综合信息分析舌象的诊舌思路。

戴氏继承了吴又可的舌诊思想，把观察的重点放在能更灵敏反映邪气变化的舌苔上，书中有关舌苔的记录有 133 处之多。他提出阴液损伤时的舌苔特征——无苔，全书共记录无苔舌 13 处，认为无苔舌可反映阴虚的状态，需要用六味地黄汤合生脉饮，或吴氏清燥养荣汤加麦冬、玄参、知母、贝母等药进行治疗，还提出无苔舌不可通下，这一思想在之后叶天士的温病舌诊中得到了进一步的发展。

3. 擅用腹诊，完善温病诊法

"中医腹诊"是指医者通过诊察患者胸腹部的胀、痛、满、痞、悸、结、硬、急等外在征象，来探查五脏六腑、经络、气血等机体内在病变的一种诊法，属于中医"四诊"的内容，也是"司外揣内"思维方式的具体体现。戴氏重视温病的腹诊,在《广瘟疫论》中提出"验舌之后,更细按胸胁",并详细论述了温病不同证候的腹诊方法及其治疗措施,完善了温病的诊疗方法,对现代温病的临床诊治具有重要意义,具体体现为腹诊在温病兼夹证中的应用、腹诊与温病表里证的关系、腹诊指导温病治疗三个方面。

戴氏在《广瘟疫论》中提出了温病的五兼十夹证,即兼寒、兼风、兼暑、兼疟、兼痢及夹痰水、夹食、夹郁、夹血、夹脾虚、夹肾虚、夹亡血、夹疝、夹心胃痛、夹哮喘,重视温病兼夹证的辨治。戴氏认为兼、夹有别,兼乃邪气在表,夹为疫邪夹内伤。鉴于兼夹概念的区别及腹诊的特点,戴氏主要运用腹诊辨治"夹痰水""夹血""夹食""夹郁"等实证,以判断邪气的性质。首先辨是否可按,胸腹部痛、胀可按,攻窜不定者,乃气滞为患,如"夹气为无物,为虚邪,舌苔白薄,胸膈满痛,半软而可按";满、痛可按,按之有水声者,为水饮停滞,如"有水在胸膈,心下虽满痛,按之则软,略加揉按,则辘辘有声,此症夹水之辨也";痛不可按,按之濡软者为蓄血,如"但须细询其胸腹、胁肋、四肢,有痛不可按而涩者,为蓄血";痛、满结于心下不可按,质硬有块者为食积,如"夹食为有物,为实邪,舌苔浓白而微黄,胸膈满痛不可按,按亦不移"。

戴氏继承并发挥吴又可表里证辨证论治观点,提出"疫邪见证千变万化,然总不离表里二者",分别列举了温病常见的31种属表症状及40种属里症状。如发热、恶寒、寒热往来、烦躁、呕、咳、渴等,进一步详辨疫病症状,成为后世疫病辨证论治的重要借鉴。因表证一般无胸腹部的病理见征,戴氏主要将腹诊运用于里证的诊断。据统计,《广瘟疫论》中所列举的40种里证,应用腹诊进行诊断者有20种,如舌燥症状中,"若屡下而燥苔愈长,不可更下,当察其腹中"等,足见腹诊在温病诊断中的重要意义。外邪入内,必干其脏腑,疫病乃湿温二气,直中中焦,里证贯穿疫病全程,故腹诊对于鉴别邪气部位的深浅具有深刻意义,尤其在表里证难以辨别时,腹诊可作为重要的鉴别依据。

戴氏将腹诊广泛应用于温病的辨证、选方,根据病理征象及病位的不同论述温病的证治,指导临床治疗。大体于实证中,痛而不满,拒按且软,病在血分,治以清热化瘀;满而不痛,邪在气分,治以清热理气;满痛并见,拒按无块者,在上中二焦,属陷胸汤证、大柴胡汤证,在下焦为水停膀胱,属四苓汤证;满痛并见,拒按有块者,结块在心下乃食结,宜于消导,在脐下或少腹为燥矢,当以攻下。虚证中,胸腹部按之无满痛,或痛不拒按,甚至痛而喜温喜按,当治以温补,如"胸满痛不可按用小陷胸汤",根据胸部或痛或满,以区分邪结性质为无形之气或有形实邪,兼以按诊、触诊等综合确定选方用药;又如,对于善忘症状的辨证,"蓄血在中焦,其脉或芤,或弦,或涩,两胁及脐上必有痛处拒按而软,桃仁承气汤主之"。

三、用药特色

在探讨疫病的"五兼证"与"十夹证"治疗时,戴氏提出了精细的用药原则。针对不同兼夹病邪,他主张依据病证特性,施以相应疗法,并强调了应避免片面追求疗效而导致出现不良反应。"十夹证"中根据主证特点,戴氏将其分为三类,每种类型又包含多个具体症候。

1. 疫病五兼证,各用其药

戴氏疫病五兼十夹证的兼证即兼寒、兼风、兼暑、兼疟、兼痢。兼寒:在疫病与寒邪并存的病证中,首要任务是辨识疫邪与寒邪的相对轻重。若疫邪较重而寒邪较轻,则治疗时可酌情选择石膏或达原饮,并辅以羌活、防风、柴胡、葛根等药物,或考虑应用六神通解散。反之,若寒邪较重而疫邪较轻,则宜选择败毒散、大青龙汤或九味羌活汤等方剂。兼风:疫邪初犯、病位尚浅时,戴氏认为风邪的疏泄特性可能帮助疫邪从表而散,避免内陷生变。寒邪具有凝滞特性,会加剧疫邪的内郁,从而加重病势;而风邪具有流动性,有助于疫邪的外疏,从而减轻病势。因此在治疗时疫方剂中常加入荆芥、防风等药物,若伴有咳嗽则再加前胡、杏仁、苏子等,以达到正治的效果。兼暑:疫病本身为阳热之邪,若再兼夹暑邪,则两者均为火性,可共同作用逼迫邪气出表,导致汗出过多,进而使表气虚弱。因此,在治疗时不宜过度使用发表药物,以避免耗伤正气。具体用药时,应在时疫方剂中微减发表药物,如使用羌活则避免使用独活,使用柴胡则避免使用前胡。同时,因邪气从表出,郁热相对较轻,故不宜过度使用寒凉药物,而应适当加入木通、滑石、猪苓、赤芍、泽泻、香薷、苍术等燥脾利湿之品。兼疟:在疫病与疟疾并存的病证中,寒热交替具有规律性,但热势通常较重而寒势较轻,且多伴有燥渴、神昏等症状。此类病证多发于秋季,治疗时以达原饮加柴胡为主。随着病情的好转,邪气逐渐消退,正气逐渐恢复,此时可酌情使用小柴胡汤、柴胡四物汤、参胡三白汤等方剂进行加减治疗。兼痢:对于疫病与痢疾并存的病证,戴氏主张根据病情的不同阶段分别施治。在疫痢初起阶段,应以解表为主,如使用人参败毒散加陈仓米来解表和中。待表证解除后,若里热症状明显,则可采用清下法进行治疗。若病情介于表里之间,微见少阳、阳明证候者,则可借鉴柴葛五苓散的用法进行治疗。

2. 疫病十夹证,各属分类

所谓五兼十夹证的十夹即夹痰水、夹食、夹郁、夹血、夹脾虚、夹肾虚、夹亡血、夹疝、夹心胃痛、夹哮喘。温疫的夹证可分为三种情况,分别为疫病夹实证、疫病夹虚证与疫病夹宿疾证,每种证候都有不同的分类,治疗时各有侧重,应当注意。疫病夹实证中,有水、食、郁与蓄血之分,皆为有形实邪内阻,使疫病毒邪不得透达,因此治疗时可以先祛实邪,使内外疏通,后疫邪方可透出。治痰可用瓜蒌、贝母等化痰药;治水可用燥湿之半夏合苍术,配伍木香行气,或以茯苓、泽泻淡渗利湿;治胃肠食积,可以承气汤通下;治胸膈食积,可予枳实、青皮、神曲等行气消食之品,或以瓜蒂等涌吐;治郁可以宣气疏郁之品投之,如木香、香附等;治蓄血可用活血散血之品消瘀,如当归、桃仁等。而疫病夹虚证中,亦有脾、肾、亡血之分,皆因素体正虚或被邪伤后,正气虚弱,亟待扶正祛邪。治脾不易,因脾虚则气血生化乏源,不得汗下之力,疫必不除,因此可以人参败毒散攻补兼施,或黄龙汤攻补并行;治肾更难,肾虚不可攻邪,攻则邪必内陷,以致脱绝,因此阴虚当以人参、白芍补之,阳虚当以杜仲扶之;治亡血当时刻注意顾护阴血,以生地、人参等补之。最后,疫病夹宿疾证中,有疝、心胃痛、哮喘之别,因久病迁延日久,故当去新病疫病,疫邪祛后再论宿疾。治疝先治疫;治心胃痛可用疏达膜原之达原饮,邪透病祛而痛止;

治哮喘可行瓜蒌、贝母等宣肺之品，疫除病愈。

四、医案赏析

医案 1

时疫头眩有三，其一风热头眩，乃时疫本病，寸口脉多浮而发热，荆、防、芎、薄、天麻为主，黄芩为辅，烦渴加石膏。其一痰水头眩，乃时疫兼症，脉沉而弦滑兼呕，胸胁满，悸动，前胡为主，半夏、茯苓、枳、橘、胆星、莱菔、苏子为辅，然必视时疫大势，属表属里，于应用本方中，加此数味可也。其一虚症头眩，乃时疫变症，多见于汗下清解后，或素有怯证者。如上虚，寸口脉不及关尺，多汗，少气，不足以息，心悸，参、芪为主。中虚，关脉不及寸尺，多从呕利太过而来，不思食，苓、术为主。下虚，尺脉不及寸关，腰膝萎厥，二便清滑，六味地黄为主。三虚皆可加天麻。或虚证已见，仍夹有邪疫燥热，则不妨兼用清热之品。或补后脉气稍实，再为清解亦可。大抵时疫头眩，多属热，少属虚，治须斟酌，若伤寒亡阳头眩，又当遵仲景法治之。

《广瘟疫论·卷二表症头眩》

按语：本案针对时疫头眩的症状，分为三类进行病因和用药分析。风热头眩作为本证的表现，多为外感风热之邪所致。《类经》中云："寸口脉浮而盛者，曰病在外。"此脉寸浮尺热，主要表现为头晕，可能伴有发热、恶风等症状，主要使用荆芥、防风、川芎、薄荷、天麻等药物以疏风散热，平肝息风，黄芩可清热。若伴有烦渴，则加石膏以清热生津。夹痰水头眩乃时疫兼症，多与水湿内停、痰饮阻滞有关。脉沉而弦滑，反映了水湿内停、痰饮阻滞的病理状态。除头晕外，可能伴有呕吐、胸胁满闷、心悸等症状。以前胡为主药，配伍半夏、茯苓、枳实、橘皮、胆南星、莱菔子、苏子等以化湿祛痰，降逆止呕。而针对虚证头眩来看，此乃时疫变证，多为汗下清解过度或患者本身虚弱所致，依照病变部位可分证辨治：上虚，可见寸口脉不及关尺，表现为多汗、少气、心悸等，以人参、黄芪为主益气固表；中虚，关脉不及寸尺，多为呕利太过所致，表现为不思食等，以茯苓、白术为主健脾和中；下虚，尺脉不及寸关，表现为腰膝痿软、二便清滑等,以六味地黄为主滋补肾阴。虽主要病变部位不同,但三虚皆可加天麻以平肝息风。若虚证已见但仍夹有邪疫燥热,则可兼用清热之品,或补后脉气稍实,再行清解亦可。

医案 2

时疫发黄有四:一宿食,二畜水,三畜血,四郁热。当疫症初传在表时,胸膈痞闷,目珠黄,面鼻正中黄,宿食壅于胃脘也。于表药中,加山楂、神曲、麦芽、莱菔子。传里时,小便不利,腹满而响,面目身俱黄,畜水也,四苓散加栀子、茵陈。胸腹有软痛处,小便自利,大便黑而发黄者,畜血也,桃仁承气汤。热在下焦,大小便俱不利,而发黄者,郁热也,茵陈蒿汤。凡发黄必以二便为辨,二便调,属上焦,小便不利,属水。小便自利,而大便黑润属血。大小便俱不利,属热郁。乃胃热移于膀胱,不必利其小便,但当通其大便,是以茵陈汤有专功也。发黄当辨其色,上焦宿食发黄,只在面目,不及周身。畜水发黄,周于身兼微黑而黯淡。瘀血发黄,亦兼微黑而润泽。郁热发黄,兼赤而鲜明。此即以黄辨黄之法也。

《广瘟疫论·卷二表症发黄》

按语:《黄帝内经》中强调"饮食自倍,肠胃乃伤",指出饮食不节可能导致脾胃功能受损,宿食停滞于胃脘,气机不畅,影响气血运行。宿食发黄表现为胸膈痞闷,目珠黄,面鼻正中黄。在解表药中加入山楂、神曲、麦芽、莱菔子等消食化积的药物,以促进宿食的排出。"畜水发黄",小便不利,腹满而响,面目身俱黄,与"诸湿肿满,皆属于脾"相符合。"畜水发黄"与脾失健运、水湿内停有关,治疗可用四苓散加栀子、茵陈,以健脾利湿,清热退黄。"畜血发黄",胸腹有软痛处,小便自利,大便黑而发黄,"血不利则为水"。蓄血发黄可能与瘀血内阻、气机不畅、影响气血流通和水液代谢有关,方用桃仁承气汤,以活血化瘀,疏通血脉。《黄帝内经》中有"诸病黄,痛在骨节者,皆属于火"的记载,郁热发黄与热邪内郁、熏蒸肝胆、胆汁外溢有关。热在下焦,大小便俱不利的发黄方用茵陈蒿汤,以清热利湿,解毒退黄。

参 考 文 献

[1] 戴天章.广瘟疫论[M].北京:中国中医药出版社,2009.

[2] 陈大舜.从《瘟疫明辨》探讨戴天章学术思想[J].湖南中医学院学报,1984,2(Z1):9-12.

[3] 祁钰涵,马晓北.戴天章《广瘟疫论》温病辨治特色[J].陕西中医,2023(5):622-625.

[4] 张建伟.戴天章《广瘟疫论》的学术思想探究[J].福建中医药,2015,46(2):53-54.

[5] 郭延彤,马慧淼,黄婷,等.浅议《广瘟疫论》"四和"治法在温病治疗中的应用[J].中华中医药杂志,2021,36(9):5263-5266.

第四节　杨栗山

杨栗山(1705—1795年),名璇,字玉衡,晚号栗山老人,河南夏邑人,清代康乾年间著名的温病学家,著有《伤寒瘟疫条辨》《温病条辨医方撮要》。杨栗山精研伤寒与温病,能"集群言之粹,择千失之得",他精通经典,既继承了《黄帝内经》《伤寒论》等医学经典思想理论,又博采历代医家之精华,结合自己长期的临证经验,开拓创新,形成了独特的治疫思想。杨氏辨出温病为伤寒另一门,对伤寒与温病进行了因证脉治的详细分析,其思想在温病学发展史上起到了承前启后的作用。

杨栗山家学渊源,自幼熟读儒学经典,于雍正戊申年(1728年)为科补县学弟子生员,后屡试不第,年近四旬,转志于医。杨氏深痛世人"于病寒病温两者之辨不明,故处方多误,以至于杀人",因而对伤寒及温病进行了深入研究。他熟读《黄帝内经》,推崇仲景,更详《温疫论》,深研寒温,参以妙悟,结合个人体会及临证经验,著成《伤寒瘟疫条辨》一书,其根源脉证治法方论,阐明寒温之异同,重在化裁。杨氏在温病学说脱离伤寒藩篱之初,大力推动并建立了完全独立的温病学说体系,促进了传染病学的发展。

《伤寒瘟疫条辨》上溯《内经》《难经》《伤寒论》,旁参诸家,对伤寒与温病的病因、病机、辨证及治法进行了分析,认为伤寒得天地之常气,温病得天地之杂气,伤寒自气分而传入血分,温病由血分而发出气分,提出"寒热为治病

大纲领",化裁以升降散为代表的治温十五方,既发展了温病辨证论治理论,
又切合临床实际,备受后世推崇。

杨氏认为"温病之所由来,是因杂气由口鼻入三焦,怫郁内炽",又指出
"温病得于天地之杂气,怫热在里,由里而达外……内之郁热为重"。他认为,
由于伏气温病初起即见里热较重的症状,因此一旦气机闭塞不通,邪不能达
表,则会呈现里热内郁之象,郁热证不仅新感温病有之,更是伏气温病的一个
重要形成因素。故治疗上,他提出若用辛温解表,乃抱薪投火,轻者必重,重
者必死,唯用辛凉苦寒,如升降、双解之剂,以开导其里热,里热除而表证自
解。据此,他化裁了治疗温病的十五方和一系列苦寒解毒之法。

一、学术思想

杨栗山继承吴又可的理论,认为"杂气"为温疫之由,其性烈传易,有清邪
与浊邪之分,伏郁于三焦;此外,他还延续了王安道的"怫热外达"的观点,提
出温疫的病机为"怫热自内达外",强调怫热内炽,自里达外,由血分而发出气
分,明确郁热为温疫病理演变的基础。

1. 杂气为疫病之由

杨栗山受《温疫论》影响,明确"杂气"为疫病之由。其对温病的病因病机
和治疗原则的认识,受吴又可、王安道、刘河间等医家的影响颇深,他所论温
病实为温疫,与四时温病不同。杨氏认为,伤寒、温病证治有异,伤寒因感受
了天地之"常气",而温病感受的并非"时行之气",而是吴又可所论之"杂气",
首辨伤寒与温病,并明确提出"杂气"为"非风非寒、非暑非湿、非燥非火,天地
间另为一种,旱潦疵疠烟瘴之毒气也"。杨栗山指出,"杂气"其性烈传易,初
起不易察觉,病情常常较重,其不论在兵荒马乱之年还是在安乐祥和之年,均
可出现,但在不同地域、不同季节,可有盛衰与多寡之别。

杨栗山根据所感秽浊杂气、蒙上害下的特点,进一步指出秽浊杂气又有
清邪与浊邪之分,流布三焦有亲上亲下与蕴中之别。其中"毒雾烟瘴"之类,
"杂气之浮而上者"为清邪,其"从鼻息而上入于阳",而见发热头肿、项强颈挛

等症状,此印证了张仲景"清邪中上焦"之言;而"水土物产"之类,"杂气之沉而下者"化为浊邪,"从口舌而下入于阴",而见腹痛吐泻肠鸣、足膝厥逆,此印证了张仲景"浊邪中下焦"之言;而清邪与浊邪分布上下,需"先注中焦",故中焦最先受邪,因此若"清浊相干"则中焦酿变,"气滞血凝",出现胸高胁起、身发如瘤等症状,此印证了张仲景"阴中于邪"之言。杨栗山认为,清邪与浊邪致病之所以不同,是因为其属性存在差异,"人受之者,亲上亲下,病从其类"。

有关杂气伏郁部位的认识,杨栗山同意吴又可"杂气感之而伏"之论,但与吴又可"邪伏膜原"之论又有所不同。杨氏认为,秽分清浊流布三焦,以杂气伏郁三焦为立论。杨栗山之论首先以三焦为杂气伏郁的中心,指出秽浊杂气先"由口鼻而入",继而"流布三焦,散漫不收,去而复合"。他还指出,伤寒和温病在传变上也有所区别:伤寒感常气而作,由外至内,由气分传血分;温病感杂气乃发,认为其受病于血分,郁久而发。

2. 怫热自内而达外

杨栗山对《黄帝内经》"火郁"理论的研究颇深,并在此基础上,延续了王安道的"怫热外达"理论,并推崇喻嘉言"温邪从口鼻而入,先注于中焦,后分布上下"的观点,从而提出温病的病机为"怫热自内达外",强调怫热内炽,自里达外,由血分而发出气分。杨栗山认为,伤寒感风寒外邪侵袭肌表,多始于太阳经,按六经传变。而温热之邪从口鼻入,先中肺胃,继而流布三焦,其基本病理变化为"热毒内郁"。若初起即表现为口燥咽干、憎寒壮热、咽喉肿痛等不可名状之症,为里热郁闭,无以宣泄;若日久不愈,郁热而发,怫热自内达外,浮越于外,表现为表证。虽为表证,实无表邪,为里热蒸迫于外也,即"怫热内炽"之意。

杨栗山认为,温疫得天地之杂气,邪热内郁,怫热在里,邪由里达外,由血分而发出气分,即明确郁热为温疫病理演变的基础。他认为,温疫发则邪毒充斥,奔迫于脏腑经络,形成上下内外一切毒火之证。在此基础上,邪气弥漫上中下三焦,轻清之邪浮于上,"上入于阳"则阳分受伤,出现发热、头肿、项强痉挛等上焦热盛之症。重浊之邪沉于下,"下入于阴"则阴分受伤,出现舌卷囊缩、腰痛如折、大便火泻、小便淋涩等下焦症状。清浊之邪相干于中焦,致"气滞血凝不流,其酿变即现中焦证"。疫邪在三焦"充斥奔迫,上行极而下,下行极而上",引起"表里三焦大热,其证不可名状"。

杨栗山强调,温病伏邪具有怫热内郁、易扰血分的特点,故温病怪证虽"飙举蜂涌,势不可遏,其实不过专主上中下焦,毒火深重",然治疗时要抓住温疫乃"怫热内炽",里热浮越于卫表的病机,"若不用辛凉解散,则热邪不得外泄,遂还里而成可攻之证",治疗上杨栗山强调清热解毒,提倡宣郁透散、解毒通下等治法。

二、临证经验

杨栗山治疗温病时注重以"逐秽"为主,好用芳香逐秽之法,认为治温重在清泻三焦热毒,急以逐秽,同时,他还细节性地注意到伤寒逐秽与温病逐秽的区别,临证中以寒热为治病大纲辨伤寒和温病。

1. 逐秽为第一要义

杨栗山继承喻嘉言芳香逐秽之说,认为温病"急以逐秽为第一要义",治疗温病时应以"逐秽"为主,好用芳香逐秽之法。杨氏极力推崇喻嘉言"上焦如雾,升而逐之,兼以解毒;中焦如沤,疏而逐之,兼以解毒;下焦如渎,决而逐之,兼以解毒"三焦分治的治温思想,并基于温疫"杂气怫郁三焦,由血分发出气分"的基本病机,认为治温重在清泻三焦热毒,急以逐秽,故临证时多选用黄芩、黄连、栀子等苦寒之品以清泻三焦热毒,用药以辛凉苦寒为主。

杨栗山对芳香逐秽法的运用可谓精巧,临证时往往三焦分治。如治疗温病热传下焦之证时,杨氏认为,温病怫热内郁,热盛伤津,变化极快,故当下即下,不可迟缓,以防热盛燥结,伤及气阴。临证中,他善用加味六一顺气汤、解毒承气汤以治温病三焦大热,症见谵语神昏、痞满燥实、热结旁流,或循衣摸床、舌卷囊缩、厥逆脉沉等,常见于大头瘟、瓜瓤瘟、疙瘩瘟等病。杨氏治疗下焦温病的泻下逐秽之方多含承气汤类,其味厚而咸寒,能泻火于下、峻下热结、通腑泻浊,如杨氏常用解毒承气汤以救坏证、危证、大证,愈者甚多。需要注意的是,杨氏强调若见温病肺胃热郁、气血亏虚者,则不宜清热泻下,恐更伤正气,可予芳香饮芳香化浊,以祛其邪热秽浊,意在急证急攻,泻热逐邪,邪去正安,阴伤不甚,可见杨栗山不拘泥于仅用清热泻下法,而是灵活予芳化之品以通腑泻浊,逐秽解毒。

此外,杨栗山在临证中还细节性地注意到伤寒逐秽与温病逐秽的区别。杨氏在临证对温病初起的治法中,认为伤寒应以解表为先,温病以清里热为主,并强调温病虽有表证,但忌用辛温之品,以防变证蜂起。他指出,伤寒与温病同为半表半里之证者,治法亦有和解与内外攻伐之不同;同为里证者,温病与伤寒治法大略同,均可用攻伐之法。总之,"伤寒以发表为第一要义,温病以逐秽为第一要义"。《伤寒瘟疫条辨》中"治温十五方"便是杨栗山逐秽法的直接体现,采用非泻则清、非清则泻之法,尤重解毒。

2. 首辨伤寒与温病

杨氏在《伤寒瘟疫条辨》中提出"寒热为治病大纲",指的是治疗外感病,首先应该辨明是伤寒还是温病。他通过细致入微的观察发现,伤寒与温病初起证候迥异:"伤寒自外之内,从气分入,故初起发热恶寒,一二日不作烦渴,脉多浮紧,不传三阴,脉不见沉;温病由火郁三焦,由内达外,从血分而出始病不恶寒而发热,一热即口燥咽干而渴,脉多洪滑,甚则沉伏。"温病有表证无表邪,表证是由里证郁结浮越于外导致的。

杨栗山还从用药角度来辨别伤寒与温病,他认为因"伤寒自表传里,里证皆表证侵入于内也;温病由里达表,表证即里证浮越于外也",故病在表证,有可用麻黄、桂枝、葛根辛温发汗者,属伤寒;有可用神解、清化、升降、芳香、辛凉、清热者,属温病。在半表半里者,有可用小柴胡汤和解者,属伤寒;有可用增损大柴胡、增损三黄石膏汤内外攻伐者,属温病。在里证有可用凉膈、承气咸寒攻伐者,温病与伤寒大略同;有可用理阴、补阴、温中、补中调之养之者,温病与伤寒大略同。此外,在诊断时杨栗山强调四诊合参,对于温病尤重视舌诊,认为辨舌可指导下法的运用。

通过与伤寒三阴经证相比较,杨栗山提出温病类病证三阴经多见热证,少见寒证,认为"温病无阴证""热变为寒,百不一出"。同时他进一步结合张仲景表里阴阳经两感之论,指出温病"两感最多",并与伤寒"外感之两感"不同,其以秽浊杂气"直行中道,流布三焦""受病在脏腑",常以内伤触动里气而发,为"内伤之两感",其由三阴发出三阳,在三焦火毒化出表里表现阳经见证的同时,可见火毒伤阴等相表里的阴经见证,出现两感之阴阳并传的证候,也因此表现为三阴证多热证而少见寒证的特点。

三、用药特色

杨栗山通过增损历代名方,使之与温病病机丝丝入扣,并最终化裁为"治温十五方",全方采用非泻则清、非清则泻之法,内外分消而祛邪,至今仍具有较高的临床使用价值。而对于苦寒之品的应用,也体现出杨栗山好以苦寒解温病之毒的用药特色。

1. 化裁治温十五方

杨氏"治温十五方"以升降散为总方,"升降"即升清降浊、透散泻下、宣通上下、调理气血,是温病治疗的基本法则。升降散全方升清降浊、通达内外,无论表里轻重均可酌情使用,正如杨栗山云:"表里三焦大热……此方主之。"升降散全方共四味药,包括主升清阳,主宣散的僵蚕、蝉蜕;主降浊阴之姜黄、酒大黄,升清降浊,通达内外;再以米酒为引,蜂蜜为导。考诸本草,僵蚕来源于蚕,蚕食而不饮,有大便而无小便,得天地轻浮升发之气,以升阳中清阳,其药味辛苦气薄,喜燥恶湿,能清热利湿,散风解郁,散逆浊结滞,辟怫郁邪气;蝉蜕出粪土之中,蝉饮而不食,有小便而无大便,处高处吸风,得清阳之真气,又喜饮露,得太阴之精华,其药咸、甘无毒,祛风而能胜湿,涤热得以解毒;姜黄气味辛苦,大寒无毒,行气解郁,祛邪辟秽,化瘀消肿散结;大黄味苦,大寒无毒,可上下通行,泻火解毒,亢甚之阳,非此莫抑;蜜润下,酒散上,以行内外上下。故以此方升清降浊,寒温并用,共奏宣散透邪解郁、清理火热毒邪之功,使上下内外气机通畅,气血调和,升降复常。

"治温十五方"其余十四方分"轻则清之"和"重则泻之"两类:"轻则清之"

之方包括神解散、清化汤、芳香饮、大小清凉散、大小复苏饮、增损三黄石膏汤，共八方；"重则泻之"之方包括增损大柴胡汤、增损双解散、加味凉膈散、加味六一顺气汤、增损普济消毒饮、解毒承气汤，共六方。

杨栗山"治温十五方"全方采用非泻则清、非清则泻之法，尤重解毒。具体分为上焦之邪治宜升而逐之，兼以解毒；中焦之邪治宜疏而逐之，兼以解毒；下焦之邪治宜决而逐之，兼以解毒。此即内外分消而祛邪也。杨氏之选方用药，还体现出其崇尚古方的态度，言称"治病证必以古方"，挑选《伤寒明理论》《医方考》《名医方论》等中的经典处方，通过增损，使之与温病病机丝丝入扣，并最终化裁为"治温十五方"。

在选择用药方面，杨氏十分赞赏仲景用药之秘，组方精而不杂，十五方中共选药五十味。每方均以僵蚕、蝉蜕为主药，其次选用连翘、黄连、黄芩、黄柏、栀子等。例如，杨氏选用神解散治疗温病初起，火郁三焦，卫气同病之候，即用升降散加银花、生地、木通、车前子、桔梗、神曲等药。杨氏对此方十分推崇，言："此方之妙，不可殚述，温病初觉，但服此药，俱有奇验，外无表药而汗液流通，里无攻药而热毒自解，有斑疹者即现，而内邪悉除，此其所以为神解也。"该方临床中用于火郁三焦、外有憎寒、内有壮热、口苦咽干、舌红苔黄燥者，确有疗效，常能达到营卫通达、汗出病解的目的。

2. 苦寒解毒治温法

杨栗山认为温病是"杂气由口鼻入三焦，怫郁内炽"所致，故临证用药以辛凉苦寒为主。他高度评价刘河间双解散、三黄石膏汤等方，临床上这些名方常作为治温主方，治温时杨氏多效法其方，治疗上首当"热者寒之""以清里热为主"，苦寒解毒是杨氏治温病组方的基本法则。杨栗山在其所著的《伤寒瘟疫条辨》一书中创立治疗温病的组方十五种，除升降散用大黄、芳香饮用黄芩，其余十三方中黄连、黄芩为必用之药，如古方中无黄连者，杨氏必加之。

杨氏在治疗温病临床诸种证候时广泛应用苦寒之品，如温病初起出现憎寒身重、壮热头痛、舌燥咽干等症，实为卫气同病，用神解散；或初起热郁膜理、表里俱热，方用增损双解散或增损大柴胡汤，两方内均有黄连、栀子、大黄及黄柏。阳明腑实出现痞满燥实或热结旁流等症,用解毒承气汤;三焦火热出现耳聋目赤、口苦自汗、唇干舌燥、口鼻出血、谵语狂乱等气营血同病者,用大清凉散,方中投黄连、栀子、知母、龙胆草等苦寒之品;神昏谵语用黄连解毒汤,大、小复苏饮中用黄连、栀子、黄柏、知母之属;吐血用犀角地黄汤合大黄黄连泻心汤,或用犀角地黄汤加黄连、栀子等;蓄血用桃仁承气汤合黄连解毒汤。

　　栀子、大黄、黄柏等苦寒之品的应用,均体现杨栗山以苦寒解温病之毒的基本治疗法则。杨栗山在继承刘河间的表里双解治疗思想的基础上,也对其进行了很大改进,其中之一就是以僵蚕、蝉蜕代替河间原用之麻黄。正如杨氏所言"予谓麻黄性大热,冬时正伤寒发汗之要药也。温病乃杂气中之一也,断无正发汗之理,于法为大忌,即河间亦未言及。不如易僵蚕、蝉蜕得天地清化之气,以涤疫气,散结行经,升阳解毒"。杨栗山结合《黄帝内经》中"热淫于内,治以咸寒,佐之以苦"之训,认为温病是热盛于内,故治温十五方用药以苦寒为主。

四、医案赏析

医案1

　　乾隆戊子秋,举人李煦南长公,约年十五,患温,脉沉伏,妄见妄言,如醉如痴,渴饮无度,以加味凉膈散连下一月而苏。

《伤寒瘟疫条辨·卷二·自流井》

　　按语:本案患者感受风温,邪入气分,热阻胸膈,兼有腑实。妄见妄言、渴饮无度皆为热象,以药测证,除案中所载证候外,尚可有身热、舌红、便秘、神昏等。脉沉伏,为邪热内传,而致肠腑燥结。

　　杨栗山治以加味凉膈散,以升清降浊,清热解毒,使病得愈。凉膈散为刘河间方,原方由黄芩、栀子、连翘、薄荷、大黄、芒硝、竹叶、生蜜、甘草九味药物组成。杨栗山加僵蚕、蝉蜕、姜黄、黄连四药,名加味凉膈散。方中连翘、薄荷、竹叶味薄而升浮,泻火于上;黄芩、黄连、栀子、姜黄味苦而无气,泻火于中;大黄、芒硝味厚而咸寒,泻火于下;僵蚕、蝉蜕以清化之品,涤疵疠之气,以解温毒;用甘草者,取其性缓而和中也;加蜜、酒者,取其引上而导下也。全方共奏升清降浊、清泻郁热之功。本案体现杨氏治温病,多以清里热为主。

医案 2

乾隆乙巳,冬季科试,先君六旬有六,冒雪归家,风寒郁热,以致头痛、发热、恶寒、吐血,诸医罔效,余甚惊惶,斟酌东垣,此汤一服而愈。前因吾父中风,留心医道,三年内未敢处方,自是而悟,认真脉证,方未有不效者。噫!医道之难,在此矣。

《伤寒瘟疫条辨·卷一·吐血》

按语:本案患者年过六旬,三年前患中风,身体虚弱,复感风寒,内有郁热,火邪伤于阳络而吐血。杨栗山治以麻黄芍药人参汤,一服而愈。《伤寒瘟疫条辨·卷一·吐血》云:"凡久病虚弱,外有形寒,内有火邪,风寒闭塞,壅遏里热,以致吐血者,麻黄芍药人参汤主之。"麻黄芍药人参汤乃李东垣名方,主治体虚、感寒内热之吐血,由《伤寒论》麻黄汤和《证治准绳》麦冬饮两方加减组成。治伤寒表实的衄血,张仲景用麻黄汤立愈;治体虚、表寒、里热的吐血,王肯堂用麦冬饮效佳;杨栗山妙合两方,疗效尤佳。

麻黄芍药人参汤由人参、麦冬、桂枝、当归、麻黄、炙甘草、白芍、黄芪、五味子九药组成。方中麻黄、桂枝解表散邪;人参、黄芪益气实卫,扶正固表;当归、白芍补血敛阴,以滋汗源;麦冬、五味子滋阴生津,收敛肺气;炙甘草和中调药。诸药相合,风寒得散,气血得补,邪正兼顾,共奏解表散寒、益气养血之效。

参 考 文 献

[1] 刘心婷,闫子民,齐文升.基于治温十五方探讨杨栗山温疫证治思想[J].四川中医,2022,40(11):34-37.

[2] 李培菡,张永忠,许沂鹏,等.基于升降散类方的杨栗山治疫思想探要[J].中华中医药杂志,2019,34(6):2547-2550.

[3] 王楠,糜泽花,朱平.浅述杨栗山学术思想源流[J].中华中医药杂志,2018,33(10):

4433-4436.

[4] 冯哲,叶放,周学平,等.试论杨栗山三焦伏邪观与分消双解法[J].中国中医基础医学杂志,2018,24(3):310-312,317.

[5] 肖群益,刘林.杨栗山《伤寒瘟疫条辨》学术思想源流探讨[J].中华中医药杂志,2016,31(4):1256-1258.

[6] 赖明生,朱平.杨栗山治疫思想探析[J].中医杂志,2013,54(4):355-356.

[7] 刘林,肖群益.杨栗山治温病学术思想与用药特色分析[J].中华中医药杂志,2012,27(7):1962-1964.

第五节　余霖

余霖(1723—1795 年),字师愚,安徽桐城人,清代著名温病学家。少时励学二十余载,屡不应举,遂潜心岐黄之术,遍览一十三科,以及诸子百家,各穷其妙。乾隆二十九年(1764 年),余霖父亲于桐城染暑热疫,医家误以伤寒治之,不久其父病故。余霖深感时医为仲景之说桎梏,将伤寒之法滥施于疫病诊疗,故以五运六气推演疫病成因,细察伤寒与疫病不同之处,详列两者区别。治疗上敢于使用大剂量清热解毒之品,重用石膏,创清瘟败毒饮,灵活加减使用,极具开创性,乃"前人之所未有,后人之所未见"。蔡曾源序《疫疹一得》谓:"独于疫疹一门,辟前人之所未见未闻,逆之则死,顺之则生。三十年来,自南而北,所全活人,殆不可以数计。"可见,余氏治疫疗效甚佳且独树一帜,成为当时的治疫名家,声震海内,名扬医坛。

余霖行医三十载,本"千虑一得"之意,集经验心得于《疫疹一得》一书,"参合司天、大运、主气、小运",使"天下有病斯疫者,起死回生",被后世奉为疫病临证之圭臬。该书主要分论治与条辨两部分:论治部分共有 10 节,是辨治热疫的理论,尤其是前五论涉及热疫的病因、病机、症状特征、斑疹形态及治疗原则、方法等,内容既系统,又精要;条辨部分共 72 条,其中后 20 条为瘥后调理。其特点是每条论辨一个热疫必有与或有的症状特征、机制和治法方药。该书对火热之邪所致的温病证治做了系统论述,不仅在治疗外感热病方面补充了《伤寒论》之不足，而且与吴又可的《温疫论》相得益彰，进一步丰富了温病的辨证施治内容。

一、学术思想

余霖重视疫病病因病机，以五运六气推求病因特点，但不胶柱鼓瑟于运气结果。针对时医独以伤寒为准则，误治疫病，余霖力排他议，将伤寒与疫病详细鉴别，以清热解毒、驱热毒外达之法指导治疗，临证重视望诊，详辨细查。

1. 诊病求源，重视运气而不固守

余霖重视五运六气对疫病病因及选方用药的指导作用，他指出"一岁之中，病症相同者，五运六气所为之病"，而前人亦有"治时病不知运气，如涉海问津"之说。余霖上承《内经》之旨，五运六气为天地阴阳升降运行之常，而五运流行有太过不及之别，六气升降有逆从胜复之差，"凡不合于德化政令者，则为变眚，皆能病人，故谓时气"。如乾隆三十三年(1768年)桐城暴发暑热疫，"一人得病，传染一家，轻者十生八九，重者十存一二，合境之内，大率如斯"。余霖指出此次疫病流行的直接原因为疠气，究其根源则与运气有关，"缘戊子岁少阴君火司天，大运主之；五六月间，又少阴君火，加以少阳相火，小运主之。二之气与三之气合行其令，人身中只有一岁，焉能胜烈火之亢哉？"

余霖以运气学说解释、推演疠气的成因，但并非按图索骥，单纯依照运气推算结果，"不立其年以明其气"，一味遵从运气之论。他指出："运气不可不知也，常有验、有不验者何？"阴阳消长、寒暑更迭，有失常之时，需要灵活变通。且时疫流行时，亦有病者与不病者，往往与人自身正气盛衰有关，"邪之所凑，其气必虚"，因而虚者易感，实者邪难入。对于病者家庭内部传染，余霖归结于两大原因：一为家有病者，亲眷"有忧患而饮食必少，饮食少而气馁矣"，外邪乘虚而入；二则"时于病人相近，感其病气，而从口鼻入也"。

2. 别伤寒与暑热疫，创立治疫新论

张仲景及其所著《伤寒论》，自宋朝被圣化，及余霖所处清代，已被绝大多

数医家奉为准则，"祖述宪章，俱以伤寒立论，其于热疫一症，往往略而不讲……及其临症，只就伤寒一例治之，不知其为疫也"，在当时几次暑热疫暴发时，"流弊于人，沦肌浃髓，举世同揆，万人一法。究之死者不知何病以死，生者不知何药以生"。余霖指出，张仲景所述伤寒一病，与热疫有本质区别，不可将伤寒辨证论治之法生搬硬套于热疫。故专列"论疫与伤寒似同而异"，从两者症状与传变差异予以鉴别。两病初起均有发热、恶寒之症，但伤寒以发热为先，疫病以恶寒为先。伤寒之阳明、太阳虽有头痛，但均不如热疫头痛如劈，沉不能举。伤寒少阳而呕必兼胁痛耳鸣，太阴自利必见腹满，而热疫者，邪火干胃，热注大肠，虽见下利呕吐，却无伤寒兼症。凡此种种，皆可别之。

李中梓《伤寒括要·伤寒总论》虽言"伤寒发斑，因当汗不汗；当下不下，或未当下而早下，则热蕴于胃而发斑也"，余霖指出，既为热证，则病因与病症一也，"即'热'之一字，以证其非，热与寒相反而不相并者。既云伤寒，何以有热入胃？又曰热已入胃，何以谓之伤寒？"盖前人所论有误，或为伤寒坏症。伤寒既伤于寒，"何以有瘟、有斑、有疹、有热？"对热疫患者，余霖在治疗时皆从热治，法必效验，除从头痛、汗、呕、自利等四症区别热疫伤寒外，还强调热疫多见斑疹而伤寒则无，如曰"热疫不是伤寒，伤寒不发斑疹"，从而明确划清了热疫与伤寒的界限。

3. 重视望诊，细察疫疹之形态神色

温病因热毒充斥气血，迫血外溢，最易发生斑疹，故余氏认为辨察斑疹的形态、色泽变化，对于临床分析邪热的轻重浅深、气血的盛衰存亡具有重要意义。其根据数十年的治疫经验，总结出一套辨斑疹新法，指出斑疹形状有大小、疏密之分，小而疏者热毒轻，大而密者热毒重；斑色有红、紫、黑等不同，一般而言，红轻，紫重，黑危。余氏还将疫疹之色按色泽深浅细分为五类：一为红活，此血之色本红，畅行体内，荣润鲜活，是疹之佳境也。二为淡红，若色淡而润，则为顺证；若淡而不荣，或呈娇艳之色，有干滞之感，则为血之最热者。三为深红，色泽较淡红稍重，一经凉血，即转为淡红，亦为血热之象。四为艳红,色若胭脂,此血热极之象,热重于深红,必大用凉血,方能转为深红,再凉之,则为淡红。五为紫赤,色如鸡冠花而更艳,热势较艳红更重,不急用凉药,必至变黑。

但断预后生死,并不在斑之大小紫黑,而主要以其形之松浮紧束为凭。松浮者形散色浮,洒于皮面,"或红,或紫,或赤,或黑,此毒之外现者,即照本方治之,虽有恶症,百无一失"。若疹出紧束,如有根脚,自肉中钻出,"其色青紫,宛如浮萍之背,多见于胸背。此胃热将烂之色",治疗急宜大清胃热,兼凉其血,务必使松活色退,方可挽回,否则即不能救。

二、临证经验

余霖受《神农本草经》启发,深感石膏恰投疫毒病机,言"非石膏不足以治热疫",创清瘟败毒饮清热解毒以祛胃内邪热、活血凉血以解热毒疫疹,以此方加减变化,契合本病五十余种兼症,以简驭繁,处方精妙。

1. 清热解毒以祛胃内邪热,活血凉血以解热毒疫疹

余霖在继承前人观点的同时,勇于批判创新,他指出吴又可的《温疫论》"辨伤寒、瘟疫甚晰",但对疫病病机的认识尤有不足,瘟毒自口鼻而入,非吴又可所言不传于胃而传于膜原,分析本病病机当以胃之强弱为核心。"夫时行疫疹,未经表下,如热不一日而即发,有迟至四五日而仍不透者",其中"热不一日而即发"者为胃气强健的表现,"一病即发,以其胃本不虚,偶染邪气,不能入胃,犹之墙垣高硕,门户紧密,虽有小人,无从而入",故感邪之初,胃气就将邪毒格挡透发于外。若"迟至四五日而仍不透者",非胃虚受毒已深,即发表攻里过当,故疫疹"其发愈迟,其毒愈重"。

余霖将疫毒与胃及十二经相联系,"胃为十二经之海,十二经都朝宗于胃,胃能敷布于十二经,荣养百骸"。"瘟既曰毒,其为火也明矣",毒既入胃,势必亦敷布于十二经,"使不有以杀其炎炎之势,则百骸受其煎熬"。余霖自熊恁昭《热疫志验》中采用朱肱败毒散治疫得到启发,创制清瘟败毒饮。因疫乃无形之毒,故不用硝黄等推荡攻下之品。"疫症乃胃受外来之淫热,非石膏

不足以取效耳"，全方重用石膏，直入于胃，先捣其窝巢之害，而十二经之患自平矣，其《疫疹一得》所附11例验案，凡出现斑疹者，皆加以活血凉血之品，如生地、紫草等，以此法治之，屡试屡验。

2. 孕产妇患疫，急当治其标

妊娠期妇人处于特殊生理时期，诊病用药尤以养胎为要，患病后医家往往不敢轻易施治。针对妊娠期妇人患疫，余霖指出此时急当治标为先，勇于打破孕妇用药禁忌，以免延误病机。孕期妇人一身气血下聚养胎，母之于胎，一气相连，母病则胎病，母安则胎安。"夫胎赖血以养，母病热疫之症，热即毒火也，毒火蕴于血中，是母之血亦为毒血矣。毒血尚可养胎乎?"此时若拘于安胎之法，至母先危矣，胎何能安? 此时当极力清解凉血，母病一解，胎必不治自安。以此类推，若逢产后、经期，则用药更需谨慎，以寒凉之品救标为先，病愈即停。

3. 清瘟败毒饮贯穿始终，从症加减

余霖创清瘟败毒饮，以此方主治一切火热、表里俱盛、狂躁心烦、口干咽痛、大热干呕、错语不眠、吐血衄血、热盛发斑等。在疫病发展的全过程中，凡热毒存在，均可使用清瘟败毒饮治疗，哪怕失治或误治后，只要火毒仍在，仍可使用此方。清瘟败毒饮合多方于一体，方中石膏、知母、甘草相配，取白虎汤辛寒清气之意；黄连、黄芩、栀子相合，取黄连解毒汤苦寒泻热之意；再加轻清宣气之连翘、竹叶、桔梗，以及清营凉血之犀角地黄汤加玄参。全方融辛凉、甘寒、咸寒、甘苦于一炉，一则其清气凉血之效强，给邪毒多条去路，使周身热邪得泄，避免疾病传变，发展至危象；二则方中咸寒、甘苦之品，可期达到生津养阴、扶正祛邪的目的。正如吴鞠通所说："温病伤人身之阴，故喜甘寒甘咸，以救其阴。"

《疫疹一得》全书主方仅两首，一为余氏加减之清心凉膈散，一为清瘟败毒饮。针对温疫五十二症，如遍体炎炎、静躁不常、火扰不寐、筋抽脉惕、大渴不已、胃热不食、口秽喷人等，除"舌长"一症外，其余均以清瘟败毒饮为主方，结合临床具体症候共加味应用51次，论述详尽，并附医案一一证实其效验。

三、用药特色

余霖善用石膏等寒凉之品,以其剂量之大,药味之多,疗效之佳,在当时独具一格。对于疫病瘥后虚烦不眠的治疗,余氏善用安神之品。

1. 重用石膏治疗热疫

石膏首载于《神农本草经》:"味辛微寒,主治中风寒热,心下逆气,惊,喘,口干舌焦,不得息,腹中坚痛,除邪鬼,产乳,金创。"《本草新编》载生石膏可"祛痰火之积,止胃脘之痛,发狂可安,谵语可定,乃降火之神剂,泄热之圣药也"。余霖重用石膏治疫,以其性寒大清胃热,味淡而薄,能表肌热,体沉而降,能泄实热,临床收效甚佳。"遇有其症,辄投之无不得心应手",故言"非石膏不足以治热疫",足以体现余霖尤其强调石膏在治疗热疫中的重要性。

吴瑭提出温病伤人之阴,用药喜辛凉、甘寒、甘咸之品以救其阴。余霖认为,热疫乃胃腑受外来之淫热,用药"非石膏不足以取效耳","石膏乃寒水也,以寒胜热,以水克火,每每投之,百发百中"。热疫传染性强,病程进展迅速,若不及时治疗则十分凶险,甚至贻误人命。余霖认为,面临险候,用药不可稍存疑虑,必须数倍于前人,如大剂生石膏用六至八两,小剂用八钱至一两二钱,重用石膏以杀其炎势。余霖创清瘟败毒饮,称其为"十二经泻火之药也",方中首推石膏,以石膏直入胃经,使其敷布于十二经,大寒退其淫热,再佐以黄连、犀角、黄芩泻上焦心肺之火;丹皮、栀子、赤芍泻肝经之火;连翘、玄参解散浮游之火;生地、知母抑阳扶阴,滋补真水而泄其亢甚之火;桔梗、竹叶载药上行;甘草为使以和胃。重用石膏,先平甚者,则诸经之火自无不平矣。且余氏临证敢于使用大剂,"予用大剂,连投十五帖,今已痊安,计用石膏六两有零,犀角七两有零,黄连六两有零,此前人之所未有,后人之所未见"。

2. 善用安神药

火热病邪易扰心神,余霖在疫病瘥后二十症中多次与心联系。如患者常见"自汗盗汗"之症,汗为心之液,心之所藏,在外为汗,而肾主五液,故本症与心肾关系密切,"阳虚不能卫外而为固,则外伤而自汗;阴虚不能内营而退藏,则内伤而盗汗"。由于瘥后气血两虚,心失所养,还易致心神不安、虚烦不寐,因此余霖在治疗时往往选用大量安神药以安神定志,如远志、茯神等。《药性通考·卷二》记载远志"能交心肾",可助心气,开心郁,安神定志,而茯神据《药性论》记载"主惊痫,安神定志,补劳乏",瘥后如有心神不安、恐惧、虚烦不寐等神志改变,余霖以茯神重可祛怯、温可祛弱,功能宁心安神,常用茯神治疗疫病瘥后神志改变的相关疾病。

四、医案赏析

正阳门外,蒋家胡同口内,祥泰布铺,祁某,晋人也。长郎病疫,原诊谢以不治,又延一医,亦不治。及至邀余,已七日矣。诊其脉,六部全伏;察其形,目红面赤,满口如霜,头汗如雨,四肢如冰;稽其症,时昏时躁,谵妄无伦,呕泄兼作,小水癃闭,周身斑疹紫黑相间,幸而松活浮于皮面,毒虽盛而犹隐跃,此生机也。检视前方,亦用犀、连,大剂不过钱许,乃杯水之救耳!予曰:"令郎之症最险,不畏予药过峻,死中求活,不然,变在十四日。"祁恳甚切,予用大剂:石膏八两,犀角六钱,黄连五钱,余佐以本方之味。加伏龙肝一两,木通三钱,滑石五钱,猪苓、泽泻各二钱,更加生地一两,紫草三钱,归尾三钱,大青叶二钱,以色紫黑也,连投二服。至九日脉起细数,手足回温,呕虽止而泄如旧,仍用本方去伏龙肝,又二服。至十一日,脉转洪数,头汗遂止,黑斑变紫,小水亦利,大便亦实,但谵妄如前,身忽大热,烦躁更甚,大渴不已,以火外透也,仍用本方,去滑石、木通、猪苓、泽泻,加花粉、山豆根,以喉微痛也,更以冰水与服,以济其渴。又二帖,色转深红,热势稍杀,谵妄间有,犹渴思冰,投本方减生地五钱,去归尾、紫草、豆根、花粉。又二服,诸症已退十分之三,药减四分之一,但饮水而不思食。祁疑而叩曰:病虽减,而十数日不食,尚能生乎? 予曰:生矣,按法治之,二十一日方可瘥愈。又二服,斑化多半,胃气渐开,热亦大减,照本方药减四分之二,去大青叶。又二服,斑点全消,饮食旋食旋饿,方能起坐,诊其脉,尚有六至,犹有余热,不即清之,其势复张,更难为力,犹用石膏二两四钱,犀角三钱,黄连二钱,余亦类减。十九日,用石膏一两二钱,犀角二钱，黄连一钱，加乌梅三个，酸以收之也。予曰：前言二十一日方能成功，今已十九日矣，令郎如此，可见前言之不谬也。祁某喜曰：若非立定主意，几为众口所误，初立此方，体全堂不肯卖药，叩其所以，言误开分两，以八钱写八两，六分写六钱耳。予历指同乡服此得痊者颇多，虽卖，犹嘱以再三斟酌。二十日，犹用石膏八钱，犀角钱半，黄连八分，加洋参二钱，麦冬三钱，归身二钱，川芎一钱，以调气血。二十一日，用八珍汤加麦冬、五味，立方需大纸一张。昨言初方，药店不肯发药，今令郎已愈，录一治法于方前，计服石膏、黄连、犀角若干，使彼知予用药之奇，即药铺亦未之见也。

录曰：瘟毒发斑，疫症之最重者，然有必活之方，无如医家不敢用，病家不敢服，甚至药铺不敢卖，有此三不敢，疫疹之死于误者，不知凡几，可胜叹哉！令郎之症，蒙相信之深，邀予诊治。予用大剂，连投十五帖，今已全安。

《疫疹一得·附验案》

按语：余霖于《疫疹一得》中论述疫疹之脉，其中"若隐若现，或全伏者，其毒重矣，其症险矣"，此案脉象六部皆伏，可见疾病之凶险。而患者"四肢如冰"，并非脾经虚寒元阳将脱之象，乃"烈毒壅遏脾经，邪火莫透"，热邪壅盛于内。余霖亦指出疫症所见"满口如霜"，切不可视为寒极之象，此为火极水化，必见舌体厚大。查其出疹形色，虽"周身斑疹紫黑相间，幸而松活浮于皮面"，尤有一线生机，非大剂量寒凉之品不可救。余霖一诊对本案患者采用大、中、小三档中大剂用量，石膏用至八两，犀角六钱，黄连五钱。又因其"小水癃闭"，加以木通、泽泻等利水通淋之品，随后依据患者症状变化，随时予以加减调整。余霖指出，患者大渴不已、胃热不食均为正常现象。不必强使其食之，待邪火得解，胃气一清，则自无不食矣。患者思索冰水，百杯不足，"缘毒火煎熬于内，非冰水不足以救其燥，非石膏不足以制其焰""庸工忌戒生冷，病家奉为神术，即温水亦不敢与，以致唇焦而舌黑矣"。

清代医家以喜好温补为风尚，忌用大剂量寒凉之品，又崇尚仲景之说，多以伤寒之法治疗热疫，以致余霖所开重用寒凉之方出现"医家不敢用，病家不敢服，甚至药铺不敢卖"的状况。在此背景下，余霖坚守本心，详细记录每案患者症状及方药加减的变化，以显著的临床疗效证明了其方法理论的正确性，其精神同样值得敬佩。

参 考 文 献

[1] 赵正浩,胡静,凌琰嘉,等.基于数据挖掘的余霖治疗疫病用药规律探究[J].中国中医基础医学杂志,2021,27(2):267-270,356.

[2] 段继昌,曹路,周丽雅.余霖"毒火"论治疫疹临床特色[J].江苏中医药,2020,52(12):16-18.

[3] 张茂云,安倩倩,牟宗毅.余霖《疫疹一得》对流行性传染性疫疹的诊断学贡献[J].中国中医基础医学杂志,2020,26(11):1605-1607.

[4] 张茂云,苏颖.余霖《疫疹一得》应用运气辨治疫病撮要[J].中国中医基础医学杂志,2020,26(2):154-156.

[5] 张茂云,苏颖.余霖《疫疹一得》治疫大法拾萃[J].中华中医药杂志,2017,32(11):4826-4828.

第六节　刘奎

刘奎(生卒年不详),清代官吏兼医家,字文甫,号松峰,诸城(今属山东)人。家中世医,系名相刘墉之堂弟。刘家11人中进士,31人中举人,父子九登科、三世一品,父子祖孙翰林、五世蝉联进士,故乾隆帝御赐诗云"海岱高门第,瀛洲新翰林"。

刘奎秉性善良,敏而好学,其友刘嗣宗言:"(奎)赋性仁慈,与世无忤,为善唯曰不足。抱不羁之才,读书目下十行,而又手不释卷。"其父刘绶烺承袭家传,兼通医道,精于医理,刘奎自幼耳濡目染,深受父亲影响。刘奎兄弟二人,其弟十八岁病逝,刘奎悲痛不已,笃行医学,将"灵枢、素难……日日展玩"。同时刘奎幼时体弱,"龆年善病,因得于暇日,取家藏岐黄书纵观之,故颇有会心处"。家庭的熏陶、胞弟的英年早逝和刘奎自幼体弱多病的经历,点燃了刘奎对医学的热情,勤奋好学、熟读医书为刘奎奠定了坚实的习医基础。

刘奎深得叔父刘统勋和堂兄刘墉父子的关爱,被送入国子监深造,两人也屡次推荐刘奎为官入仕。但刘奎志不在此,逢考必病,"自幼不利场屋,入闱辄病",故终未入仕。不为良相,便为良医,后经刘统勋推荐,刘奎跟随京城名医郭右陶习岐黄之术,昼夜不辍,勤奋努力。刘奎善良仁慈,无偿为贫民治病,"多为穷乡僻壤难觅医药者说法",其用药方便易得,"又以贫寒病家无力购药,取乡僻恒有之物可疗病者,发其功用",悬壶济世,活人无数。刘奎阅读医学专著颇多,精研《黄帝内经》《难经》,对金元四大家的著述研考尤深。融古出新,其在治疗疫病方面有独到之处。刘奎与其子刘秉锦编撰了《松峰说疫》《说疫全书》《瘟疫论类编》《增补瘟疫论》《景岳全书节文》《四大家医粹》等医学典籍,对后世影响深远。刘奎父子的代表作《松峰说疫》内容丰富,论证翔实,有述古、论治、杂疫、辨疑、诸方、运气六卷,杂疫中列病证 140 余种、方剂 200 余首,极大地发展了仲景学说。

一、学术思想

刘奎重视五运六气,创立"三疫"学说,系统地提出了防疫措施等,为运气学说在疫病方面的应用提供了范例,也为伤寒、温病间的平衡统一探寻了可行之路,丰富了中医疫病理论框架与辨治体系。

1. 以"五运六气"阐释"郁发"规律

刘奎精研《黄帝内经》中的五运六气理论与"天人相应"思想,认为"人之肢体气血,时时与天地相通,故天地之气,感于人之身而病成焉矣",强调疫病一门,与天地运气变化密切相关。刘奎在"六气天时民病"一节中主要记载了子午之岁、丑未之岁、寅申之岁、卯酉之岁、辰戌之岁、巳亥之岁的"郁发"化疫理论,并分列治法方药。如壬午年为木运太过之年,其气先天而至,上少阴君火司天,而新岁司天之左间太阴湿土,为上年在泉之右间左升而至,然而岁运遇木,乃能胜土,故太阴湿土,升天不前,则为"土郁","人病在脾,土郁之发,必待其得位之时而后作……三年化疫,微至乙酉,甚在甲申,土疫发也",用药宜泻黄散研化五瘟丹;又如戊申年,阳火有余,其气先天而至,金欲升天,火运抑之,故升之不前,刚柔失守,则为"金郁",三年化疫,"速在庚戌,迟则辛亥,即瘟疫热症",用药宜泻白散研化五瘟丹;若"木郁"欲发,用药宜龙胆泻肝汤,加羌活、防风研化五瘟丹;"水郁"欲发,用药宜连翘青黛饮研化五瘟丹;若"火郁"欲发,用药宜竹叶导赤散研化五瘟丹等。

2. 区别疫病范畴,创立"三疫"学说

刘奎在继承吴又可理论的基础上,独抒心得,在疫病之外又增加了寒疫、杂疫的分类。刘奎认为,疫病一证所概甚广,疫病不过疫中之一证,始终感温热之疠气而发;并认为疫病一证,非他证可比不能缓为调理,须在一二剂之内见效,三五日间痊愈。

刘奎认为,寒疫无论春夏秋冬皆可发病,可在感受风寒之邪后突然发病。他对寒疫的症状和治疗作了概括性的论述,如出现头痛、身热、脊强,感于风者有汗,感于寒者无汗,且冬月也可发疹,轻者可自愈;也有发于夏秋之间者,其症状与疫症相似,不可用凉药,不能一汗而解,需多日才能痊愈。

杂疫则千奇百怪,其病寒热皆有,众人所患皆同,皆有疠气以行乎其间。以平素治法则效用不显者皆为杂疫,较之疫症更难揣摩。刘氏虽在书中对杂疫的归类和定义不甚确切,但其提出的有关杂疫的诊断和治疗较复杂的认识更为实际,较吴又可的认识更为全面。同时,刘奎还强调应将疫病和非疫病性疾病区别开来。《松峰说疫·辨疑》针对《景岳全书》"瘟疫本即伤寒"的观点,继而提出"第伤寒为寒所伤……以致头痛憎寒,皮肤壮热,病只一人而止,而众人不然也。至于温病决无诸项感触,而抖然患病,且非一人,乡邑,闾里动皆相似,其症虽有头痛身热,脊强多汗,始终一于为热!"

3. 强调疫病预防,明确具体防疫措施

刘奎当时对传染病的病源控制,传播途径切断,隔离与祛邪消毒,保护易感人群,以及医护人员的防护等方面有了相当的重视并提出了创见性的救治意见,为后世医家预防治疗疫病奠定了较为完善的理论基础。在控制传染源方面,刘奎提出的具体防疫措施有"凡有疫之家,不得以衣服,饮食、器皿送于无疫之家,而无疫之家亦不得受有疫之家之衣服、饮食、器皿","将初病人贴身衣服,甑上蒸过,合家不染","入病家不染:用舌顶上额,努力闭气一口,使气充满毛窍,则不染","入病家不染方,香油和雄黄,苍术末,涂鼻孔。既出,纸条探嚏"。切断传播途径方面,刘奎提出"凡瘟疫之流行,皆有秽恶之气……入瘟疫之乡,是处动有青蝇",可见他已认识到苍蝇等昆虫是传播疫病的重要媒介,并针对性地提出了"逐蝇祛疫法",以及用屠苏酒方、麻豆投井方、苍术、贯众、赤小豆等对饮用水进行消毒的措施。

同时,刘奎注重通过佩戴、熏烧等外用方法,防止内服药物祛邪伤正。《松峰说疫》共载 65 方,方药用法多样,有内服、纳鼻、取嚏嗅鼻、探吐、佩戴、悬挂、药浴、熏烧等。其中以内服、熏烧、佩戴、将药放于水缸及井中法、挂于庭帐频率最高。尽管《松峰说疫》所列的使用方法较为古老,但其中数法仍具现实意义。如佩戴方、悬挂方可制成装饰品使用;熏烧方可制成熏香、蚊香使用;沐浴方可制成浴液使用;置于水井水缸诸方可配合饮用水净化或代茶饮使用等。《松峰说疫·善后》篇中也论述到疫病后期的调养:"瘟疫愈后,调养之方,往往不讲,而抑知此乃后一段工夫,所关甚巨也。"刘奎还总结了疫病复发的三个因素:一曰淫欲;一曰劳复;一曰食复。强调应重视后期调养,从而帮助达到未病先防、既病防变的目的。

二、临证经验

刘奎的《松峰说疫》为全面阐述疫病的著作,既承《黄帝内经》和《难经》,又承仲景学说独创"瘟疫六经治法",因疫病有诸般不同,故治疗也应不同。其在书中总结了针对三阴三阳之传变的疫病六经治方 18 首,其中 12 首方剂由《伤寒论》经方化裁而得。刘奎指出,人之所以患疫,是因为"有毒气与瘟疫相为终始",博采后世各医家相关疫病论述,创设"瘟疫统治八法",对疫病的病因和治法、避瘟除疫方药等均有系统的阐述,在疫病证治方面独树一帜。

1.继承六经辨证,叙"瘟疫六经治法"

刘奎所著《松峰说疫·卷之一述古》述"瘟疫虽与伤寒不同,但邪在膜原,正当经胃交关之所,半表半里,其热淫之气,浮越于某经即显某经之症,专门瘟疫者,又不可不知也",故言"仅读伤寒书不足以治瘟疫,不读伤寒书亦不足以治瘟疫论"。《松峰说疫》进一步扩充了疫病的传变规律为表里分传,"其表里分传也,在表则现三阳经症,入里则现三阴经症,入腑则有应下之症"。扩大了吴又可疫病仅在三阳传的思想,补吴又可之所未及。刘奎认为,疫病邪气在五脏六腑无所不至,传变进程中或许不按照伤寒一般依次传经,但若病邪不传三阴,就如同把人体的五脏六腑分开一般,六经是一个相互联系的整体,疫病传变亦是如此。

(1)太阳经疫病

太阳经疫病以寒水主令,主严冬藏气。若阳气不得稳固潜藏,便会打破人体阴平阳秘,失去健康的平衡状态,阳盛化热。不应冬时之气,肾脏封藏失职,阳气外泄,及至春日内外相引,卫闭营郁,必发病变。主症为头痛、发热、口渴但不恶寒,法当以清营热泄卫闭,宜凉金补水开皮毛,元霜丹主之。

太阳经疫病若病机疏泄失职,寒热不均,风强致气不能闭,体内热甚,而外寒达表。故主症为恶寒发热、身痛、脉浮而紧,烦躁无汗者,宜清散经络热,浮萍黄芩汤主之。太阳经疫病若表证已解,阳明燥盛,气虚不能生津液,烦热燥渴,宜清金解表生津,白虎加元麦汤主之。气虚烦渴者,宜予人参白虎加元麦汤。

(2)阳明经疫病

阳明经疫病以燥金主令,病处于太阳经阶段。肾脏失于封藏,相火升,发展至阳明胃经,津液枯竭。阳明胜使之太阴化气生燥,燥气流行,肝木受损,卫阳遏制,营热郁发。故病身热,鼻干不卧,目痛,胸烦口渴。病于其腑热未动之际,宜凉泄经络以清热发表,素雪丹主之。病热甚伤肺者,宜予人参白虎汤。阳明经疫病,若病机经燥先动,胆经反侮犯胃,使之病呕吐者,宜予浮萍葛根半夏汤;若泄利者,宜予浮萍葛根芍药汤。

阳明腑证疫病,开皮毛见大汗淋漓,应时潮热,燥土损伤心液,遏制腑气,故时谵语、满痛,病情危急需急下存阴,防生变证。在大小承气汤基础上加芍药地黄汤,养阴凉血,使患者之脏阴续复,营郁外达。

（3）少阳经疫病

少阳经疫病以相火主令，外邪侵袭或内生邪气多从火化，最易病火，手足少阳经络循环于身体侧头部、颈部、耳、眼、胸胁和身体两侧，是调达机体表里的枢纽。故正邪相争，常常往来寒热，少阳枢机不利，开阖失司，经络所经之处皆出现疼痛，故耳聋、胸胁痛、咽干口苦。相火内郁，外无泄路，必入阳明经，而未入腑者，宜清凉和解以散其炎烈之性，红雨丹主之。若经热不解，传入腑者，阻其入腑之路，清散经邪，以小柴胡加花粉芍药汤主之；若腑气郁遏，病呕吐泄利者，以大柴胡加元参地黄汤主之。

（4）太阴经疫病

太阴经疫病以湿土主令，疾病前期冬水失藏，相火炎蒸，营郁热旺，阳明盛而太阴化湿为燥，化燥伤阴，燥亢盛而湿枯。腹满嗌干，发热口渴，宜清散皮毛，泄阳明经燥，黄酥丹主之。

（5）少阴经疫病

少阴经疫病以君火主令，君火化气于癸水，阴胜癸水违令多生寒。但冬不封藏，相火旺水亏，此时阳盛则丁火司权而化热，次年春夏，厥阴与少阳经渐旺，子实母虚，少阴更为不足，胃中津液匮乏。故发热作渴，舌干口燥渴，宜清散皮毛，泻君火益肾水，紫玉丹主之。

（6）厥阴经疫病

厥阴经疫病以风木主令，阳郁化热，相火郁极不得申。营藏肝中，冬季火泄，春夏疫病外感，卫闭营遏，邪煎迫营血，血热更甚。病证随经络走向发作，从足走胸，绕阴器，故发热、口渴，烦满囊缩，宜清散皮毛，泄相火滋风木燥，苍霖丹主之。

2."瘟疫统治八法"解毒为要

刘奎指出，人之所以患疫是因为"有毒气与瘟疫相为终始"，这种观点与喻嘉言主张在疫病未发前预饮芳香正气药的观点是一致的。疫病总因毒气而起，由于感邪个体间存在差异，因此疾病的表现也会有所不同。刘奎认为"因食、因酒、因痰、因惊、因郁、因气等，都可使毒停滞。食宜消之，酒宜解之，痰宜化之,惊宜镇之,郁宜开之,气宜顺之",这些都可以称为广义的解毒之法,也是具体的解毒方法,说明除前辈医家采用的攻下法外,一切能够使郁滞之气血疏通、停留之痰积消散的方法,均能起到解除疫毒的作用。

《松峰说疫·卷之二》云"所以瘟疫用药,按其脉症,真知其邪在某经……单刀直入,批隙导,多不过五六味而止",指出可用解毒、针刮、涌吐、罨熨、助汗、除秽、宜忌、符咒八法及时祛除病邪。他认为,疫病始终为热,故以寒凉解毒为基本法,应用清热解毒药必须适当,且不用芩、连、栀、柏,同时注重正气的顾护,否则"未有驱邪之能,而先受寒凉之祸。受寒则表里凝滞,欲求其邪之解也难矣"。疫病统治八法中解毒法排在首位,刘奎用药如羽,善用轻清之剂,自拟金豆解毒煎,为清热解毒之轻剂效方。现代有关对刘奎用药规律的研究表明,在其所有用药当中,清热解毒药的使用频次最高,符合寒凉解毒的特点。刘奎还提出"但瘟之愈,终由汗解,能发瘟疫之汗者,莫过于浮萍,其性浮散,入肺经,达皮肤,发汗甚于麻黄",认为汗法也是祛邪的重要方法,对于疫病发汗,非浮萍莫属,以浮萍代麻黄,而补本草所未备。

三、用药特色

1. 重视寒疫,创制寒疫新方苏羌饮

明清时期医家对疫病的认识多侧重于温疫,而对寒疫则不甚重视,其中吴又可更是认为"不当另立寒疫之名"。而刘奎认为,寒疫为"当天气方温热之时,而凄风苦雨骤至,毛窍正开,为寒气束,众人同病,乃天实为之,故亦得以疫名也"。其另立寒疫一门,实则在强调医者不应当忽视临床中的一类具有流行性、传染性,以风寒属性为主的疫病,以免贻误治疗。

刘奎针对寒疫,创制新方苏羌饮,方药组成:紫苏、羌活、淡豆豉、防风、陈皮、生姜、葱。方中紫苏温中达表,解散风寒;羌活直入本经,治太阳诸症;淡豆豉解肌发汗,兼治疫瘴;防风能防御外风,随所引而至;陈皮利气而寒郁易解;生姜祛邪,葱能发汗,两者辅佐诸药,以成厥功。刘奎强调本方为发汗之方,应"初觉速服,迟则生变",虽药味平浅,但"治四时寒疫,历有奇效,屡

试屡验"。

2. 善用辛凉清解之品,推崇浮萍

《松峰说疫》载:"未病之先,已中毒气,第伏而不觉,既病之时,毒气勃发,故有变现诸恶候。汗下之后,余毒往往未尽,故有自复之患。是毒气与瘟疫相为终始者也。"由此可见,刘奎认为疫毒贯穿于疫病始终,会酿生诸多变证恶候,即使在疾病恢复期也易死灰复燃,损耗正气,因而将"清热解毒"列为"瘟疫统治八法"中的第一要义。但刘奎并不提倡用大寒之剂,他认为"瘟疫之火,因邪而生,邪散而火自退矣。若用大寒之剂,直折其火,未有祛邪之能,而先受寒凉之祸","瘟疫之治,宜从凉散"。因此刘奎提倡以"浮萍、金银花、生地、二冬"等辛凉甘寒之品,凉散祛疫。

其中,刘奎最为推崇的便是浮萍。唐宋元年间,医家善用浮萍以发汗解表,祛邪透疹;至明清时期,医家对浮萍的认识更加深入,主用其祛风止痒,多用于外科皮肤疾患。"瘟疫六经治法"中的主要治疗方剂共15首,其中9首方剂均以浮萍为君药。《本草备要》云:"浮萍辛散轻浮,入肺经,达皮肤,能发扬邪汗。"浮萍气寒味辛,性发散,是治疗卫郁不畅、邪气阻于经络类温病的常用药物。现代药理学研究表明,浮萍中的芹菜素具有抗炎杀菌、抗病毒、止痒等作用,多用于治疗肾炎、脱肛或荨麻疹等皮肤疾患,解表发汗的应用较少。刘奎以浮萍来凉散疫毒的方法,拓展了浮萍的应用范围,对后世医家影响甚远。

3. 善用芳香除秽之品,推崇降真香

刘奎善用芳香除秽之品,并在《松峰说疫》中记载了"以焚降真香来除秽驱疫"之法。刘奎认为焚香、佩香能净化空气,增强人体正气,祛除疫气。在常见香药中,刘奎最为推崇降真香,认为"诸香燥烈,降香除邪",并自拟"苍降反魂香"一方,"将苍术、降真香等分研末,揉入艾叶内,以绵纸卷筒包裹,烧之能除秽祛疫"。此外,刘奎还自拟"除秽靖瘟丹",将降真香、苍术、川芎、羌活等研末后放入香囊中,时时佩戴,随嗅香气,以达到护正避瘟的功效。我国的香药文化历史悠久,但直至宋代,仍多在上层社会的王公贵族与官僚大夫间流行,焚香、佩香多用于祭祀、宗教仪式,或用以彰显地位,陶冶情操,并未广

泛流行于社会各阶层。刘奎对香药的推崇应用,使香药更加广泛地应用于百姓预防保健、驱疫避瘟等领域,且方法简便,利于在民间推广。

参 考 文 献

[1] 陈丽云,吴鸿洲. 试述《松峰说疫》诊治疫病特色[J]. 时珍国医国药,2008,19(11):2732-2733.

[2] 孙敏.《松峰说疫》用药规律探析[J]. 时珍国医国药,2008,18(5):1249-1250.

[3] 刘毅,张思超.《松峰说疫》疫病预防思想探析[J]. 山东中医杂志,2019,38(1):25-28,32.

[4] 吴兆利,王庆其. 刘奎《松峰说疫》治瘟疫学术思想[J]. 实用中医内科杂志,2014,28(2):8-10.

[5] 汤小茜,邢晓东,宋敏,等. 刘奎"瘟疫六经治法"理论认识及用药规律探析[J]. 中医药导报,2023,29(10):107-109,118.

第七节　王勋

王勋(生卒年不详),医术精湛,深悟儒学,精研于医,博才多艺。他苦心研读医书,行医 30 余载,救治病人无数,活人无数。在医理上,他有着深厚的造诣,擅长临证,对于病源、治法等阐述颇详,内容丰富,条分缕析,论述精辟,颇具独到见解。具体来说,王勋所著的《慈航集》一书,又名《慈航集三元普济方》,专论春温、瘟疫、痢疾、疟疾四大疫候之证,他重视辨证论治,机圆法活,勤于实践,娴于变通,自创方剂,这本书充分展示了他对医学的深刻理解和独到见解。袁枚曾赞誉他"王子本为仙,称名不愧圣,仙力能回天,圣手能夺命"。

王氏在治疗疫病的实践中,特别强调与五运六气理论的融合,其治疫理念独树一帜。他明确指出,春温之病乃感受六气中的风寒所致,而三虚之态的叠加则更易引发疫病。在疾病辨识阶段,王氏坚持对内外表里的精确判断,同时对于苦寒药物的使用持谨慎态度。他的治疗方案,特别是在针对春温及疫病的药物应用上,严格遵循了《内经》中"必先岁气,毋伐天和"的原则。

王氏的这些治疫思想,不仅为现代传染病及流行性疾病的防治提供了宝贵的参考,更为疾病康复后的调理工作提供了明确的临床指导,具有极其重要的实际应用价值。

一、学术思想

1. 春温发病,受风寒气

王勋在深入探讨春温病的成因时,提出了一个核心观点,即春温的发病主要源于六气中的风、寒二气。这六气,即风、暑、火、湿、燥、寒,在自然界中代表着六种正常的气候变迁。王勋认为,当这些气候因素发生异常变化,形成所谓的"六淫"时,便可能引发疾病,甚至导致疫病的暴发。他根据自己 30 余年的临床经验,指出"病之总因,由贪凉、受寒、停滞触其外邪而起",强调春温病的发病机制主要是人体因贪凉、受寒或停滞而触及外邪。

进一步地,王勋指出六气中的风、寒、暑、湿四气应归为阴邪,因此,由这四气所引发的病证多表现为阴证,适合用温剂治疗。然燥、火二气虽属热邪,但春温病的发病主因依然是感受风、寒二气,因此在治疗上应首先温散风、寒之邪,再行清燥、火。正如《慈航集》所述"四气之感,皆系阴邪,并非火症",以及"燥、火二气,虽系热邪,初病总因受寒而起"。以甲子年为例,这一年为少阴君火司天,阳明燥金在泉,《素问·六元正纪大论篇》中提到"凡此少阴司天之政……寒交暑,热加燥"。对此,王勋认为,尽管这一年是火燥之年,但春温病的发病根源依然是受寒邪。

《慈航集》还提到"风、寒、暑、湿、燥、火六气之感,皆系暴病标症",并描述了春温病发病时的典型症状,如头痛、恶寒、发热等,这些症状多表现为太阳、阳明经的病候。这些描述进一步印证了王勋关于春温病"总由风寒而起"的观点,并为后世在防治春温及其他相关外感流行性疾病方面提供了宝贵的参考。

2. 三虚相合,促发瘟疫

王勋在探讨疫病成因时,强调了异常气候变化与人体正气不足对疫病产生的双重影响,这与《内经》中"三虚相合"的疫病发病理论相契合。在《素问·本病论篇》中提及"人体气血虚弱,天气亦显虚象,心神失守,神光不聚,加之惊恐夺精,心汗外泄,形成三虚之态"。其中,"天虚"指自然气候的异常,"人虚"指人体正气不足,"神虚"则涉及情志、饮食起居等方面的失调。王勋进一步在《慈航集》中详细阐述了三虚状态导致疫病频发的缘由。

王勋指出,贫困百姓因生活艰辛、饮食粗犷且劳作繁重,往往导致正气不足,成为易感邪气的"一虚";而在大疫年份,气候异常,如冬季无雪、夏季亢旱,导致污浊之气上升,一旦遭遇暴雨,这些污秽之气随水泛溢,人们饮用后易发病,此为"二虚";再者,人们因生计所迫,常空腹劳作,身体抵抗力下降,使得邪气乘虚而入,此为"三虚"。这三者相互交织,共同构成了疫病产生的条件。

王勋的论述强调了异常气候是疫病发生的外在诱因,而人体正气的强弱则是决定性因素。只有当人体正气不足,且遭遇气候异常和情志、饮食起居失调时,疫病才可能大规模暴发。因此,在防治疫病的过程中,应同时关注自然环境和人体健康的双重因素。

3. 扶正祛邪,瘥后防变

王勋在治疗疫病时,强调扶正与祛邪并重,他反对单纯祛邪,认为固护正气同样关键,并提出了"养正祛邪,乃治疗之上策"的观点。他进一步阐述了正虚邪盛及正盛邪弱时的治疗方法,正如《慈航集》所述:"治疗瘟疫,须辨明邪正之强弱。邪强正弱时,当以扶正为主,使正气旺盛则邪气自退;正强邪弱时,则乘此良机,一举扫除邪气。"这种治疗方法体现了在明确邪正关系后,通过调整治疗策略,使扶正与祛邪相辅相成,从而达到治疗疫病的目的。

在扶正祛邪的基础上,王勋特别重视疫病后的调理,旨在调节机体在病后邪气已去而正气未复的状态,防止疫病复发。他在论述春温、疫病、疟疾、痢疾等疾病时,均附有详细的愈后调理方案,这些方案均基于辨证论治的原则,根据司天在泉、阴虚、阳虚、气虚、脾虚、胎前等不同情况而定。其中,五运六气理论成为拟定愈后调理方案的主要依据,针对不同年份的气候变化,王勋列出了如子午岁、丑未岁、卯酉岁、辰戌岁、巳亥岁春温病愈后调理方等多首方剂。以春温病愈后调理方为例,王勋在六十甲子春邪时感方的基础上,去除了紫苏、淡豆豉等发表药,增加了当归、白芍、神曲等健脾益气养血药,并根据当年的运气特点,选用了符合该年运气的药物。例如,在寅申岁少阳相火司天、厥阴风木在泉的年份,他采用了炒白芍、当归、枳壳、炙甘草、炒柴胡、茯苓、陈皮、炒黄芩等药物组方,通过黄芩清相火之郁、柴胡疏相火之郁,配伍黄芩升降有序,推动气机正常运行。而在辰戌岁太阳寒水司天、太阴湿土在泉的年份,他则选用了焦白术、茯苓、枳壳、陈皮、神曲、白蔻仁、车前子等药物,以老姜、红枣为引,旨在温中散寒,燥湿利水,以达到健脾利湿的功效。

此外,王勋在《慈航集》中还列出了疫病愈后阴虚调理方、阳虚调理方、疟后阳虚调理方、阴虚调理方、气虚调理方、脾虚调理方,以及胎前痢愈调理方等多种愈后调理方案。这些方案均针对不同证候特点,选用了相应的药物组合,以达到补益肝肾、养血调血、温补阳气、调补脾胃、益气升阳、健脾利水渗湿的治疗效果。王勋对疫病后调理的重视,为后世医家提高疫病治疗效果具有重要意义。

二、临证经验

1. 妇儿痘疹后病痢的诊治

清代陈修园在《时方妙用》中云:"妇人新产即发痢者死,小儿出痘后即发痢者死。"王勋对女性在妊娠、产后,以及儿童痘疹后罹患痢疾的诊疗规律进行了详尽的总结,不仅包含了诊断的精确判断,也涵盖了治疗策略的全面规划,其治疗方法与用药原则皆完备且精准,为临床应用提供了宝贵的指导。

(1)孕妇病痢

在胎儿与母体共存的特殊时期,两者之间存在着紧密的生理联系,呼吸与安危并存。胎儿在母体内,其体温与母体同步,因此母体受热则胎儿亦热,母体受寒则胎儿亦寒。同样,若母体罹患疾病,胎儿亦会面临相应的健康风险。针对孕妇罹患痢疾这一特殊病症,王氏强调本病治疗难度颇高,首要任务是稳固胎儿，确保其安全，随后才能着手治疗痢疾。这是因为痢疾若不迅速清除，其热邪可能对胎儿造成不良影响，进而威胁胎儿的安全。因此，王氏推荐使用"补血保胎清痢汤"作为治疗方案，此方包含当归身八钱、白芍八钱、川芎一钱、炒制枳壳二钱、炒研莱菔子三钱、甘草五分、车前子三钱、酒炒黄芩一钱五分、研碎砂仁三钱及甜白术三钱，旨在补血固胎，同时清除痢疾之邪，确保母婴安康。

（2）产后病痢

唐代孙思邈在《千金方》中云："论曰：至于产后大须将慎，危笃之至。"产后妇人因阴血与阳气显著消耗，导致身体极度虚弱，此时各类疾病均易滋生。特别是在这种虚弱状态下，痢疾之邪极易乘虚而入，侵袭体内，从而引发产后痢疾。针对这一病症，王氏提出了独到的治疗理念。他主张治疗产后痢疾应着重于补血，同时调和气机清除胃中邪气。为此，他自拟了"补血化痢汤"这一方剂，该方包含全当归八钱、酒炒白芍八钱、甘草八分、炮姜炭八分、百草霜三钱、炒制枳壳二钱、炒研莱菔子三钱和车前子三钱。这一方剂旨在通过补血、调气和清胃来达到治疗产后痢疾的目的。

（3）小儿痘疹后病痢

王氏在深入分析了小儿稚阴稚阳的特殊体质后，指出小儿在痘疹消退后，由于痘疹热毒尚未完全清除，常常会对脾胃造成损伤。针对这一状况，王氏强调在治疗过程中必须准确辨识因脾胃受损而引发的痢疾，并主张采用补脾清痢的治疗方法。具体而言，他推荐使用"补脾清痢饮"这一方剂，该方包含甜白术三钱、炒制白芍五钱、云苓五钱、车前子三钱、五谷虫一钱五分、枳壳一钱、甘草五分及炒焦神曲一钱五分。

此外，对于痘疹消退后余毒未清的痢疾，王氏则提出了养阴解毒清痢的治疗策略。他建议使用"养阴解毒清痢汤"作为主要治疗方剂，该方包含当归五钱、银花二钱、甘草五分、炒制枳壳一钱五分、陈皮一钱五分、酒炒白芍五钱及车前子三钱。这一方剂旨在通过养阴、解毒和清痢的综合作用，达到治疗痘疹余毒未清之痢的目的。

2. 创制四季治痢方，随症施治

王氏从医30余载，对于痢疾的治疗，他依据四季气候变化，精心创制了针对春、夏、秋、冬四季的特定治痢方剂，并根据痢疾患者可能伴随的不同并发症，进行了精准而有效的治疗策略调整。

(1)春用畅肝清痢汤

春三月，生机勃发之际，古称"发陈"。缘于冬季严寒，人体若未妥善调养，至春则阳气上升，万物苏醒，而痢疾之患亦随春气而盛。正如经典所言："冬藏不固，春病必温。"此乃因冬季精气未能妥善收藏，至春则易导致温热之病。其中，痢疾尤为常见，乃因体内积滞日久，终致肠胃受损而引发。

针对春三月之痢疾患者，王氏以"畅肝清痢汤"为主治。其方组成如下：白芍五钱，当归五钱，以炒制之法处理枳壳、槟榔各二钱，甘草五分，炒研莱菔子三钱，车前子三钱。若患者兼见恶寒、发热之症，此为表邪所致，故需加紫苏、淡豆豉以解表邪；若痢下多为红色，则示病情较重，须加酒炒地榆、炒荆芥穗以凉血止血，从而缓解痢疾之症状。

(2)夏用解暑清痢汤

夏三月，乃万物繁茂之季，天地间气息交融，华实并茂，生机益然。人体顺应此季，则精神焕发，反之则易致疾病丛生。对于夏季三个月内发生的痢疾，当以"解暑清痢汤"为主方进行治疗。此方组成详述如下：广藿香三钱，赤芍五钱，炒制枳壳二钱，炒研莱菔子三钱，车前子三钱，槟榔二钱，陈皮一钱，当归增至八钱以强化药效。若患者表现出恶寒、发热之症，此为外邪入侵之象，故应加入紫苏、淡豆豉以解表散寒；若伴腹胀下坠、便次频繁，则宜加入酒制大黄以通肠泻热，从而缓解痢疾之症状。

(3)秋用清金止痢汤

秋三月之际，万物华实已成熟，天气逐渐转凉，呈现出一种清肃宁静的态势，象征着一切事物归于平和稳定，此时称之为"容平"。顺应此季节变化，人体得以避免寒邪侵袭；若不慎暴露于外或气机逆乱，则易导致痢疾之患。治疗秋季痢疾，当以"清金止痢汤"为主方。该方由当归八钱、生大黄三钱、甘草一钱五分、炒研莱菔子五钱、赤芍五钱、炒制枳实二钱及车前子五钱组成。若患者伴有腹痛症状,可酌情加入广木香以缓解;若出现恶心感,则添加广藿香以和胃止呕。

(4)冬用固阴清痢汤

冬三月之际,草木凋零,万物蛰伏。收获的秋季已过,封闭储藏的冬季来临,大地万物因阳气得以生长,因阴气得以蛰伏,此时被称为"闭藏"。当顺应此季节变化,保持阳气的平衡,则不会损伤肾脏。反之则易生导致伤寒、飧泄之患。因此,冬三月可以说是阳气伏藏的时期,也是保养身体的重要时刻。治疗冬季痢疾,当以"固阴清痢汤"为主方。该方由全当归一两、枳壳二钱、白芍一两、莱菔子三钱、地骨皮五钱、槟榔二钱、甘草八分、车前子三钱、陈皮一钱五分组成。以煨老姜二钱作引,小儿减半。若伴恶心,可酌情加入灶心土;如腹痛,可加广木香;如下痢次数多,可加制大黄;如下痢中血多,可加酒炒川连;如有外感,则添加紫苏、葱头。

3. 创制六十甲子春邪时感方

《慈航集三元普济方》卷一、二中的"六十甲子春邪时感方",原书按照天干地支排列年份,一年一论,先列各年运气变化及疾病表现,进而由运气分析疾病病机及治疗思路,再列方剂及不同情况下药物加减,共六十方以应一甲子年运周期。

在王勋的论述中,他特别强调了这六十方的特殊意义,它们是根据六气中春季的邪气特点所制订的治疗方案。他提到"如悟得之,六气标病,应手而愈。余今定六十年春邪标症之方",在中医的标本中气理论中,"本"代表着风、热、湿、燥、寒、火这六种自然界的基本气息,即天之六气;而"标"则涵盖了少阳、太阳、阳明、少阴、太阴、厥阴,以三阴三阳作为标,构成了中医理论中的重要组成部分。这里所指的六气标病,实质上就是指三阴三阳所对应的疾病状态,从而揭示了这六十方的设立与三阴三阳理论的紧密关联。在原书中,除这六十方外,还附加了"病愈后调理方"及"六十甲子司天运气施送正气丸方"各六首,这些方剂均是基于三阴三阳与六气的组合原理进行配制的。

在六十方的配制中,涉及了共计34种药物(考虑到同种药物的不同炮制方法),其中枳壳、半夏、甘草、陈皮、紫苏、草蔻仁、姜等7种药物,在超过三分之二的方剂中均有出现,这些均为温中燥湿之药。这一选择与王勋的理论相契合,他认为六气的初期病证多由受寒引起,因此应以温性药物发汗散寒为治疗原则。他常用苏豉汤合达原饮(去黄芩、知母)来治疗疫病,这些药物是他基于疫情和运气学说进行加减后治疗疫病的基础用药。此外,其中16种药物的分布也具有一定的特点,它们或集中于某一气,或分布在互为司天在泉的两气之中,或专注于互为表里的两气,又或者三分之二的药物出现在某一气中,其余则零星分布。这些药物的配制,是王勋根据运气学说中三阴三阳的特点,仿照《伤寒论》中六经主方的用药原则,为各气设立特定用药的体现。

三、用药特色

在治疗疫病的策略上,王勋主张采用表里双解的方法,即在治疗时同时针对病证的内、外两方面。他的处方遣药特点在于轻简且灵巧,通过精细调配药物来达到治疗效果。

1. 巧用虫类药物,解毒通络

疫毒通过耳、口、鼻侵入肺部,初期症状表现为气道阻塞和气络不畅,随着毒邪的深入,内部毒热积聚,导致疫病进展至重症阶段。长期的热毒滞留会进一步损伤血脉,造成络脉的瘀阻。疫病后期,气血循环不畅,络脉因此失去滋养,导致络病贯穿疫病发展的始终。

在治疗上,虫类药物以其轻灵且善于穿透的特性,能有效驱散毒邪、疏通络脉。王勋在治疗疫病时,巧妙地运用了僵蚕、蝉蜕、全蝎等虫类药物。其中,僵蚕因其入血分的特性,能祛风透热;蝉蜕善于上行,对于上部病及阳分病具有显著疗效;全蝎则擅长钻入缝隙,随风而动,能搜风解毒。

王勋在疫病治疗中,将僵蚕、蝉蜕、全蝎与桔梗、牛蒡子等配伍,用于治疗因风火上壅引起的头面部热毒症状,如锁喉瘟导致的喉咙堵塞、大头瘟引起的腮颊肿胀等。此外,他还将僵蚕与连翘、荆芥穗等组合,用于解除斑疹毒热;并用僵蚕配伍羚羊角、钩藤等,治疗孕产妇因疫病导致的"肝火化风、痰厥"或"误药,抽搐反张,发厥"等症状。

2. 灵活选择剂型,多样设定服法

王勋在方剂制订与药物选择过程中,不仅严谨地考量了各种剂型的适用性,还灵活地根据患者病情选择不同的服用方法。他在汤剂的应用上独具匠心,例如,在玄参解毒饮中,他特别添加了"竹叶一百片、灯心一钱"作为引药,以协助清除心肺烦热,养阴祛邪;而在养阴祛邪汤中,则采用"酒半杯,对水煎"的引药方式,强化了方剂解表、散寒、止痛的功效。

此外,王勋还创新性地研制了部分散剂,用于应对突发性的急症。例如,针对烂喉瘟的急症,他使用了千金吹喉散方进行吹喉治疗;而对于锁喉瘟的咽喉急症,则选用了开关散神方进行吹入治疗。在急发闭证的治疗中,除上述散剂的应用外,《慈航集·锁喉瘟症》还详细记载了涌吐、塞鼻取嚏、刺穴放血等多种急救方法,以治疗锁喉瘟的急症。如将开水与桐油混合后,用鹅毛蘸水在喉内搅动,促使风涎排出以达到治疗目的;或者通过巴豆、细辛、雄黄、牙皂角等药物的配伍,以小红枣作为载体,将药物塞入鼻孔,引发喷嚏,使痰涎排出;在取药不便的乡间,他提出了利用针刺双手大拇指的少商穴,挤出紫黑血以缓解喉部紧张,再用烧红的盐与开水混匀放凉后漱口,排出黏涎以解喉痛。

王勋的这些治疗策略充分展现了他根据不同病情、病程及医疗环境选择适当剂型和服用方法的智慧,体现了因人、因时、因地、因病制宜的治疗思想,为当代中医在抗疫用药方面提供了宝贵的治疗思路与方案。

参 考 文 献

[1] 陈冰俊,陶国水,陆曙,等.《慈航集三元普济方》司天甲子六十方探析[J]. 中华中医药杂志,2023,38(7):3278-3281.

[2] 孙畅,王利锋,苏颖,等. 王勋《慈航集三元普济方》治疫思想钩玄[J]. 中国中医基础医学杂志,2023,29(1):42-44.

[3] 张玉,吴元洁,王瑞,等.新安医家王勋辨治瘟疫特色探析[J].安徽中医药大学学报,2022,41(5):18-21.

[4] 郭锦晨,刘兰林,黄辉,等.清代新安医家论治疫病特色及对新型冠状病毒肺炎防治的启示[J].中华中医药学刊,2022,40(11):24-27.

[5] 汪伟,沈津湛.浅论王勋《慈航集》对瘟疫证治的贡献[J].中华中医药杂志,2015,30(3):661-663.

第八节 余国珮

余国珮(生卒年不详),字振行,号春山,清代婺源沱川(今江西婺源)人,清末太平天国运动时期,避居江苏泰县姜堰(今江苏省泰州市姜堰区)行医。据光绪八年(1882年)《婺源县志》记载,余氏性情静雅,为人温和恭敬,中年弃儒从医,悟《参同契》从而领会岐黄真谛,自制余氏普济丸、群疹丹、仓公散为贫苦之人免费施治,名声显赫一时。著有《痘疹辨证》(刊于1850年)、《医理》(撰于1851年)、《婺源余先生医案》(撰于1851年)等。

据余氏《医理》"自序"记载,余国珮祖、父两代均业医,其父余钦承因禀赋不足,自幼多病,常得祖父余紫峰医治,奈何体质甚弱,一时难以恢复,使祖父深为忧虑。其叔祖余保年,曾得隐士传授医学,加之参悟性理之学,为祖父所钦佩,故使其父往而拜师,其父质敏心诚,悉得所传,后以医济人,兼以注重内养,寿逾古稀,无病而终。余国珮承受父教,多得医理,每参考古书并有所补充,发明前人之未备,法简理赅,创造了以"燥湿为纲"为核心的学术思想。

余国珮"燥湿为纲"是在汲取和归纳前贤经验基础上,结合阴阳、五行、五运六气理论及自身临床经验而得出的,其从理法方药等方面对燥湿病证进行了全面的归纳与总结,形成了系统而详尽的"燥湿为纲"思想,既补充和完善了前贤之言,又丰富和发展了中医有关燥湿病证的辨治思路,在中医学说有关燥湿二气的诊断与治疗领域新立高见,为后世相关学说的建构打下了基础。

一、学术思想

1. 天人相应，燥湿为纲

余国珮的医学理念以取类比象为核心，首先凸显的是"天人相应"的哲学观。他借鉴了《周易》的八卦理论，在其医学著作《医理》的开篇中阐述："太极衍生天地，天地既立，则形象可观……天属乾金，其性偏燥；地属坤土，其性多湿。"由此，我们可以理解燥湿升降的变动是自然界阴阳变化的主要驱动力，燥湿二气因而成为阴阳变化的主导。风、寒、暑、火等自然现象，其实都蕴含着燥湿的特性，它们皆由燥湿二气所引发、转化和演变。因此，余国珮将燥湿视为六气的核心。

燥湿二气不仅是自然界中的常态变化，也是导致异常变化的重要因素。余国珮认为，人体所感受的疾病虽然被认为是六气所致，但实质上都是燥湿二气变化的结果，燥湿二气尤为重要。这种理念类似于农作物受自然气候影响，一年中水分过多或过少都会导致农作物受损，从而影响收成，而并非仅仅是寒暑的影响。人体感受到的气候变化与疾病发生亦是如此。余国珮特别强调燥湿的重要性，但这种燥湿并非一成不变，它会随着寒热的变化和岁运的更迭而发生变化。在《医理·元会大运论》中，他详细论述了这一点："是言十二年一纪，犹一年十二月，有四时寒热燥湿迭运之不同，人感其邪则为病各异，此乃小云耳……大运当以六十年一更变，故见症有不同。"随着岁运的变迁，邪气可能同时带有寒热之性，但始终以燥湿为六气的核心。这种变化不仅影响病因病机，还涉及疾病类型、药物的主治和性味、辨证防治及遣方用药的选择，如古代张、朱、刘、李四家之方，各自偏重不同，皆因大运的变迁而有所调整。尽管岁运推衍的方法带有一定的机械唯物论色彩，但余国珮这种因人、因时、因地的辨证思想仍然体现了科学的精髓，对后世医学发展产生了深远的影响。

2. 望诊辨燥湿

《素问·脉要精微论》言："夫精明五色者，气之华也。"余氏在望诊实践中,特别强调了对人神色的细致观察,他提出在诊断时,不应单纯局限于面色的青黄赤白黑,而应着重审视"气色"的整体状态。他认为,人体的五色变化反映了五脏的健康状况及其变化,其中神气的重要性尤为突出。望诊时,不仅要关注患者的面部表现,还需细致观察其目光,以及神气在全身各处的体现,包括形体姿态。

余氏在辨识病之燥湿方面有着独到的见解。他观察到湿病患者的面色往往晦暗,或呈黄色、黑色,这与湿邪的特性相符。他进一步指出,黄疸中的阴黄并不完全是由寒湿病机引起的,若湿热转化为燥邪,治疗时应采取清润而非温补的方法。这一思路深受刘完素"六气皆从火化,火化燥尤易"理论的影响。在燥病方面,余氏观察到患者的面色必然干赤,严重时皮肤干枯发黑,孔窍干涩,甚至目光炯炯,这是由燥邪转化为火邪的表现。此外,燥病还可能表现为全身僵硬疼痛、肌肤刺痛不可触碰、筋挛、骨痿、肠拘如块、伛偻难伸等症状,这体现了"凡物干则必缩"的自然原理。除观察燥湿外,余氏还通过"动静"二字来审辨病之寒热。他认为,热病患者必然表现出烦躁和活动的特征,而寒病患者则多表现为疲倦和安静。

在望舌方面,余氏同样注重对燥湿的判断。他认为,湿病患者的舌苔多满布且厚重,因为湿邪属于有形之邪,故舌苔明显;而燥病患者则表现为舌燥少津,严重时甚至舌光无苔。对于燥病伴有薄板苔的情况,他认为是湿邪被燥邪遏制未能宣发所致。余氏对湿病舌苔变化的描述尤为详尽,他通过舌苔的颜色深浅、形态来判断湿病的阶段。例如,在《医理·湿气论》中,他描述了湿病过程中舌苔的变化,如病情初期,舌苔开始生长;病情严重时,舌苔紧贴舌面而不易脱落。舌苔白色,表示湿邪尚在气分未转化;舌苔黄色,则已转化为热邪;若舌苔呈沉香色,表示热邪更盛;若舌苔焦枯,则热邪已极,伤及阴液。治疗时,若见舌苔浮起、脉象松弛,方可得汗解。舌苔的消退有逐渐消退和数日后胃气逐渐恢复而消退两种情况,只有旧苔浮去、两旁渐生淡薄的新白苔,方可判断病情无虞。此外,余氏还通过舌苔的黄白干润来辨别病之寒热。

3. 切诊以六气筹诸脉

在脉诊领域,古人强调以有胃、有神、有根作为诊断的精髓。然而,余国珮对传统的脉诊理念进行了深入的反思与创新。他认为，前人将重按有力或尺部视为对根的诠释，并未真正把握根的本质。因此，他提出以神与气替代，将胃气视作神的体现，而将气血的运行视为根之所在。

历史上，脉诊的理论与实践繁多且复杂。余国珮在继承传统的基础上，化繁为简，提出了以"刚、柔、神、气、圆、遏"六字为核心的脉诊纲要。他以刚柔作为脉体的基本特征，结合浮、沉、缓、数、大、小等行度变化，进一步区分燥湿病证的不同病机。刚脉表现为坚硬且弹指，尖滞括手，这通常是阴虚燥病的表现；柔脉则柔软如棉，这往往是气虚湿病的特征。在《医理·察脉神气论》中，余国珮明确指出："刚脉，即古人之所谓动、涩、紧、搏之脉也……柔脉，即古人之所谓濡、软、滥、滑之脉。"遏脉反映了病邪的遏伏状态，在燥湿病证中均可见到；圆脉则与遏脉相反，象征着气血的通调，常提示病情趋向好转。

余国珮在临床实践中，将"神、气、圆、遏、刚、柔"这六个要素有机结合，对内外各科病证进行细致的辨证分析，展现了他独特的脉诊风格。他提出，"柔细少神"为气虚之象，"刚大少神"则属血虚之证，这是内伤病证的关键所在。同时，他根据丰富的临床经验指出，仅凭脉象的浮沉不足以确定病位的表里，缓数亦不足以判定寒热的属性。例如，湿病可能表现为沉遏之脉，但随着湿邪的逐渐消退，气机宣通，脉象可能转为浮圆，这一观察颇具创新性。此外，余国珮还告诫医者，脉象的变化多端，有时与病情并不完全吻合。因此，在诊断时必须结合症状、望色等多方面信息，进行综合判断。

二、临证经验

在疾病辨治方面，余氏在《医理》《痘疹辨证》中对外感、内伤及外、妇、儿各科作专篇论述，《婺源余先生医案》中亦大概分为外感、内伤、妇科、儿科等病证并进行了详细的临证记载。纵览余氏著述，其治病总以"燥湿为纲"思想为指导，辨病之燥湿，并以润、燥之法治之。

1. 外感疾病治以燥湿为纲

在治疗外感疾病方面，余国珮以"燥湿为纲"立论，正如《婺源余先生医案》所云："外感认得燥、湿二气，其或兼寒、兼热，燥邪治以润，湿邪治以燥，兼寒者温之，兼热者清之，治外感之候已无余蕴矣。"对外感病证辨其燥湿二气为病，及兼寒兼热之不同，采用燥润温清等法即得全面。

对于外感湿邪，余氏继承《内经》"开鬼门"的治疗方法，认为"在经之湿宜微汗之"，也正遥承仲景祛湿以微汗原则，以防过汗化燥伤阴。燥湿之气，可寒可热，余氏按湿兼寒热之不同，治分寒湿、湿热两类。对于寒湿合邪为病，认为"六气之中，寒湿偏于阖"，治法上以"温中宫脾胃，或宣太阳膀胱"为主，盖脾为湿土，与湿邪同气相求，易损伤中焦脾胃，加以寒邪又伤脾阳，故治宜温中化湿；膀胱为津液之腑，感受寒湿易阻遏阳气，致气化失司水湿内停，故治当宣膀胱气机，以化湿行水。对于湿热合邪，余氏提出"热湿必清肺胃兼厥阴肝"的治法，因"大凡热邪俱能伤肺，清肃一钝，则一身气机皆壅，为病种种"，故"肺气得清肃之权，自能化湿于无何有之乡"。此外，还应兼以清肝，因"相火寄体于肝，湿热往往同相火升而为病也"。

余氏在湿温论治上分邪之在表在里，对于湿温初期，根据病邪化热与否，治法不同，如《医理·治湿法》中记载："邪在气分未化，用半夏、厚朴、苍术、陈皮、白蔻、藿香、杏仁、滑石、通草、菱皮、芦根、苡仁、细辛之类；表邪未清，羌活、防己、桂枝、茵陈、葛根、秦艽之类均可佐用。如渐黄或底白罩黄，邪初化热，前法必加苦寒，姜汁炒木通最妙。"如果湿温入里，余氏提倡从三焦分治，"如邪已入里，须分别三焦究治。胸痞气逆，或神志不清、谵语、咳嗽诸症，瓜蒌、薤白、半夏、滑石、杏仁、南沙参、知母、姜汁炒木通、芩连之类均可用，此上焦之症。中焦痞满，或胀或痛，舌或焦黄少津，或腻，耳聋口渴，半夏泻心法最妙，实症承气汤。以北沙参代人参，姜汁炒芩连代干姜去甘草、姜、枣加芦根、知母。虚痞不甚热者，依原方亦可。邪入下焦，小便痛涩，小腹胀满甚者，调胃用承气汤加养阴法，莫妙于桂苓甘露饮最稳。予常用归尾、滑石、茵陈、木通、猪苓、桂枝、芦根、知母、鲜石斛之类，甚者加寒水石，取其咸寒走血，往往获效。三焦之治，大抵如此，然其通变又当临症酌宜"。由此可见，余氏对湿温认识细致精准，治法灵活多样。

余氏认为，燥从天降，肺金先受，故多从肺家见症，见于干咳、胸闷、气逆或牵引胸胁作痛不能转侧、喘急呕吐、鼻干唇焦、舌燥少津、皮肤皲裂等症。此外，燥邪犯肺还可表现为痛、泻、肿等症，因"肺主一身之气，气滞则机关不利，一身尽痛，肺主皮毛，甚则肌肤痛极。肺伤则不能布散水精，直注下焦为腹痛泄泻或外溢为肿"，故余氏强调临证见泄泻之症，应辨清病性，不能见痛泻即以温燥之品理气止泻，多致误治。燥极者还可由上焦波及中下气分走入营分，致血脉瘀败。

治疗上，余氏认为燥属干涩，应以柔法治之，必用润滑之品，并佐以苦辛甘之味，苦以胜之，辛以行水润燥，甘以润之，且余氏认为"微苦微辛能清能散，不助燥而能清外感之燥"，自创解燥汤以治疗外感燥病，并对不同症情，在治疗上详加论述。如体虚者，应加润燥托邪之北沙参、玉竹等；热退者，宜去薄荷、桔梗、牛蒡子等苦辛之品；胸腹痛者，加郁金五分磨服；咳嗽胸闷、痰中带血者，参以桑叶、象贝、麻仁、苏子、紫菀润肺止咳之类；虚甚者，可随症酌加阿胶、生地、二冬、白蜜、蔗浆、梨汁等滋润之品。余氏还推荐喻昌、叶天士治燥之法，如《医理·燥气论》云"喻氏诸法，斟酌所宜，俱可择用。邪陷难解者，叶氏每用复脉汤去姜桂，三才汤，地黄汤去苓、泻加北沙参，二冬之品"。非药物治疗如燕窝、鸭汤、肉汤、晚稻米等均能救液润燥，为临时制宜。此外，在燥证病初或久病之后，余氏还主张治以温润、温散，温润药物如当归、熟地、鹿胶、苁蓉、柏子仁、枸杞之类，温散如细辛、芥子、桂枝、姜汁、葱白之类，认为此类辛润之品，祛邪行水润燥最妙。对于燥邪兼湿为病，在上述燥邪治法基础上，可佐以半夏、滑石体滑之品，以及细辛、芥子、姜汁等辛润行水利湿而不助燥之品。湿已化热者，可予芦根、木通（姜汁炒）、黄柏（童便炒）、竹叶等清热利湿之类，尤以芦根用于湿与燥及温热之邪功效最佳。

2. 内伤补阴，治分燥湿两端

外感不外燥湿两端，余氏认为内伤门类虽多，但总不外一阴一阳，亦多燥湿为病。《医理·内伤大要论》中云："夫外感不外燥湿两端，内伤亦然。血虚生内燥，气虚生内湿。内燥则外燥凑之，内湿则外湿凑之，燥湿二气互相为病,实不啻同气相求也。"余氏还将内伤之病概括为劳力之人伤气,劳神之人伤神,劳色之人伤精三种。治内伤诸症,不必分门别类,但以伤精、伤气、伤神酌其浅深,以补阴补气为治。与从燥湿论治内伤法同。

《素问·至真要大论》云"诸湿肿满,皆属于脾",内湿之生多由脾气虚弱、运化失职,致水液不能正常输布而化为湿浊。又《景岳全书·肿胀》中指出:"凡水肿等症,乃肺、脾、肾三脏相干之病,盖水为至阴,故其本在肾;水化于气,故其标在肺;水唯畏土,故其制在脾。今肺虚则气不化精而化水,脾虚则土不制水而反克,肾虚则水无所主而妄行。"补充内湿之证与肺脾肾关系密切。余氏继承前人理论,统以气虚为内生湿邪的根源,且内湿之人易招致外湿相合为患,治疗应以益气为主,使气机健运则湿自去,兼有外湿者可依前述治湿之法。

"血虚生内燥",余氏以阴血亏虚为内燥之源,治当以育阴为主,兼外燥者依前治外燥之法。除此之外,余氏还认识到气机不利、痰血瘀阻等均可导致水液输布障碍,造成津液相对不足,而成内燥。余氏《医案》中记载燥证之条颇多,很多内伤病证从燥论治,立论精辟,发前人之未发。如其在霍乱转痢案中云:"痢症多发于秋者,人经夏月蒸炎,汗从外泄,内液受伤,里气已燥,再或不善调摄,加以阴亏,秋来易感燥邪。肺与大肠均属燥金,同气相求,故专走二经。肺主一身治节,清肃失常则不能输膀胱,布水精。燥与火同性,迫其津膏直注大肠……伤人尤速。"此为内燥兼外燥为病,肺失清肃,水津失布,为燥气下迫而成痢疾,治以清燥护阴获效。

此外,余氏尤其重视人身之真阴。《医理》中提到:"内伤之源,不外心火妄动,耗散真阴……人之有液如草木之有汁,灯烛之有油,有油则灯烛长明而不熄,有汁则草木长青而不枯。古歌曰:'欲作长明灯,须识添油法。'"他将人之阴液比作蜡烛之油,强调治疗内伤需重护阴,以血肉有情之物填补阴液最妙,如果虚阳上越,浮而难潜,可佐以介类潜之。

三、用药特色

余国珮提出的治燥以甘润、治湿以苦辛的原则及开阖润燥的药性理论,通过对药物性质的精细分类和应用,丰富了中医治疗的手段,也为中医理论和实践的发展做出了重要贡献。

1.治燥多以甘润

《婺源余先生医案·霍乱转痢》中云"燥必涩,则治之以滑""滋润体滑之物皆能解燥""栝楼、薤白体滑解燥而流利气机最神",余国珮强调燥邪致病既要"治之以滑",亦要"治之以润",治燥多重用甘润之品,临证多喜配伍体润清热之石膏。《医理·烂喉痧》云:"重用甘润,缓其急,济其枯。甘乃湿土之味,湿能治燥,土又能生金也。"甘润之药既可补益脾肺,又可滋润生津,且多用膏子药治之,此乃甘药变润之法。余国珮认为"燥属干涩之象,治必润滑之品,刚以柔治,微加苦辛之味,苦以胜之,辛以行水润燥,甘味属土,宜以为佐",并据此创制了诸多润燥救阴之剂,如解燥汤、泽生汤、甘雨汤、滋苗助液汤、安本解燥汤、清燥卫生汤。如解燥汤用沙参、知母、甘草保肺养液;薄荷、牛蒡子"微苦微辛能清能散,不助燥且能清外感之燥";栝楼皮、薤白乃质润体滑之品,可解在里之燥,且能流利气机,诸药合用使燥邪微汗而解。对于燥邪之初,他强调当用细辛、芥子、姜汁、葱白等温散辛润之品,以祛邪行水润燥;燥证久病,当用当归、熟地、枸杞、肉苁蓉等温润之品。对于燥邪深陷难解者,他认为"燥邪伤液已极,非草木可以有功,必用血肉有情、肥甘有汁之品,方有所济",其临证采用猪肉汤、鸭汤、蚌水等血肉有情之品治疗。

2.治湿多以苦辛

《内经》有云"开鬼门,洁净府",强调湿邪在经宜微汗,在里宜利下。余国珮发前人之未发,认为"寒湿宜温中宫脾胃,或宣太阳膀胱;热湿必清肺胃兼厥阴肝",临证辨治湿病善用苦辛之药,并常佐淡渗之品。他认为苦辛之性味能通能降,"淡即甘之薄者,淡薄无味,象天寓有清肃之燥气,故能胜湿"。如湿温病初邪在气分未化,治以芳香宣化、燥湿运脾,药用半夏、厚朴、苍术、陈皮之类;表邪未清加羌活、防己之类解表祛湿;邪已化热,认为治当"前法加苦寒,姜汁炒木通";邪热伤阴,当据证选用北沙参、麦冬、玉竹之类养阴液而不滞,或用龟板、鳖甲、牡蛎等养阴祛湿之类,或用鲜石斛养阴清热。余氏认为

"地黄极能壅滞,非湿家所喜",然对于阴伤较重者亦需用之,发明以"开水浸透捣千百余下再入药煎",借人力助其流通。

四、医案赏析

医案1

周妇。痢兼呕吐,汤水不进,脘痛甚急,脉沉,此由暑湿痰饮内遏不宣,客邪外侵,燥湿两治。予:北沙参、半夏、蒌皮、薤白、川连(姜汁炒)、麦冬、知母、滑石、芦根。服后吐止,唯时时泛水,蓄饮上逆也。痛势下降,痢如前,里之蓄饮得苦辛少解,而燥邪方炽,仍当解燥并进。予:北沙参、麦冬、泽泻、薤白、猪苓、芥子、牡蛎、扁豆、木通(姜汁炒)、芦根。一服吐水遂止,稍能进谷,脉亦较松,此症兼有蓄湿者,又不得纯用润剂为例,苦辛势所必须,湿退仍从燥治。

《婺源余先生医案·噤口痢》

按语:痢疾这一病证,其成因多源于湿热与浊滞相互交织,阻碍肠胃的正常升降功能。若病程迁延,正气受损,浊气上逆冲击胃部,导致进食困难,即形成噤口,此症为痢疾中尤为严重的类型。余氏在诊断时观察到,由于暑湿痰饮在体内郁结不畅,同时又有外部燥邪的侵袭,因此患者表现出痢疾兼呕吐、脘部疼痛剧烈等症状。在治疗上,余氏采取燥湿同治的原则,选用半夏、川连等苦辛之药以燥湿化痰,止吐止泻。同时,为解除燥邪,又加入北沙参、麦冬、薤白等润燥之品。经治疗,患者呕吐缓解,疼痛减轻。余氏沿用燥湿同治的方法,使用泽泻、猪苓、扁豆、木通等药物以化解湿邪,同时以北沙参、麦冬润燥,白芥子、薤白等辛润之品通利肺气。在整个治疗过程中,余氏不仅注重燥湿同治,还时刻关注湿邪退去后燥邪的处理,提醒医者需继续润燥以巩固疗效。此外,余氏还强调了在治疗后期需用补阴药物以善后,这一举措充分体现了其重视顾护阴液的治疗思想。

医案2

俞式庄。是月夜中,忽然腹痛吐泻,脉缓大,口干,欲饮热汤,舌白罩黄。暑病多湿,宜用苦辛寒。予:南沙参、半夏、云苓、广皮、砂仁、建曲、蒌皮、滑石、芦根、通草、川连六分（吴水三分拌炒）。今时霍乱忌用正气散。此症多湿，较天育之候有间，脉不沉，喜热饮，故以湿治，一服即愈。愈后或津液有亏，不妨滋润生津养液。霍乱之症，迩来极多，医不得法，伤生最速，尤当留心体认不外燥湿二气之化，治法或先或后，随时制宜，以应变可也。

《婺源余先生医案·霍乱多湿》

按语：《医学心悟·卷三》中提及"暑天受湿，呕吐泻利，发为霍乱"。本案例中，患者即因湿邪过多而诱发霍乱，余氏诊断其症状包括腹痛、呕吐、泄泻，脉象缓大，口干，舌苔白而罩有黄色，这些均表明暑湿之病已出现化热之兆。在治疗上，余氏采用苦辛寒的方法，具体药方包含川连、半夏、陈皮、砂仁、吴茱萸等药材，通过其苦辛之性通降湿邪，以解除湿邪的壅塞。同时，加入云苓、滑石、通草等淡渗利湿之品，以通利体内湿邪。此外，南沙参、芦根、建曲等甘润药材则用于调理患者体内环境。对于愈后津亏的患者，余氏强调需以滋润生津之法养液，以补充体内流失的阴液。在治疗湿邪的过程中，余氏始终不忘顾护阴液，他详细辨别患者体内阴液的多少，并辅以滋养阴液之药，以确保湿邪得以清除而阴液不受损伤。这一治疗理念在《医案》中屡有体现，充分展现了余氏对于顾护阴液的重视。

参 考 文 献

[1] 谭杲. 新安医家余国珮"燥湿为纲"学术思想研究[D]. 合肥：安徽中医药大学，2017.

[2] 夏学传. 试论《医理》的"燥湿为纲"观点[J]. 安徽中医学院学报，1989，8(3)：25-27.

[3] 赵建根，李家劼，陆翔，等. 新安医家余国珮运用"燥湿为纲"理论辨治用药规律研究[J]. 陕西中医药大学学报，2022，45(5)：95-101.

[4] 周雪梅. 新安医家余国珮以"刚柔"论脉辨燥湿的学术特色[J]. 安徽中医药大学学报，2019，38(3)：4-6.

第二章
中医学对肺疫的认识

2019 年 12 月底,新冠疫情暴发并迅速席卷全球,是有史以来全球最为严重的公共卫生事件,其传播速度之快、涉及范围之广、防控力度之强前所未有。2020 年 2 月 11 日,WHO 将此次疫情命名为"2019 冠状病毒病"(corona virus disease 2019,COVID-19),同时国际病毒分类委员会将该病毒归类为严重急性呼吸综合征冠状病毒 2(severe acute respiratory syndrome coronavirus 2,SARS-CoV-2)。国家卫生健康委员会(以下简称"国家卫健委")结合病毒变异及疫情发展变化情况,先后制定了 10 个版本的《新型冠状病毒肺炎诊疗方案》(以下简称《方案》),并将该病纳入《中华人民共和国传染病防治法》规定的乙类传染病,采取甲类传染病的预防、控制措施。相关防治措施要求积极发挥中医药作用,加强中西医结合,建立中西医联合会诊制度,促进医疗救治取得良好效果。同时,在国家《方案》的基础上,根据"三因制宜"的原则,全国 30 个省(市、区)先后发布了地方防治方案,全民一心,众志成城,最终取得了抗疫的胜利。中国工程院院士、天津中医药大学原校长张伯礼表示:"中医早期介入、全程参与,在新冠感染疫情治疗过程中发挥了重要作用。虽然没有特效药,但是中医有有效方案。"世界卫生组织充分肯定了中医药抗击疫情的效果,在报告中明确指出:"中医药可缩短病毒清除时间、临床症状缓解时间和住院时间,尽早使用中医药可改善轻型和普通型新冠感染患者的临床预后。"研究和总结肺疫的治疗和预防经验,是我们未来防治传染病的重要一课。

第一节　肺疫的中医病名探讨

新型冠状病毒感染在中医文献中并无记载,当今医家对于该病基本以肺疫、疫病、瘟疫为统称。疫病又称瘟疫,是指有强烈传染性并能引起较大范围流行的一类疾病。如《说文解字》中说:"疫,民皆疾也。"《素问·刺法论》言:"五疫之至,皆相染易,无问大小,病状相似。"强调了疫病具有传染性和流行性的特点,且无论老少,发作症状基本相似。新型冠状病毒感染(以下简称"肺疫"),是由新型冠状病毒感染引起的急性新发传染病,早期以发热、干咳、乏力为主要临床表现,具有明显的传染性、流行性(全球流行)及人群广泛易感的特征。COVID-19 病毒中的奥密克戎(Omicron)变异株为我国境外输入和本土疫情的优势病毒株,其平均潜伏期短,多为 2~4 d,传播能力更强,传播速度更快,感染剂量更低,致病力减弱,传染源主要包括确诊病例和无症状感染者。传播途径包括飞沫及接触传播,患病年龄最小者仅有数月,老年患者亦不少见,具有广泛的流行性,且患者症状相似,恰如吴又可所言"温疫四时皆有……疫者感天地之疠气,此气之来,无论老少强弱,触之即病"。因此,据 COVID-19 的流行性、致病性、传染性,我们可以认为其属中医"肺疫"范畴。

根据传染病的发病地域气候特征、患者体质差异,以及患者感染病株后临床表现不同,初始学术界对本病病因的认识未能统一,故以病因命名,如寒湿疫、湿热疫、湿毒疫、寒疫、湿疫、寒湿肺疫、湿毒夹燥、风瘟、湿瘟、肺瘟、肺燥、风温夹湿之疫疠、冬温、木疫等。

第二节　肺疫的病因病机分析

一、病因与发病

肺疫的病因是感受"疫疠"之气。疫疠之气,又称为异气、疠气、疫疠、疫病等,为明末清初温病学家吴又可所创。吴又可为温疫学说创始人,其在《温疫论》中开篇即指出:"温疫之为病,非风、非寒、非暑、非湿,乃天地间别有一种异气所感。"由此创立了疠气致病说,并提出疠气自口鼻而入,导致"遍于一方,延门阖户,众人相等"的疫情发生,其性毒烈,不同于六淫,由此创立了对疫病病因和感邪途径的新认识。同时吴又可提出,温疫病之发生,必因戾气强弱,更与人体正气的盛衰相关。由于肺疫具有强烈的致病性和传染性,因此导致了全球范围的大规模流行。无论老少强弱,触之即病,密切接触、次密切接触、时空伴随均是重要的传播形式。

气候反常所造成的"四时不正之气"是导致"疫戾"之气暴发的重要原因。《疫证治例》提出,风、寒、暑、湿、燥、火六气失时可以产生疫疠之气,导致疫病。《医宗金鉴》曰:"或春夏应暖热而反寒,秋冬应寒凉而反热,此为四时不正之气,名曰时气。"湖北气象局官方网站显示的武汉 2019 年下半年的气候情况:2019 年 7 月 20 日至 11 月底,以武汉为首的鄂东地区气温较常年同期偏高,造成该地区发生近 40 年来最为严重的伏秋连旱。2019 年 11 月份,武汉地区总体气候特点为平均降水量偏少二成,燥湿寒温起伏,气候变化较大;上旬天气干旱温燥,中下旬出现一次强冷空气和两次寒潮,下旬则出现轻、中度阴雨,表现为燥湿寒温起伏的气候特点。12 月 1 日至 15 日气温较往年偏高,为少见暖冬又无降雨,加重了温燥,而 12 月下旬至 1 月中旬阴雨不断。长期的温燥气候,导致温燥之邪久伏于肺,易伤肺而咳。

疠气病邪因六气失时而产生,故兼有寒热燥湿的病邪属性。如《伤寒指掌》云:"大疫发时,或挟寒,或挟暑,所谓兼六淫也。"根据发病区域的地理位置、气候特征及疾病阶段不同,可有夹湿、寒、毒之不同。

1. 寒湿病邪

全小林院士通过实地观察武汉本地的确诊病例,发现多数患者由寒湿起病,在疾病早、中期呈现寒湿袭表、阻肺、碍脾的临床表现,寒湿袭表则见恶寒发热、周身酸痛之表症,寒湿阻肺则见胸闷、憋气、气短、乏力、干咳少痰等肺失宣肃的临床表现,寒湿碍脾则见脘痞、呕恶、纳差、腹泻、大便黏腻不爽等运化失司的临床表现。患者舌质淡胖、齿痕，苔多白而厚腻或腐，或虽有黄苔，但细察舌体发暗，呈青紫色，脉滑或濡，寒湿之象非常明显，因此将其病名为"寒湿疫"。"寒湿"是从中医病因层次对肺疫所作的定性，一是感染患者发病时临床多表现出明显的寒湿之象，二是武汉的发病背景以寒湿为主。

2. 湿毒病邪

张伯礼院士通过梳理中医对疫病的认识，对比分析我国近20年经历的较大疫病，结合临床观察，认为此次疫情当以"湿毒疫"论治。刘清泉教授与张伯礼院士的观点一致，认为此次疫情大部分患者以身热不扬、咳嗽、乏力、纳差、舌苔厚腻为主要症状，主要病性为湿毒，可称之为"湿毒疫"。陆云飞通过对50例上海地区疫病患者的症候特点进行分析，发现绝大多数患者有武汉/湖北旅居史或有与确诊患者密切接触史，提出此次疫情属中医学"湿毒疫"范畴，湿毒郁肺是该部分患者的主要证型。薛艳等人基于上百例患者的临床诊疗体会，认为本次肺疫的发病，以湿毒疫邪为病因，易郁而化热致使湿、毒、热搏结。

3. 湿热毒邪

吕文亮教授认为，从湖北武汉的临床实际看，此次疫情早期虽有寒湿阻滞的表现，但寒湿化热是常态，其病位在肺脾，病因立足点应以"湿热疫毒"为主。大部分患者初期以身热不扬、咳嗽、乏力、纳差、舌苔厚腻为主要症状，病机演变以"湿郁化热酿毒"为趋势，而非"热毒夹湿"，病因可称之为"湿热疫毒"。

4. 寒邪

根据湖北武汉2019年下半年的气候特点及本次疫病患者的症状表现，范逸品认为此疫病属中医学"寒疫"范畴，主要病位在肺，其次在卫表、脾胃；病因起初为伏燥，随后寒邪或湿寒侵袭，因气候失时，热、湿、寒等疫毒邪气交错其间，致使伏燥及寒邪或湿寒邪气相互夹杂，共同构成致病因素。

5. 湿邪

国医大师刘志明认为，历代医家在中医学"天人合一"独特思维模式的指导下,不仅利用温病学说和五运六气理论对疫病的发生、发展及流行趋势进行推演预测,同时也基于这些学说或方法创造了独特的疫病防控体系及疫病病证的治疗思路。本次疫情多为气候异常伴随的"非时之气"所致,戾气虽非六淫,但仍有其性,不可将疫病简单地归于温毒、热毒,应当结合多方面因素综合考虑。针对患者多为湿证和温病的临床表现,刘老认为此次疫情总体属于"湿温时疫","乖戾之气"兼夹"湿邪"侵袭人体上中二焦是其主要病因病机。

二、病机传变

疫疠之气多由口鼻而入,肺居高位,首当其冲,所以本病初起以邪犯手太阴肺系为主要病理特点。所谓肺系,既包含了肺脏,又包含了手太阴肺经所络属的组织和器官,如鼻、咽喉。如叶天士在《温热论》中提出的"温邪上受,首先犯肺",正是针对这一病理特点进行的概括。肺主气而统卫,外合皮毛,首先犯肺,故患者出现咳嗽、气喘、发热等症,如《内经》曰:"肺病者喘咳气急。"此外,肺与大肠相表里,《灵枢·经脉篇》曰:"肺手太阴之脉,起于中焦,下络大肠,还循胃口,上膈属肺。"故肺疫患者中部分出现胸闷、泛恶、欲呕、大便溏泻等胃肠道症状。脾喜燥而恶湿,脾主肌肉,患者体倦乏力、下利秽浊乃湿毒困脾之症。热毒壅盛损伤肺络,可见高热、胸痛、咳喘、咯血等症状。热邪内陷心包则见神昏、谵语等重症。因此,肺疫病位主要在肺、脾,危重期可累及心、肾。根据发病区域的地理位置、气候特征及疾病阶段不同,有学者认为COVID-19病因为寒湿疫毒,病位在肺、脾,可波及心、肝、肾。寒湿疫毒邪气容易伤阳,同时导致热化、致瘀、阴伤、闭脱等变证。也有学者认为COVID-19的病因为"湿毒疫",或"寒疫",或"风寒湿疫"等。

1. 湿毒疫、湿热疫

(1)病位在肺

张伯礼院士认为此次疫病为湿毒疫,因患者临床首发症状大部分表现为低热、乏力、纳差、舌苔厚腻,且该病起病隐匿,病情缠绵难愈,皆是湿邪为病的表现,但湿邪又易与其他邪气杂合而从寒化或热化,或燥湿并见,因此其病机也由此呈现出"湿、寒、热、毒、瘀"并见的特点。国医大师周仲瑛教授认为,本次肺疫的基本病机演变是"湿困表里,肺胃同病,如遇素体肺有伏热者,则易邪毒内陷,变生厥脱"。夏文广等认为,肺疫的病因为感受疫疠之气,湿毒袭肺所致,病机特点为"湿、毒、热、虚"。素体脾胃及阳气虚弱者易感,且疫疠之气易传变,早期症状除发热、咳嗽、乏力外,也可有其他表现,包括腹泻、呕吐、皮疹、眼结膜炎、头昏、疼痛等,早期症状复杂多变。王玉光教授认为,本病病位主要在肺,属于湿毒疫病,各地不同时令六淫的变化是疾病发生的诱因,核心病机为湿、毒、热、痰、瘀、虚;本病具有疫毒袭肺、壅肺、闭肺及扰及心营等疫病病程发展的阶段性特点。吕文亮认为,肺疫早期有寒湿阻滞的表现,病机演变以"湿郁化热酿毒"为趋势,发展至中期多为湿热疫毒闭肺,肺气郁闭进一步加重,进入重症期,内闭外脱,多为疫毒闭肺伤脾。本病由轻转重及危,一日三变,传变迅速。恢复期为肺脾不足,气阴两虚。而肺疫早期的呼吸困难应与湿热疫毒损伤肺之气阴,以及疫毒、湿热壅肺,阻闭肺窍有关,即《温病条辨》所述的"肺之化源欲绝"。

　　(2)病位在肺,涉及膜原、三焦

　　薛艳等根据此次疫病特点,结合上海地区气候、居民体质的特点,认为其当属中医"湿瘟"范畴;病因乃湿毒疫邪侵袭,病位主要在肺,弥漫膜原、三焦;病机关键在于湿毒疫邪侵袭犯肺、郁而化热,湿毒、郁热搏结,弥漫膜原、三焦,化燥伤津,耗气伤阴,部分重症患者可深入营血分,热陷心包。赵晨希等基于数据挖掘的此次疫病病因病机及用药规律研究发现,其基本病机为湿疫毒伏于膜原,过时而发病。病位在膜原,与肺、脾、胃、脑相关。发病类型为伏而后发,病因属性为湿疫毒,湿疫毒具有首先犯肺、伤及脾胃,易蒙蔽清窍、化热伤津、损伤阳气的特点。正气不足是肺疫发病的重要内因,气虚贯穿肺疫发病过程始终。肺疫的发病过程为湿疫毒从口鼻而入,潜伏于上焦膜原。轻型湿疫毒停聚,阳气遏阻,可自上焦膜原向外出表,表现为表里同病。普通型湿疫毒自膜原向内传变,影响肺脾,以湿阻中焦为核心病机。重型湿疫毒化热,疫毒闭肺,热入营血,耗血动血,或表现为气营两燔。若迁延日久或失治误治,则可见内闭外脱之危候。恢复期病机为正气亏虚,余邪未尽。

2. 寒疫、寒湿疫、寒湿疫毒

王永炎院士团队提出此次疫病为寒疫,并认为寒疫的产生有两种途径:一种是感受非时暴寒导致的疫病,如《伤寒论》提到的"时行寒疫";另一种是疫疠之气与寒邪相兼而为病。两者的基本病机是疫毒湿寒与伏燥搏结,壅塞肺胸,损伤正气,导致气机痹阻,升降失常,元气虚衰。仝小林院士亦指出,此次肺疫是由寒湿之疫邪引起的,邪气攻击的脏腑主要是肺和脾,病性上属于阴病,是以伤阳为主线,因而大的治疗原则是针对寒和湿。杨志旭等从寒湿疫毒论治肺疫探析,认为此次疫病属中医学"寒湿疫毒"范畴,基本病因为疫疠之毒夹寒湿侵袭;核心病机为寒湿疫毒侵袭机体,凝结在肺,耗损正气,伴有阴伤;病位在肺,易损脾胃,可累及他脏。孙玉洁等认为湿毒疫是由湿毒疫邪所致的急性传染病,病因明确,以湿毒贯穿始终。疫气多湿,六淫邪盛成毒,湿与毒均易兼感他邪为患。湿毒疫邪致病,初起以湿为主,毒性不显,症候初感难觉,起病隐匿,潜伏期长,一旦发病症候以咳嗽为主,病机表现为表里湿毒蕴阻,此时里湿偏盛,重点在肺,证情相对较轻。湿毒疫进展期病证变化多端,病势顽缠,难以速愈,以毒性顽痼、为病颇重,可夹杂内生六淫为主要特征,以毒为主。此时,湿邪蕴阻随个体禀赋差异而热化、燥化、寒化,与毒相合,或内蕴酿毒裹挟,出现以湿、热、毒、痰、瘀、虚为主的病机变化,病位涉及五脏六腑、四肢百骸,常表现为重症或危重症。何晶等收集湖北省中医院现有患者病情资料及全国各地关于 NCP 中医诊疗指南,认为"疫毒"及"六淫毒邪"是肺疫的重要发病原因,从中医病因"毒"的角度探讨此次疫病的病因病机和防治,认为疫毒、寒毒、湿毒、热毒是导致肺疫的外因,其中疫毒、湿毒贯穿始终,热毒是病情传变因素,正气不足是导致肺疫的内因。疫毒袭肺、寒毒郁肺、湿毒蕴肺、热毒壅肺是肺疫发病的基本病机。也另有学者认为,单纯六淫邪气可导致肺疫的发生,肺疫的病因为湿毒、寒毒、热毒相合,其基本病机是寒湿疫毒,伏气燥邪内藏,壅塞上焦肺胸,导致气机郁闭,升清肃降失常,正气虚衰,入于脾,发于肺,总以肺脾受邪为先。"形寒饮冷则伤肺",肺与皮毛相表里,寒湿侵袭肺表,内伤肺脏;脾喜燥恶湿,脾气不足,寒湿内扰,脾气运化失司,脾气内虚,土不生金,寒湿袭肺更甚。此外,寒湿疫毒之邪从口鼻而入,寒湿邪气侵袭肺脏。邪气伤及肺气、卫气、宗气,导致肺失宣肃,气机逆乱,升降失常,卫气不能输布肌表,气不能助心行血;气滞血停成瘀,水湿、瘀、血毒邪一步加重了胸中气机逆乱,形成恶性循环。

3. 其他

范伏元等认为此次肺疫属于一种独特的疫毒,此疫毒同时具有湿、毒、燥的特征,可定性为"湿毒夹燥"疫毒,其中"湿毒"是病理基础,"夹杂燥邪"是病理特点,"子病及母"是燥与湿毒均盛的原因;燥湿相兼外在表现为肺燥脾湿,主要损伤脏腑在肺、脾,后可伤及五脏。

罗钧允等认为肺疫的病因病机是寒温统一的,此次引起肺疫的疫疠之邪同时具有多样性,既有寒性收敛的一面,又有温性疏泄的一面;既有六气的横向改变,又有卫气营血的纵向改变;且气化与形质同时为病。

宁美娟等认为"郁"是肺疫病机的关键,尝试以"郁"为轴,以玄府学说为横,以三焦理论为纵,形成"郁—玄府—三焦"的立体观,并通过探析清肺排毒汤的合方方解来证明"郁"在本疫情病机的重要性,试阐释肺疫的病机观。

吴静和李晓凤等基于五运六气理论,认为此次疫病属中医"瘟疫""冬温""木疫"的范畴,其发生与 2019 年末异常温暖的气候密切相关,其病机主要是风热疫毒外袭内侵,肝强脾弱气机失利,病机特征表现为上火风燥、中湿,肺疫患者可能出现烦躁易怒、失眠、胁肋胀痛等一系列肝风偏盛的症状。

综上所述,此次疫病在中医学的病因病机方面涉及"湿热毒瘀""寒湿""湿热""湿温时疫""湿毒夹燥""寒温统一""郁"证及从五运六气考虑提出的"木疫"和"冬温"等多个方面。肺疫的病因病机说法虽然百家争鸣,但可从中看到共同之处,中医大家或学者们达成的共识便是此病必离不开"湿"与"疫毒"。

第三节　肺疫的中医辨证分型

国医大师熊继柏认为,此次疫病属于温热浊毒之疠气引起的疫病,并将病程分为轻症期、重症期、危重期、恢复期。以此四期为线索将证型分为温邪犯肺证、咳嗽微喘证、痰热结胸证、邪热壅肺证、肺热腑实证、三焦热盛证、脾肺气虚证及正虚邪恋证。那娜等通过分析有关肺疫中医证候报道的文献计量学相关内容,并对证候规律进行总结,得出肺疫中、轻型可以辨证为寒湿郁肺证和湿热蕴肺证,普通型分为湿毒郁肺证和寒湿阻肺证,重型分为疫毒闭肺证和气营两燔证,危重型辨证为内闭外脱证,恢复期分为肺脾气虚证和气阴两虚证。

谷邵飞和李艳等参考《中医内科学》的肺病辨证内容,结合课题组前期临床调研与经验总结,制定病毒性感染的中医证候标准:①风热犯肺证。症状为咳嗽咳痰不爽,痰黄或黏稠,喉燥咽痛,常伴恶风身热、头痛肢楚、鼻流黄涕、口渴等表热证,舌苔薄黄,脉浮数或浮滑。②痰热郁肺证。症状为咳嗽气息急促,或喉中有痰声,痰多黏稠或为黄痰,咳吐不爽,或痰有热腥味,或咳吐血痰,胸胁胀满,或咳引胸痛,面赤,或有身热,口干欲饮,舌苔薄黄腻,舌质红,脉滑数。③肺阴亏耗证。症状为干咳,咳声短促,痰少黏白,或痰中带血丝,或声音逐渐嘶哑,口干咽燥,常伴有午后潮热,手足心热,夜寐盗汗,口干,舌质红少苔,或舌上少津,脉细数。

李晓凤等基于五运六气理论、根据肺疫的临床表现及基本病机,将其分为四期并给予相应的诊疗方案。①初期:病情轻浅,仅有四肢肌肉酸痛、腹泻、乏力、干咳等表现,有或没有发热。属邪客肺卫,木盛土虚证。②中期:病情加重,风热疫毒入里,肝木化火,肺金被灼,炼液成痰,痰热阻肺,出现咳嗽、咳痰、气喘、胸闷胸痛、目赤、头痛、发热、大便秘结或腹泻等症状。属气分实热,痰热壅肺证。③危重期:病情危重,疫毒深入,肝热上扰,心火炽盛,出现神昏谵语、瘀点瘀斑、四肢抽搐等热闭神昏、热迫血行、热盛动风等症状,如治疗不当,甚或危及生命。属内闭外脱,热入营血证。④缓解期:病情趋于稳定,邪气几去,正气待复,可见气短乏力、食少懒言、口干、呕恶痞满、大便无力、便溏不爽等表现。属气阴两虚证。

第四节　肺疫的中医治疗

疫情暴发后,各省、自治区、直辖市结合当地具体情况制定了中医药诊疗或防治方案,不同专家组群体对肺疫的中医认识和治疗经验亦有不同,体现了中医因时、因地、因人而治的"三因治宜"治疗原则和中医辨证论治的灵活性。无论是在无症状、轻型、普通型还是重型感染的治疗中,均取得了良好的效果,积累了丰富的实战经验。国家卫健委及各省(自治区)卫健委发布的中医防治 COVID‑19 方案对轻型、普通型患者的诊治思路存在差异,但总体遵循"祛邪扶正"的原则。以辨病与辨证相结合,将疾病的病情轻重、病程分期与中医证候相结合,对于提高肺疫的治愈率、降低重症发生率和病死率有一定价值。

一、中药内服法

1. 首辨病程阶段,分期治疗

由国家卫健委组织制定的《新型冠状病毒感染诊疗方案(试行第六版)》将临床治疗期分为了初期(寒湿郁肺)、中期(疫毒闭肺)、重症期(内闭外脱)和恢复期(肺脾气虚)四个阶段。初期推荐的主要中药处方包含了藿香正气散及达原饮的加减方,中期推荐的主要处方中包含麻杏石甘汤合葶苈泻肺汤的加减,重症期治以人参、黑顺片、山茱萸送服苏合香丸或安宫牛黄丸,恢复期(肺脾气虚)的处方中能够看到黄芪六君子汤的加减方。

李济仁大师基于"寒热分治"理论,在温热病领域较早地开展特色治疗,其家族创立了多种内服外用的有效方药治疗温病。特别是在寒热分治的基础上总结出具有代表意义的"清络饮""温络饮"等方药,已在多家医院推广应用。李老将寒热辨证思想长期应用于急危重患者,并总结出丰富的治疗病毒性肺炎的经验。李老在日常诊疗工作中化繁为简,在寒热辨证的基础上根据疾病发展阶段及证候特征,将病毒性肺炎分为 3 种类型:前、中、后 3 期分别以风热犯肺证、痰热郁肺证、肺阴亏耗证为主,并依据自身长期的临床经验制订了具有良好疗效的肺炎 1 号方、肺炎 2 号方、肺炎 3 号方。

熊继柏教授根据国家卫健委发布的《新型冠状病毒肺炎诊疗方案》,结合自己的临床经验,提出了针对肺疫的辨治方略。他强调中医"治未病"和"辨证论治"的理念,并根据疾病的不同阶段制定了相应的治疗原则和方药。在疾病早期,熊继柏教授主张采用辛凉解表的治疗原则,以祛散外邪,防止病情进一步发展。常用的中药方剂包括金银花、连翘、荆芥、薄荷等,这些药物有助于缓解发热、咳嗽等症状。进入疾病中期,当患者出现高热、咳嗽、痰多、气喘等症状时,熊继柏教授建议转变治疗策略,采用清热化湿、宣肺平喘的方法。此时可选用清肺排毒汤等方剂,其中的黄芩、黄连、茯苓、泽泻等药物有助于清除体内湿热,缓解肺部症状。对于病情严重的患者,熊继柏教授强调要重视滋阴补气,扶正固本。在此阶段,患者的抵抗力严重下降,需要通过补益药物来恢复元气,常用的药物包括人参、黄芪、当归、熟地等。这些药物能够帮助患者恢复体力,提高免疫力。

张伯礼院士在治疗上主张分期辨证论治,其治则以化湿解毒、辟秽化浊为根本,基于三焦膜原气血论治,依据湿毒疫的核心病机,三因制宜,辨证论治。初期轻症、普通症以宣肺透邪、芳香化浊、平喘化痰、通腑泄热为治法,防止病邪深入,截断病势,使之不向重症发展。重症期治以肺肠同治、解毒活血、通腑泄浊之法,邪恋中焦,逐邪是第一要义,把住气分关,防止中焦阳明毒热内闭,截断向危重症发展。

刘清泉教授经过审症求因,认为本次疫情以湿毒为主要特点,经临床观察,以中医的症、舌、脉为主体,把握证候特征,初步可分为 4 期论治,即早期、进展期、极期(危重期)、恢复期。治则治法拟为辟秽化浊,以祛邪为第一要义,以分消湿热、宣畅气机为主,抓住早期、进展期治疗,是减少危重症、降低病死率的关键。湿毒疫早期可有表证,但实无表邪,因此不应当单纯辛温发汗解表,而应重在透散邪气。进展期、极期的出血并非热入营血,而是湿毒伤络所致。危重症湿化热更多见,湿为主体,湿毒化热伤络,侵袭肺脾。中成药如藿香正气水(胶囊、口服液)、防风通圣丸(颗粒)亦可随证选用。

在国家和上海市的中医诊疗现行方案基础上,结合 2022 年春季上海市疫病患者的临床表现和中医药救治特点,上海市中医药诊疗专家组认为,此次疫病属中医学"湿毒疫"范畴,应以解热毒、化湿毒、祛瘀毒为治疗核心,以减少病情加重、加速病毒清除为治疗目标。薛艳等认为本病治疗当以祛邪为第一要义、疏利透达为关键治法,以尽早使湿毒之邪有出路。早期当化湿解秽,宣透疏利,若湿毒郁而化热当兼清郁热,若化燥伤津当顾护津液;中期当清肺泄热,宣肺通腑,透达膜原,疏通三焦,着眼于祛湿毒,清热毒,化瘀毒,及时截断病势,顾护阴津;危重期当及时提供重症支持治疗,以及开闭固脱之方药;恢复期当注意清彻余邪,益气养阴,瘥后防护。中医药干预本病重在尽早(初、中期)祛除毒邪,截断病势,改善患者症状,并在恢复期进行调护。

吉林省中医药救治专家组成员深入临床一线,采集省内患者四诊信息,分析病情特征,结合五运六气理论,认为此次疫情属中医"寒湿肺疫病"范畴,是杂气为病,疫疠之气由口鼻而入,内舍于半表半里,邪伏膜原,进而成毒邪,毒损五脏六腑所致,具有"寒、湿、瘀、虚"的致病特点。临床按外感期、肺炎期、重症期、重危期、恢复期分期论治。治则上,标本同治,扶正祛邪,攻补兼施,宜通,宜荣。临证时,坚持中医象思维整体观念,同病异治,辨证识病,辨证求因,定病审因,辨证论治。外感早期:疫毒外袭,寒湿内盛,治宜散寒除湿,宣肺解表。外感迁延期:邪郁肌表,痰热郁肺,治宜解肌清热,宣肺化痰。肺炎初期:寒湿疫毒束表,湿浊痹阻肺络,治宜温肺化湿,除痹通络。肺炎中期:热毒痹肺,治宜清热解毒,扶正除疫。肺炎重症期:脾胃虚冷,疫毒化火,治宜温补脾胃,解毒散结。重危期:内闭外脱,治宜回阳固脱,开窍醒神。恢复期:肺肾虚冷,肺络痹阻,治宜温肺助阳,除湿通痹。

李晓凤等基于五运六气理论,根据疫病的临床表现及基本病机,将其分为4期并给予相应的诊疗方案。初期：病情轻浅，仅有四肢肌肉酸痛、腹泻、乏力、干咳等表现，有或没有发热。属邪客肺卫，木盛土虚证，治以解表宣肺，疏肝健脾。宜用辛凉之剂桑菊饮、银翘散、加减葳蕤汤，轻清宣透，开泄肺气；肌肉痛甚者，当予柴葛解肌汤或桂枝汤类微汗祛邪解肌；并予苓术汤、白术厚朴汤等调和肝脾。中期：病情加重，风热疫毒入里，肝木化火，肺金被灼，炼液成痰，痰热阻肺，出现咳嗽、咳痰、气喘、胸闷胸痛、目赤、头痛、发热、大便秘结或腹泻等症状。属气分实热，痰热壅肺证，治以清金化痰，清肝泻火。宜用麻杏石甘汤、清金化痰汤、小陷胸汤加枳实汤、宣白承气汤等宽胸祛痰，泻热理气；龙胆泻肝汤、化肝煎等清肝泻火，解毒祛湿；脾虚湿阻者，当以二陈汤、苓桂术甘汤、藿朴夏苓汤等健脾祛湿，芳香化浊，醒脾运湿，以绝生痰之源；肺热移肠者当予葛根芩连汤及承气汤类清腑泻热，导热毒从大便而去。危重期：病情危重，疫毒深入，肝热上扰，心火炽盛，出现神昏谵语、瘀点瘀斑、四肢抽搐等热闭神昏、热迫血行、热盛动风等症状，如治疗不当，甚或危及生命。属内闭外脱，热入营血证，继续清金化痰，清热解毒，方药参考中期。生脉散或参附汤、四逆汤、参附龙牡汤送服安宫牛黄丸或紫雪丹、至宝丹以回阳救逆，开窍醒神。缓解期：病情趋于稳定，邪气几去，正气待复，可见气短乏力、食少懒言、口干、呕恶痞满、大便无力、便溏不爽等表现。属气阴两虚证，治以益气养阴。宜用沙参麦门冬汤、竹叶石膏汤等益气养阴，扶助正气。同时勿忘肝强脾弱的病机，热病后期耗伤阴血，适当予一贯煎等滋补肝体。若出现阳虚见证，可予理中丸、补中益气丸等适当温补中焦。因处在热病后期，当注意温阳不可助热伤津，温阳药物与滋阴药物应合理搭配。

针对肺疫的防治，胡世平教授提出未病先防、既病防变、瘥后康养的"三步走"诊疗策略，并依据深圳市的气候变化特点、人群禀赋体质差异，对肺疫的预防期、治疗期及康养期，分别制订疫毒清散、清瘟散和瘟热清散系列方及新冠康养系列方，覆盖肺疫的预防、治疗、康养全周期。事实证明，胡世平教授运用中医药全周期防治肺疫的诊疗策略，不仅在肺疫初期有限的时间和区域内有效控制了疫情的蔓延，同时在治疗期很大程度上减轻了患者的症状，更在康养阶段极大提升了患者的健康水平。

范伏元等认为此次肺疫属于一种独特的疫毒，根据患者病情可分期论治：初期，湿毒郁肺，燥伤肺阴，治疗既要燥湿解表，同时要注意顾护津气，避免过燥伤阴；中期，疫毒陷肺，在宣肺解毒的基础上加用清肺润燥之品，酌情加用活血通络药；极期（危重症），疫毒壅肺，内闭外脱，治以开闭固脱，解毒救逆，注意根据阴阳虚实辨证施治；恢复期，邪未尽，正未复，需清补并行之法，里外宣通。

谢纬等通过辨证论治提出早期以清暑利湿，解表透邪，中期以宣肺化痰，和解少阳，恢复期以健脾化痰、益气固表为治疗原则。同时还提出对于婴幼儿患者应结合小儿生理病理特点，坚持辨证论治；通过改善中药口感解决儿童服药困难等问题；重视宣肺化痰，采取趴睡体位及拍背促进排痰；全程顾护脾胃；强调中医药早期干预、全程参与，能有效改善发热、咳嗽、咯痰、腹泻等症状，促进肺部炎症吸收。

2. 辨明邪正关系，祛邪兼顾扶正

王永炎院士团队从中医疫病理论角度分析此次疫情属于疫毒或秽毒作祟，故首要治法是逐秽解毒。毒邪入里，容易痹阻气机，故而疏利气机、通解表里是治疗疫病的要义。此外，由于疫毒属于毒邪，具有毒烈性，容易损伤人体正气，因此治疗疫病的整个过程都要注意顾护正气，随证加入扶正的相关药物。

国医大师徐经世根据"治未病"理念创制"双叶茶饮"，郭娟等依据茶饮方解分析因疫病初期属秽毒之邪袭于肺，所以预防方药要具有针对性，肺脏以其宣发肃降之能主气司呼吸和通调三焦水道，预防方药应能增强肺的生理功能，使其翕辟如常，三焦畅达，由此可防邪深入，导邪外出。方中叶类药物多清轻走上，而肺居于上，故同气相求，桑叶与苏叶，两者一寒一温、一降一散，相制为用，正合肺之翕辟之性，再伍以鲜生姜更增疏解卫表、宣肺辟秽之力；鲜生姜与紫苏叶相合，使清除秽毒作用加强，再取鲜生姜解表温中与甘草补脾益气，共同顾护胃气，给邪以出路，使邪气远离人体或从体内及时排出；再

佐芦根以清润肺燥，保肺生津，取生甘草调和诸药，更有清肺解毒、止咳宁心之效，最终使人体内环境达到"阴平阳秘"动态平衡的健康状态。双叶茶饮因其疗效好、见效快，在疫情初期即在安徽全省迅速投放。

苗伟通过研究发现，肺疫患者因疫毒之邪侵袭肺位，导致肺气不宣，以发热、咳嗽、气短等为主要表现，因此化痰止咳平喘、解表、清热三类中药使用频率最高。又因机体受邪，正邪交争，至重症阶段，疫毒湿热煎熬于内，正邪反复交争，易消耗人体正气，正气一虚，则难以维持对人体津液的化生及固摄功能，易导致气不摄津，而出现阴液的流失，病情必愈加危重。故在治疗过程中，应注意及时合理运用参芪等补气之品，防止"气不摄津"之变。同时，选用归属肺经的中药能够直达病灶，更好地发挥治疗作用；选用归属胃经、脾经的中药则能够更好地健运中焦，固护脾胃，巩固后天之本，从而改善子盗母气所致脾胃失调的问题，更好地增强其化生气血以扶正固本的作用。

《新型冠状病毒肺炎（COVID‑19）中西医结合临床诊疗快速建议指南》指出，肺疫表现为表里同病、寒热共见、燥湿错综、虚实夹杂的病理性质，治疗原则是透邪解毒，疏利气机，润燥祛湿，顾护正气。解毒之法可根据症状选择使用祛秽解毒、清热解毒、温阳解毒等，毒邪入里，痹阻气机，可以辛温、辛凉解表，配合攻逐泻下，通瘀破结，以及和解表里、开达膜原等法疏利气机，通解表里。由于临床上肺燥与脾湿共存，故宜润肺燥兼祛脾胃湿邪。由于疫属毒邪，具有毒烈性，容易损伤人体正气，因此治疗疫病整个过程均要注意顾护正气，随证加入扶正的相关药物，早期可起到截断、扭转、防止病情进展的作用。要重视判断轻症与重症，并作出相应的处理。重症与危重症中药注射剂的使用要遵循从小剂量开始，逐步辨证调整的原则。

陕西省中医院的樊高薇认为，首重祛邪、重视护正、防传变是治疗的关键。①首重祛邪。此次疫情属于温疫病，"湿毒"邪多在人体免疫力下降时，侵入人体而致病。"湿毒"具有重浊黏滞，易阻滞气机、湿毒化热、伤阴耗气等特点，尽早使用中医药祛除毒邪是当务之急。治疗新冠感染"逐邪为第一要务"，应尽早祛除毒邪，以最大限度地减少其对机体的损害及并发症的发生，阻止疾病进一步传变。祛邪不是单纯地杀灭病毒，而是给病邪以出路，消除邪气，祛邪外出。本病的主要病机是闭肺困脾，壅滞气机，湿毒化热，所以本病应在辨证论治的基础上，注重宣降肺气，健脾胃，祛湿透邪。②重视护正。温病的发生发展过程始终是正邪相争的过程。正胜则邪退，正虚则邪陷。所以治疗过程中必须十分重视患者的正气，固护其胃气津液，增强机体的抗邪能力。肺疫在医学观察期主要以逐邪为主，临床治疗期以逐邪扶正为主，恢复期多以扶正为主。肺疫主要病位在肺、脾、胃，病变过程主要是耗伤气阴，病变后期主要是气阴耗竭，内闭外脱而成危象，故临床应密切观察气阴亏损的情况，在治疗过程中应时时顾及气阴，正如吴鞠通所云："留得一分津液，便有一分生机。"③防传变。肺疫按照卫气营血的传变规律，要抓住各个阶段的证候和病机，从而确定相应的治法。病机初见端倪，即可采取措施，用药先于病机病势，以阻止传变，防范其发展成坏症。

3. 结合地域特点，三因制宜

根据各版本关于中医治疗阐述的主要变化，结合目前临床一线病例的主要特征，参照中医温病学数千年的文献记载，临床上应根据患者病程的不同时期运用卫气营血辨证，治疗该病以逐邪为要，并强调逐邪应尽早，不仅要结合疫毒所在不同脏腑部位，出现不同症状而确定治法方药，还需结合当地实际，采用"三因制宜"的中西医结合方法治疗肺疫，才能使疫情早日得到控制。

胡国俊基于"三因制宜"理论，根据各地气候特点、地域特征和个体差异，法于经典，灵活化裁，以寒热虚实为纲，从"寒、湿、热、虚"着手，总结出散寒、化湿、清热、益气、滋阴、温通等多种治法治疗肺疫，疗效显著。其依据"三因制宜"思想，法于经典，而不泥其方；师其方，而不拘其药；方证对应，有是证，用是方，善于化裁，灵活加减。

基于"因地制宜"的理论研究，冯芮琪等发现此次疫情华中地区以寒湿为主，用药多为温、燥发散之品，而华南及华东地区以湿、热为主。其中，华东地区湿重于热，患者多伴痰多、纳差等症状，故多配伍具有化湿醒脾功效的中药；华南地区热重于湿，用药多配伍清热解毒行气之品；北方地区气候干燥，干咳少痰及痰黏难咯的症状较多,所用药物多具有养阴润燥、化痰生津的功效。对体质虚弱的患者采用益气固表、扶正解毒法,对孕妇采用安胎法,对老年人采用益气养阴法,体现了中医"因人制宜"的诊疗特色。

吴深涛教授认为此次疫情当属中医"浊毒疫"范畴,其病机在于浊瘀壅滞,腐秽酿毒,浊毒疫邪,上闭肺气,中及脾胃,下干肠道,流布三焦,弥漫周身,治疗应遵循"三因制宜"辨证论治,基于其浊毒为患的病机,化浊解毒法应贯穿治疗始终。对于重症患者,适时适当使用通腑泄浊法,可对病情起到截断、扭转的作用,恢复期应运脾化浊,升降气机,日常预防应注重未病先防,固护正气。

在疫病流行期间,各地区诊疗方案中提出了一些新的方药组合,一些医院亦采用院内自拟方剂对患者进行治疗。长春中医药大学针对奥密克戎感染的寒湿疫,自拟解肌宣肺除疫方、疏风散寒除疫方、温肺化湿除疫方等,河北任丘地区自拟预防方,北京地区针对患者疫毒袭肺、湿毒郁肺、疫毒壅肺等不同证型开具协定方。

通过对七大地理行政区儿童预防方药的四气五味和归经进行分析,发现七大地理行政区使用的药物五味多为甘、辛、苦味药,甘能补能和,辛能发散,苦能燥能泻,说明儿童预防肺疫多以补益、解表、祛湿为主。各地区使用药物四气情况为东北地区多使用温性药物以温化寒湿,如大枣、黄芪等;华北地区多使用寒性药物以清热泻火,如金银花、芦根等;华中地区多使用寒性药物以清热利湿,如芦根等;华南地区多使用寒性药物以清热燥湿,如黄芩等;华东地区多用寒性、平性药物以健脾化湿,清热祛湿,如薏苡仁等;西南地区多使用微温、寒性药物以健脾化湿,清热泻火,如广藿香、芦根等;西北地区多使用平性、微温药物以健脾化湿,佐以寒性药物清热泻火,如黄芪、防风等,体现了因地制宜的预防原则。研究发现,七大地理行政区使用药物归经频率较高的多为肺、脾、胃,说明各地区在预防肺部损伤的同时,多注重固护脾胃。通过对七大地理行政区儿童预防用药分析发现,东北地区的核心处方与《金匮要略》黄芪建中汤相似,华北地区核心处方与《医方类聚》中的玉屏风散相似,华中地区核心处方与《景岳全书》中的正柴胡饮相似,华南地区核心处方与《温病条辨》桑菊饮相似,华东地区核心处方与《验方新编》四妙勇安汤相似,西南地区核心处方与《温病条辨》银翘散相似,西北地区核心处方与《医学衷中参西录》升陷汤相似,诸药配伍可供临床参考。

二、中医外治法

中医外治法是以中医基础理论为指导,运用特定手段将药物施用于人体皮肤、孔窍、经络、腧穴等部位,以发挥疏通经络、调节气血、解毒化瘀、扶正祛邪等作用的治疗方法。"肺开窍于鼻,外合皮毛",疫疠之邪从口鼻而入,沿经络气血向内传变,其首先犯肺,而后循经感传,侵犯其他脏腑。因此,艾灸、中药香囊、穴位贴敷等多种中医外治法,可使药物直接作用于口鼻、皮毛和经络腧穴,从而达到"内病外治"的效果。艾灸治疗传染性肺系疾病的历史久远。晋代葛洪《肘后备急方》记载:"以艾灸病人床四角,各一壮,令不相染。"可见艾灸在肺疫的治疗中,发挥了积极的作用。艾灸对多种传染性疾病的防治历史悠久,疗效确切。研究发现,艾灸有消炎抗菌、免疫调节、抗病毒、调节负性情绪等作用,能够用于空间消毒,提高机体免疫力,防止肺疫患者愈后复阳。管丹丹等收集整理疫情期间的临床研究报道后发现,艾灸对肺疫患者居家隔离期的"未病先防"、临床症状的缓解,以及恢复期患者的"瘥后防复"均有作用。

广东省的中医团队认为,湿邪是肺疫的核心病机,针对寒湿证和湿热证患者,分别在不同的穴位以不同药物进行贴敷。湿热证选取肺俞、定喘、曲池、天突等穴,药用黄芩、黄柏、鱼腥草等,以蜂蜜调膏;寒湿证常用穴位为肺俞、定喘、足三里、大椎、脾俞,选用白芥子、细辛、吴茱萸等,以生姜汁调和。这些外治法具有散寒除湿、扶正祛邪、健脾补肺的作用,且具有使用方便、操作简单、无风险、无不良反应的优势。广东省的中医团队在对其病区内患者进行治疗的过程中,除给予中药治疗外,还采取按摩、刮痧、拔罐、药浴、八段锦等疗法,以缓解患者症状,防止并发症的发生。

肺疫病位在肺,属上焦病,鼻为肺之外窍,与肺相通应,故"上用嚏"可用于预防肺疫。柯超等认为,由涂鼻法、嗅鼻法、熏鼻法发展而来的药物涂鼻、香囊佩戴、药物熏烧,较少用于取嚏,多用作个体或公共场所的疫病预防,疗效较佳。由滴鼻法、灌鼻法、吹鼻法、搐鼻法和塞鼻法发展而来的鼻腔给药,同样也多因其药物作用较好而用于疫病预防。目前,临床可进一步研究针对肺疫的滴剂或者喷雾剂。

邹德辉提到了以下几种中医外治法及其疗效:①艾灸疗法。通过点燃艾绒对人体特定穴位进行温热刺激,以达到温经通络、扶阳固脱的效果。在肺疫的治疗中,艾灸可以帮助增强机体的免疫功能,缓解疲劳和肌肉酸痛等症状。②拔罐疗法。利用拔罐器在皮肤上形成局部负压,刺激经络和穴位,以达到祛风散寒、活血通络的效果。对于肺疫患者,拔罐可以帮助缓解呼吸道症状,如咳嗽和气短。③刮痧疗法。通过刮擦皮肤表面,以达到祛风除湿、活血通络的效果。刮痧在肺疫治疗中可以帮助缓解发热、头痛等症状。④中药熏蒸疗法。利用中药蒸气对人体进行熏蒸,以达到杀菌消毒、温经通络的效果。中药熏蒸在肺疫的预防和治疗中可以起到辅助作用,尤其是在改善呼吸道症状方面。邹德辉在文章中强调,中医外治法在肺疫的治疗中应根据患者的具体症状和体质进行个性化的治疗方案设计。同时,这些疗法应与其他治疗手段如药物治疗、物理治疗等相结合,确保获得最佳疗效。

针灸作为一种中医特色疗法,在治疗疫病方面有着悠久的历史。自《素问·刺法论》有"升降不前,气有交变,即成暴郁……须穷刺法,可以折郁扶运,补弱全真,泻盛蠲余,令除斯苦"的记载开始,唐代孙思邈《千金翼方》载"诸烦热,时气温病,灸大椎百壮,针入三分泻之,横三间寸灸之",再到明清时期徐凤《针灸大全》针刺十二井穴治疗"一切暴死恶候,不省人事及绞肠痧",几千年的针灸防疫经验为广大医务工作者用针灸治疫、防疫奠定了坚实的基础。

《新型冠状病毒肺炎针灸干预的指导意见(第二版)》建议居家人员自灸足三里、内关、合谷、气海、三阴交等穴位。穴位贴敷为药物与针刺相结合的复合疗法，有报道显示，依据不同临床分型和不同证型配伍不同的中药组方，取大椎、肺俞、定喘、足三里等穴位进行中药穴位贴敷，结果显示总有效率为100%。

陈波等建议对肺疫患者应尽早结合针刺治疗，以降低炎症反应失控导致并发脓毒症的风险。针刺治疗简便易行，不良反应少，只要严格执行洁针操作，基本可用于不同分期的肺疫患者。

自古即有用针灸防治疫病的临床记载，对于现代各种急性传染性疾病进行针灸治疗，也有明确、可靠的疗效报道。刘兵等通过论述针灸视角下的肺疫认知，提出针灸介入疫病防治在理论上的可行性与可靠性，并给出关于肺疫分期论治、辨经选穴、择法施术的独特"针灸方案"。文中还提出了针灸体表相关腧穴可直接效应"膜原"以治疗疫病的新认识。根据肺疫病机演变规律，针灸干预分为医学观察期、临床治疗期、恢复期3个阶段来进行。①医学观察期（疑似病例）。此部分患者有2种类型，肺疫与普通感冒发热等，由于两者很难分辨，因此对其治疗依据"邪之所凑，其气必虚"及"截断病势"顾护脏腑的思路。针灸干预以疏通手太阴、手足阳明经为主，部分患者可能邪在太阳，出现鼻塞、流清涕、恶寒、项背酸楚等症，则配天柱、风门、大椎、肺俞等，以开太阳经气。②临床治疗期（确诊病例）。病位主要在"肺"，累及脾胃、大肠，"湿毒"为本病的病机核心，也可以认为"湿毒"疫气由口鼻直入"膜原"，影响胸膜与腹膜，导致肺脏及胃肠功能发生紊乱。针灸干预可以从肺、脾、胃入手，并加强"培土生金"之力，全面提升脏腑功能，减少脏器损伤。同时，参考古今针灸"抗疫"之穴、之法，尽早将湿毒疫气用针灸方法祛除，通过腧穴体表这个"开口"，以针刺泻法、艾灸、刺血、刮痧、穴位贴敷等，将湿毒之气顺势排出。对于重型患者，也可以以"重灸"之法，强刺激关元、气海、中脘等穴，迅速提升先后天之气，此即《扁鹊心书》提到的大病宜重灸的"保命"首法。③恢复期。病程进展到此期，患者整体状况往往比较稳定，病情进展缓慢，但其身体也多元气大伤，脏腑功能衰减，疫气余毒亦未尽除。针灸干预可结合患者体质及恢复状态，根据不同情况辨证施治，但需以补养为主，兼顾除邪。针灸腧穴是可以实现补益身体作用的,腧穴如脏腑俞募穴、原穴,多气多血的阳明经穴,及气海、关元、命门等穴,无论何种刺激,本身即有补益作用;方法如艾灸可治"阴阳皆虚""经陷下者"之证,针刺补法、穴位贴敷等也可达到补养调整的目的。另外,恢复期若病情康复缓慢,久病入络,痰瘀阻络,脏器受损,影响全身气血的化生与运转,可以考虑刺络出血或灸法通络,实现"气血流通即是补"的目标。

常小凡等通过回顾并整理 2020—2021 年发表于 CNKI、万方、维普等数据库中有关针灸治疗本病的临床研究文献,发现针灸疗法在抑制炎症反应及实际临床操作中具有显著的效果和独特的优势,且治疗手段多样,常用的方法主要包括毫针刺法、艾灸、穴位贴敷、耳针等。通过对这些文献进行综述,证明了针灸治疗肺疫的有效性,为临床治疗肺疫提供新的方法。

三、康复疗法

肺疫感染后经过临床治疗,一部分患者康复出院,回归社会,但仍有部分患者遗留不同程度的呼吸功能障碍、躯体功能障碍、心理功能障碍,以及日常生活、活动能力及社会参与能力等多种功能障碍。康复治疗的目标是减轻/缓解症状,提高患者的运动耐力,改善呼吸功能,使其逐步回归日常生活。中医康复理念以整体观和阴阳理论为基础,采用恰当、缓和的康复干预措施,充分发挥药物、功法、按摩、穴位的作用,从而修正机体失衡状态,有利于预防并发症,改善呼吸功能,增强抵抗力,恢复体力,减轻焦虑等。

张建斌等基于肺疫恢复期患者的主要临床问题,结合中医药康复理念和技术方法,从评估和干预两方面提出了相应的对策。其中,评估方面,主要有正气受损和余邪未尽两个方面,前者包括伤气、伤阴、伤形、伤神,后者包括夹痰、夹瘀。此外,还要兼顾患者的体质、年龄、性别等。干预方面,需要从形神相俱、攻补兼施、内外并用几个方面进行康复治疗,提出相应的康复策略流程,从而缩短恢复期患者的康复时间,提高其生活质量。

针对肺疫康复患者,中医气功导引可以调摄情志,协调脏腑,改善和恢复机体功能,并依靠其"三调"的整体性来达到康复效果。传统中医气功的方式方法多种多样,如易筋经、八段锦、六字诀等,具有动静结合、刚柔相济、意气相随、内外兼修、身心并重的特点,可培补元气,平衡阴阳,疏通经络,调和气血,调理脏腑。功法练习每次 10~20 分钟,每日 1~2 次,根据个人具体情况调整当天运动方式及总量,亦可针对自身情况,强化单式练习。气功导引法注重"身、息、心"三调合一,对患者康复大有裨益。王婉霖等通过对肺疫患者实施中医康复方案后期仍存在的症状进行分析,调查其转阴后生存质量的变化,评价中医药干预的影响。结果发现,肺疫康复患者出院 3 个月后仍存在明显的后遗症状,主要表现为乏力、咳嗽、头晕、头痛、焦虑、抑郁等。中医康复方案可明显减轻患者后遗症状,特别是在焦虑、抑郁状态的发生及改善方面。肺疫恢复期患者大多以肺气虚衰、肺阴虚弱为特征,可将其归类到中医"虚劳"范畴。由于全国各地均出现康复期"复阳"现象,且重新恢复传染性,因此对于慢性虚损性肺病需要较长时间的调养和恢复。邹吉宇等认为,以"五脏相关,以肺为要""肺体金魄,形神共养""天人合一,杂合以治"为整体原则,采用鼻部保养、肠道调护、中药、针灸、按摩、气功等基本方法,可以缩短患者康复时间,让其有序回归社会。

周胜元等观察气虚血瘀体质贴联合八段锦功法对气虚血瘀体质的肺疫恢复期患者的临床疗效,治疗 12 周后,与治疗前相比,试验组中医症状总积分明显降低,且在改善肌肉疲劳、气短、心悸、胸闷、干咳上的积分较对照组积分明显降低。表明体质贴联合八段锦康复治疗对气虚血瘀体质肺疫恢复期患者的症状有改善作用,尤对肌肉疲劳、气短、心悸、胸闷、干咳改善明显,同时可以减轻患者疲劳,改善患者睡眠质量。王博寒等评价中西医结合康复方案(中医传统康复疗法包括呼吸疗愈法、经络锻炼法、八段锦等)治疗肺疫感染后综合征患者的临床疗效,发现治疗组患者血氧饱和度升高,6 min 距离等级分布较对照组改善,治疗组患者治疗后膈肌活动度,上肢前夹肌、躯干屈肌、左髋内收肌肌力变化率增加,表明中西医结合康复方案对肺疫感染后综合征患者的心肺功能、身体机能康复有益。李学文等分析赋能早期呼吸康复训练在肺疫患者中的应用效果,观察组康复训练后与康复训练前相比,呼吸频率较低,血氧饱和度较高,FIM 评分较高,Barthel 指数评分较高。观察组与对照组相比,肺部病灶吸收时间缩短,康复训练依从性较高,表明在肺疫患者中应用赋能早期呼吸康复训练,可有效改善患者的呼吸频率及血氧饱和度,提高其独立生活能力,患者依从性较高。王巧琳等探讨中医综合康复治疗体系在肺疫恢复期患者治疗中的应用价值,治疗后观察组中医证候积分均明显低于对照组,并且治疗后观察组免疫球蛋白(IgA、IgG、IgM)及淋巴细胞亚群($CD3^+$、$CD4^+$、$CD4^+/CD8^+$)水平明显高于对照组,观察组呼吸功能指标及肺顺应性改善效果均明显优于对照组。表明集中药方剂、针刺与中医特色康复疗法于一体的中医综合康复治疗体系在肺疫恢复期患者中的应用,可进一步促进患者免疫功能与呼吸功能的恢复,且简单易行,实施与推广难度较低。

参 考 文 献

[1] 武汉大学中南医院新型冠状病毒肺炎防治课题组. 新型冠状病毒肺炎(COVID-19)中西医结合临床诊疗快速建议指南[J]. 中国研究型医院,2020,7(2):51-64.

[2] 仝小林,李修洋,赵林华,等. 从"寒湿疫"角度探讨新型冠状病毒肺炎的中医药防治策略[J]. 中医杂志,2020,61(6):465-470,553.

[3] 吕文亮. 基于《湖北省新型冠状病毒肺炎中医药防治指引(试行)》的解读[J]. 世界中医药,2020,15(2):125-128.

[4] 郑文科,张俊华,杨丰文,等. 从湿毒疫论治新型冠状病毒肺炎[J]. 中医杂志,2020,61(12):1024-1028.

[5] 杨志旭,范铁兵. 从寒湿疫毒论治新型冠状病毒肺炎探析[J]. 中国中医急症,2020,29(9):1513-1516,1518.

[6] 孙玉洁,曾兰,刘林,等. 基于新型冠状病毒肺炎的因、机、证探讨湿毒疫的发生发展规律[J]. 中华中医药杂志,2021,36(12):7007-7010.

[7] 南征,王檀,仕丽,等. 吉林省新型冠状病毒肺炎中医诊治思路与方法[J]. 吉林中医药,2020,40(2):141-144.

[8] 范伏元,樊新荣,王莘智,等. 从"湿毒夹燥"谈湖南新型冠状病毒肺炎的中医特点及防治

　　　[J].中医杂志,2020,61(7):553-556.

[9] 刘清泉,齐文升,陈腾飞,等.北京市新型冠状病毒肺炎重型、危重型中医诊疗专家共识
　　　[J].北京中医药,2023,42(1):47-50.

[10] 曹鹏,唐仁康,何成诗.新冠肺炎的燥疫本质初探[J].辽宁中医杂志,2020,47(10):
　　　64-66.

[11] 李晓凤,杜武勋.基于五运六气理论对新型冠状病毒感染肺炎的几点思考[J].中华中医
　　　药学刊,2020,38(3):13-16.

[12] 王玉光,齐文升,马家驹,等.新型冠状病毒肺炎中医临床特征与辨证治疗初探[J].中医
　　　杂志,2020,61(4):281-285.

[13] 马运涛,王斌,吴深涛.吴深涛教授从"浊毒疫"论治新型冠状病毒肺炎临证体会[J].天津
　　　中医药,2021,38(8):966-970.

[14] 冯芮琪,路童,战丽彬."三因制宜"理论辨治新型冠状病毒肺炎探析[J].中华中医药学
　　　刊,2020,38(4):15-19.

[15] 范逸品,王燕平,张华敏,等.试析从寒疫论治新型冠状病毒肺炎[J].中医杂志,2020,61
　　　(5):369-374.

[16] 李伟伟,雍亚云,吴玉苗,等.儿童新型冠状病毒肺炎的病因病机演变及治疗探讨[J].世
　　　界中医药,2020,15(3):310-314.

[17] 那娜,张冷.新冠肺炎临床中医证候文献计量学分析及证候规律总结[J].中医学报,
　　　2020,35(12):2493-2499.

[18] 谷绍飞,李艳,张转喜,等.国医大师李济仁经验方联合奥司他韦治疗病毒性肺炎临床观
　　　察[J].光明中医,2023,38(8):1550-1553.

[19] 杨珺涵,孔德昭,段佳荞,等.新型冠状病毒肺炎中医现代诊疗方案证治分析[J].辽宁中
　　　医药大学学报,2021,23(5):197-202.

[20] 李晓凤,张少强,丛紫东,等.新型冠状病毒肺炎中医诊断及辨证治疗思考[J].中华中医
　　　药学刊,2020,38(5):21-24,262.

[21] 谢纬,陈生,刘禹翔,等.以中医药为主治疗幼儿德尔塔变异株新冠肺炎的临证体会[J].
　　　中国中医基础医学杂志,2022,28(10):1718-1721.

[22] 郭娟,王化猛,徐怀彦,等.国医大师徐经世"双叶茶饮"对新冠肺炎防治的临床价值及治
　　　未病理念在抗疫中的作用探析[J].亚太传统医药,2021,17(4):188-190.

[23] 王前,徐晓花,唐丽娟,等.基于脏腑和气血辨证理论探讨新型冠状病毒肺炎的肺外表现

[J].世界科学技术-中医药现代化,2021,23(11):4222-4229.

[24] 蒉慧颖,曾普华,黄惠勇,等.曾普华教授从"肺脾同病"救治重型新型冠状病毒肺炎的经验[J].湖南中医药大学学报,2020,40(8):913-917.

[25] 上海市新型冠状病毒感染中医药诊疗专家共识(2022春季版)[J].上海中医药杂志,2022,56(7):5-6.

[26] 杨映映,李青伟,鲍婷婷,等.仝小林院士辨治新型冠状病毒肺炎:"寒湿疫"辨治体系的形成、创新与发展[J].世界中医药,2022,17(6):833-837,842.

[27] 李宝乐,李小叶,任顺平,等.结合3~5版《新型冠状病毒感染的肺炎诊疗方案》和古代文献初探新型冠状病毒肺炎的中医药辨治[J].中草药,2020,51(4):873-877.

[28] 田文韬,许文彬,施卫兵.胡国俊基于"三因制宜"理论辨治新型冠状病毒肺炎经验[J].安徽中医药大学学报,2021,40(3):1-3.

[29] 罗虎,赵志敏,辛奕君.穴位贴敷辅助治疗新型冠状病毒肺炎初探[J].河南中医,2020,40(6):831-834.

[30] 柯超,单生涛,谢峥嵘,等.中医外治疗法预防新型冠状病毒肺炎[J].中医学报,2020,35(9):1834-1837.

[31] 邹德辉,常宏.浅议中医外治法在新型冠状病毒肺炎中的应用价值[J].中医学报,2020,35(5):920-923.

[32] 常小凡,谢西梅,唐园园,等.针灸治疗新型冠状病毒肺炎文献研究概况[J].陕西中医药大学学报,2023,46(4):7-11.

[33] 陈波,金观源,陈泽林,等.针刺防治新型冠状病毒肺炎及其并发脓毒症的科学依据探讨[J].世界中医药,2020,15(2):140-143,149.

[34] 刘兵,王华,周仲瑜,等.针灸防治新型冠状病毒肺炎理论与临证思路探析[J].中国针灸,2020,40(6):571-575.

[35] 孙培林.针灸在新型冠状病毒肺炎治疗中的应用[J].中医药导报,2020,26(10):12-17,41.

[36] 管丹丹,陈理,刘开萍,等.艾灸防治新型冠状病毒肺炎研究进展[J].辽宁中医药大学学报,2021,23(3):168-171.

[37] 李学文,赵晓琳,谭媛媛.赋能早期呼吸康复训练在新型冠状病毒感染患者中的应用效果[J].哈尔滨医科大学学报,2023,57(3):346-350.

[38] 王巧琳,孙龙飞,赵明芬,等.中医综合康复治疗体系在新型冠状病毒性肺炎恢复期治疗

中的应用价值[J].四川中医,2023,41(6):110-114.

[39] 雷晓辉,惠艳娉,张妮,等.关于不同人群感染新型冠状病毒的恢复期康复治疗[J].西安交通大学学报(医学版),2023,44(6):969-971.

[40] 王婉霖,潘韦韦,苏婧,等.新型冠状病毒感染中医药干预后恢复期症状及生存质量研究[J].吉林中医药,2023,43(11):1293-1298.

[41] 王振伟.上海市新型冠状病毒感染恢复期中医康复方案专家共识(2022年第2版)[J].上海中医药杂志,2022,56(8):1-3.

[42] 张玉娜,郭安.新型冠状病毒肺炎的康复策略[J].河南中医,2022,42(3):403-407.

[43] 邹吉宇,吕晓东,庞立健,等.新型冠状病毒感染疫情中医肺养生康复思路探讨[J].中华中医药学刊,2024,42(2):9-12.

[44] 张建斌,赵裕沛,乔汪大治,等.新型冠状病毒肺炎恢复期患者的中医康复策略[J].南京中医药大学学报,2022,38(1):45-48,52.

第三章
现代名医论治肺疫的经验

第一节　周仲瑛

周仲瑛(1928—2023年)，男，汉族，江苏如东人，著名中医学家、教育家，首届国医大师。中国中医科学院学部委员，南京中医药大学终身教授，主任中医师，博士生导师，国家级非遗项目"中医诊法"代表性传承人。周仲瑛世代中医，幼承庭训，13岁随父周筱斋教授学习中医，1955年入读江苏省中医进修学校，长期从事中医内科医、教、研工作。先后任江苏省中医院副院长、南京中医学院(现更名为南京中医药大学)院长，创办中医急症学科。

周仲瑛教授从医70年来，擅长用中医药治疗传染病，先后诊治过疟疾、乙型脑炎、麻疹、水痘、猩红热、流行性出血热、病毒性肝炎、重症流感等多种传染性疾病，曾指导弟子辨治传染性非典型肺炎(SARS)、甲型H1N1流感均取得良好的疗效，积累了丰富的治疫经验。周老独创痰瘀同源，三毒学说，在疑难杂症、急危症、心脑血管疾患方面造诣颇深。自新冠疫情发生以来，周老亲自带领学术团队整理、分析患者的临床资料，反复研讨，其拟定的辨治方案经江苏省中医药管理局组织的专家论证，已作为《江苏省新型冠状病毒肺炎中医辨治方案(试行第三版)》向省内外推广。

一、病因病机

1. 外感热病，瘟毒上受

国医大师周仲瑛"审证求机"，认为此次疫情属外感热病中的"瘟疫"范畴，病因属"瘟毒上受"。周老指出，肺疫具有"乖戾之气"的特性，传染性强，病者症状相似，从温热之性，将肺疫分为四期：初期、中期、重症期、恢复期。针对肺疫，无论是从五运六气论者，还是从山岚瘴雾论者，皆以"疫疠之气"为理论核心，周老认为"瘟毒"为根本，"瘟"为温热夹杂秽浊，肺疫应以"复合病机"论之，不能仅以"湿热疫"概之。《温病条辨》中云"疫者，疠气流行，多兼秽浊"，"秽浊"，即污秽混浊之义，亦属湿热之义，肺疫患者的湿热表现，实则是温热邪气所兼夹的"秽浊"之邪。"毒"既是疫病的特异性致病因素，也是对疫病致病传染性、多变性、暴戾性的特征性描绘。《温疫论·原病》曰："疫者，感天地之疠气……邪从口鼻而入。"温热之邪夹秽浊之气合为瘟毒，从口鼻而入，概为"瘟毒上受"，为肺疫发病之根。

2. 湿困表里，肺胃同病

周老认为，瘟毒上受，弥漫三焦，病位为上、中二焦，主脏在肺，与脾胃相关。湿毒浊气从口鼻而入，既上犯肺卫，又直趋中道，内困脾胃。薛生白《湿热病篇》言："湿热之邪从表伤者十之一二，由口鼻入者十之八九。阳明为水谷之海，太阴为湿土之脏，故多阳明、太阴受病。"正所谓"温病由口鼻而入，自上而下，鼻通于肺，始手太阴""湿多者，湿重于热也，其病多发于太阴肺脾"。湿邪与脾胃同气相感，内外相召，感受瘟毒为发病的关键因素，湿困是病机的主要特点。另有"伏热"为病情加重的病理基础。周老指出肺疫若有伏热者，邪伏于肺，瘟毒由表及里，邪正相搏，伏邪引动，内外病邪交争，兼夹复合，以致气机逆乱，病情危重。素为阴虚之体，肺有伏热者，湿毒多从火化、燥化，湿浊生痰阻络，或热毒闭肺，或湿毒浊瘀壅肺，气机逆乱，发为厥脱；素为阳虚之体，湿毒多从寒化，寒湿困脾，或痰饮停肺。肺有伏热，新感而发，热毒壅肺，或湿浊瘀肺，弥漫三焦，脾运不健，则多脏受损，气阴耗竭，内闭外脱。

3. 三毒致病,变化无端

周仲瑛提出从"三毒学说"论肺疫,认为热毒、湿毒、瘀毒,此"三毒"基本贯穿瘟毒病变的始终。周老认为,瘟毒侵袭人体,与体内伏热相搏结化为热毒;热毒蕴结阳明,传导失司,脾失健运,湿邪丛生,湿热互结,化为湿毒;湿热伤津耗气,伐伤津液,气热传营,损伤脉络,血热互结,形成瘀血,是为瘀毒。肺疫为湿毒郁结,化热化瘀,具有"热、湿、瘀、毒"的特点。热毒、湿毒与瘀毒搏结交织,病机传变多端。湿毒无定处,随五气而从化,有热化、寒化、燥化,伤气、伤阴、伤阳的不同传变。若湿邪化浊,则臭秽黏稠,轻则化热,甚则酿毒伤正,变证丛生,病情危笃;若郁滞气机,升降失常,阳气不达四肢,变生厥逆;湿热郁于少阳,寒热往来;直犯中焦,湿困脾胃,呕恶痞满;甚"湿郁之极必兼燥化",伤阴耗气,内闭外脱。

二、临证经验

周仲瑛基于整体观构建"复合"辨证论治体系,强调肺疫的病机"瘟毒上受"为复合病机,对此提出多法复合,多靶点、多治法、多环节祛邪,联用"汗、和、清、下"四法,多方复合,截断病程。周老提出"复合病机论"的概念,并指出各种病机要素相互兼夹,相互滋生,相互转化,狼狈为患,从而表现为不同且复杂的致病特点。肺疫为"热、湿、瘀、毒"病机要素复合,甚有与伏邪复合。其亦多病位复合,肺疫病位以"肺、脾"为核心,涉及经络、气血津液、表里上下、三焦动态演变。瘟毒上受,从寒、从热、从瘀,变幻多端,病邪杂陈,邪正交争,虚实复合,病势复合。在复合病机论的指导下,周老诊治肺疫采用多法复合、复合制方的思路,多法兼备,法度森严,杂合以治。如肺疫初期表里双解,"汗、和、清、下"四法联用,多通路祛邪,多治法增效。其汗法以微汗为度,辛凉为主,复入辛温;和法,寓有汗、下、清、和之意,常用柴胡、黄芩与青蒿配伍,和解少阳郁热,宣湿化浊;清法,清透里热,轻则用金银花、连翘,重则用苍术白虎汤、三石汤;下法,开通肠腑,伍少许制大黄或生大黄。升降结合,寒热并用,敛散相伍,补泻兼施,阴阳互求,表里相合,气血互调,多脏兼顾。

周仲瑛认为，肺疫主因瘟毒，一气一病，故临证尤重病机剖析，辨明病机传变。肺疫传变迅速，病情杂陈多端，每个证型通过病机演变连接成紧密联系的整体网络。周老抓住最基本的病机"瘟毒上受"，根据温热之邪兼夹秽浊的病理特性，结合伏热之邪，从寒化、热化、燥化，"热、湿、瘀、毒"病理传变特点，提出具体分证，证随机转，机由证显。周老以三焦辨证为基础，将肺疫分为初期、中期、重症期、恢复期，补充卫气营血辨证，详分各期。瘟毒上受，易弥漫三焦，初期病在上焦，以湿困表里为主；瘟毒流窜，中期病发至上、中二焦，肺胃同病，有热毒闭肺，或湿毒壅肺；重症期，瘟毒逆传心包，或为患下焦，邪陷正脱；恢复期，瘟毒残留，气阴两伤，或肺脾两虚，浊瘀阻络。周老以三焦辨证为主导，圆机活法，针对肺疫的分期证型特点，制订复合治法，自拟方药，较为广泛地应用于临床。

肺疫的发生、发展、转归与季节气候、地域环境及人体体质、年龄等因素密切相关，虽然肺疫发病无问大小，病状相似，但周老强调其治疗绝非简单的同方同药，不施调整。尤其我国地域辽阔，气候类型各异，肺疫在不同地区、不同类型的人群中，其发病特点各有不同，绝不可一概而论。周老强调在掌握肺疫本质特征和发病规律的基础上，还需因时、因地、因人制宜，灵活辨证施治。因病情有轻重之分，顺传逆变不一，病情轻重与正气强弱有关。如正强毒弱者未必发病，若不因人制宜，盲以峻下之剂，则伐伤正气；不辨病程、因时制宜，盲以补气，则反助邪以成闭门留寇之患；不明病邪、因地制宜，盲以湿热论，则药不对症，药毒为患，祸不旋踵。

三、用药特色

1. 表里双解

瘟毒上受，湿困表里，肺胃同病。周老以汗、和两法为主，寓下于清，"汗、和、清、下"四法联用，表里双解，截断病邪传变，先安未受邪之地，以多环节祛邪、多疗法增效。肺疫初期，周老自拟表里双解合方，方中有藿香、苏叶、淡豆豉、羌活、苍术、厚朴、前胡、杏仁、柴胡、炒黄芩、青蒿、金银花、连翘等药物。

取"藿朴夏苓汤"立方之义，以藿香、豆豉芳化宣透以疏表湿，阳不内郁；"杏苏散"以苏叶宣发肺气，助藿香外散风寒、杏仁开泄肺气于上，肺气宣降，则水道自调；前胡疏风散邪，协苏叶、藿香轻宣达表，又助杏仁降气，利气之枢机；厚朴芳香化湿，苍术燥湿，炒用以缓温燥之性；柴胡、黄芩，和解少阳湿热，解以半表半里之间，先安未受邪之地，既病防变；融羌活胜湿汤之羌活，祛上部瘟毒；青蒿清热透络，引邪外出；金银花、连翘清热解毒，芳香避秽，透热转气，截断瘟毒由卫气深入营血。本方辛凉、辛温、芳香与苦泄同用，融汗法、和法、清法和透邪法于一方，以开达肺卫郁闭为主，肺胃同治，表里双解，避免邪热传变。

2. 扶正化浊

国医大师周仲瑛基于肺疫"热、湿、瘀、毒"的病理特点，以祛邪为第一要务，祛邪即扶正。"湿毒浊气"深伏于内，湿毒、痰浊、瘀阻三者胶着难解，每致病情反复或迁延难愈。周老将扶正化浊贯穿肺疫诊治始终，自拟宣肺泄浊方、扶正化浊方、益气养阴汤。宣肺泄浊方针对肺疫中期湿毒壅肺证，以炙麻黄、杏仁、葶苈子、桑白皮、炒黄芩、冬瓜子、法半夏、厚朴、苏子、白芥子、瓜蒌皮、旋覆花、香附、郁金、桃仁、生黄芪组方。周老以炙麻黄与杏仁、葶苈子、桑白皮配伍，开泄并举；厚朴与黄芩配伍，化湿清热同用；降气化痰、开通郁闭、宣畅气血等法合用，令湿浊瘀毒自有出路。诸药兼有缓下之功，可泄浊于肠腑，稍加黄芪，旨在顾护正气，避免肺脾之气耗伤太过。扶正化浊方用于肺疫恢复期肺脾两虚、浊瘀阻络证，以党参、炙黄芪、炒白术、茯苓、胡桃肉、制黄精、北沙参、麦冬、旋覆花、茜草根、郁金、生薏苡仁、冬瓜子、桃仁、苏子、降香、炙甘草组方。药用党参、炙黄芪、炒白术、茯苓、胡桃肉、制黄精、北沙参、麦冬等健脾补肺，兼顾滋肾纳气；伍用旋覆花、茜草根、郁金、桃仁、生薏苡仁、冬瓜子、苏子、降香等药，以降气，祛浊，化痰，通络，宽胸，化浊痰而疏络。

3. 巧治未病

周老临证用药重视治未病，未病先防，既病防变，瘥后防复。肺疫传染性极强，为预防肺疫，周老自拟香囊方和茶饮方，重在清养肺气，轻清透达，芳香辟秽。其未病先防以分层预防为主,藿香、苍术、厚朴、白芷、草果、菖蒲、甘松、艾叶、冰片等,各取适量,共研细末,制成防疫香囊,佩挂胸前,可作为普通大众的预防方;以太子参、南沙参、苏叶、防风、藿香、野菊花,水煎服,每日 1 剂,连服 3 日,用于有潜在接触史的个人预防。以生黄芪、太子参、南沙参、苏叶、荆芥、藿香、野菊花、蚤休,常法煎服,连服 5 日,用于有潜在接触史的个人预防。周老用药轻灵,善用花草类,以金银花、青蒿、连翘、柴胡、黄芩之类先安未受邪之地,既病防变。对于肺疫恢复期,周老自拟益气养阴汤,方中包含党参、茯苓、白术、北沙参、麦冬、五味子、陈皮、竹茹、合欢皮、炒谷芽、炒麦芽、炙甘草,融竹叶石膏汤、沙参麦冬汤、黄芪六君子汤于一炉。药用党参、茯苓、白术、北沙参、麦冬、五味子等益气养阴,陈皮、竹茹、合欢皮等理气化痰,调治重在益气养阴,健脾和胃,瘥后防复。

四、医案赏析

患者侯某,男,38 岁,南京市六合区人。病史概述:患者因"发热伴咳嗽 9 天"且新冠病毒核酸(咽拭子)检测呈阳性,胸部 CT 示"两肺多发斑片状影",于 2020 年 2 月 3 日收住入南京市新冠病毒感染定点收治医院(住院号:10017959)。诊断为肺疫(普通型)。患者入院经抗病毒等综合治疗后,2 月 10 日查新冠病毒核酸(咽拭子)阳性,2 月 15 日查胸部 CT 示两肺病毒性肺炎较前吸收好转,2 月 15 日、17 日、20 日连续三次复查新冠病毒核酸(咽拭子)均为阴性,遂于 2 月 24 日出院,在隔离病房观察。3 月 5 日患者因"发现新型冠状病毒核酸检测阳性 1 天"再次入院,属治疗出院后"复阳"患者,予抗病毒、化痰等对症治疗。治疗后患者症状较前好转,连续两次查新冠病毒核酸(痰、咽拭子、肛拭子)均未检出,3 月 6 日查胸部 CT 示两肺病毒性肺炎较前明显好转,遂出院并于隔离病房观察。3 月 12 日患者因"咳嗽、咳痰伴胸闷、气喘加重"第三次入院,予止咳、化痰、止喘及营养心肌等治疗,治疗后症状好转,连续两次复查新冠病毒核酸(痰、咽拭子)均为阴性,3 月 20 日转入隔离病房。患者要求加用中药调治。

初诊(2020年3月22日):患者因新冠病毒感染三次住院,通过视频及微信诊治,精神欠佳,不欲活动,头身困重,无法集中注意力,烦躁不安,夜寐不实多梦,盗汗较多,左侧肩胛骨处疼痛不适,胸部尤其是心前区隐痛,两肺有拉伸感,阴部睾丸有麻木感,舌象照片示苔薄黄,舌根部黄腻,舌质暗红有紫点。病机属肺脾两虚,浊瘀阻络,治予扶正化浊通络。处方:党参10g,黄芪30g,桂枝10g,赤白芍(各)10g,旋覆花(包)10g,茜草15g,郁金10g,枇杷叶(包)15g,香附10g,芦根30g,石菖蒲10g,冬瓜子30g,片姜黄15g,丝瓜络10g,葶苈子20g,瓜蒌皮20g,胆南星20g,徐长卿20g,炙甘草6g。5剂,水煎服。

二诊(2020年3月27日):药后前症基本消失,但诉心前区闷痛,每天有三至五次,每次15~30分钟,有时头晕,夜寐不实易醒,舌苔薄黄腻,舌质稍红。处方:黄芪30g,防风15g,赤白芍各15g,旋覆花(包)10g,郁金10g,蒲黄(包)10g,丹参20g,香附15g,石菖蒲10g,厚朴12g,桃仁12g,冬瓜子30g,片姜黄15g,苏子15g,葶苈子15g,瓜蒌皮15g,合欢皮12g,炙甘草6g。6剂,水煎服。

三诊(2020年4月4日):药后患者诉自觉头脑有热感,夜寐不实,舌苔薄黄腻,舌质偏红,经南京二院对出院患者随访复查,血常规、血生化及新冠病毒核酸检测皆正常。病机属阴虚内热,心神不宁。处方:百合30g,知母12g,川芎20g,生地黄30g,丹参30g,醋玄胡15g,酸枣仁15g,郁金10g,石菖蒲10g,五味子6g,煅龙牡(各)30g,夜交藤20g,淮小麦30g,炙甘草10g,大枣9枚。7剂,水煎服。药后患者失眠等症消失,于4月6日解除隔离回家,随访至4月17日,已恢复正常生活和工作。

按语:患者因肺疫三次住院,其间核酸检测复阳一次,病程较长,症状较重。中医初诊以头身困重,失眠烦躁,肩胛骨、心前区及两肺疼痛不适为主要表现,辨证为肺脾两虚,浊瘀阻络,治以扶正化浊通络。方用黄芪桂枝五物汤益气,和血,通痹,合旋覆花汤散结气,通血脉。党参、黄芪补益肺气;桂枝、芍药调和营卫;旋覆花、茜草、郁金、香附、片姜黄、丝瓜络等活血行气,通络止痛;枇杷叶、芦根、石菖蒲、冬瓜子、葶苈子、瓜蒌皮、胆南星等化痰祛瘀,宽胸宁心。二诊患者仅诉心前区闷痛间作,失眠头晕,遂去桂枝,加用丹参、桃仁、蒲黄等养血活血,祛瘀通络;苏子、合欢皮降气安神。三诊患者诉夜寐不实,头部热感,改用百合知母地黄汤、酸枣仁汤合甘麦大枣汤加减,滋阴清热,宁心安神。其中,患者前两诊以困重、疼痛为主要表现,当以祛邪为侧重,辅以补气安神之品;后期,患者前症减轻,以失眠为主,则当以扶正为主。权衡扶正与祛邪是辨证施治的关键。

参 考 文 献

[1] 补娟娟,刘颖,江珊,等.国医大师周仲瑛复合病机论的整体观内涵探微[J].中国中医药信息杂志,2024,31(5):162-166.

[2] 吴婉琳,王盼盼,王振,等.基于周仲瑛教授扶正化浊法辨治新型冠状病毒肺炎恢复期经验[J].四川中医,2021,39(4):19-21.

[3] 程海波,周仲瑛.周仲瑛"疫毒"学术思想探析[J].中医杂志,2021,62(7):564-567.

[4] 王俊壹,李柳,叶放,等.周仲瑛教授辨治新发肺系疫病学术思想探讨[J].南京中医药大学学报,2021,37(2):171-174.

[5] 陈剑坤,蔡书宾,张溪,等.从周仲瑛"三毒学说"探讨新型冠状病毒肺炎早、中期中医诊治思路[J].中国中医急症,2020,29(11):1891-1893,1911.

[6] 叶放,吴勉华,程海波,等.国医大师周仲瑛教授《新型冠状病毒肺炎中医辨治方案》解读[J].南京中医药大学学报,2020,36(2):141-144.

第二节　刘志明

刘志明(1927—),男,湖南湘潭人,第二届国医大师,首批享受国务院政府特殊津贴的中医药专家。首届首都国医名师,全国首批五百位名老中医之一,中国中医科学院研究生院教授、资深研究员,中华中医药学会顾问。第六、第七、第八届全国政协委员。中国中医科学院学部委员,中国中医科学院广安门医院主任医师,北京中医药大学硕士研究生导师、博士研究生导师,全国首批博士生导师,博士后指导老师,首批中医药传承博士后导师。

国医大师刘志明出身于岐黄世家,家学渊源,耳濡目染,自幼习医,拜湘潭温病名家杨香谷为师,17 岁业医至今已 80 余年。1954 年参加中国中医研究院(今中国中医科学院)建院筹备工作,并负责"传染病组"的创建,在中医药防治传染病方面有着深入的研究和丰富的经验,曾多次领导或参加流行性乙型脑炎、病毒性肺炎、麻疹、血吸虫病等传染病的中医防治工作,颇有成效。2019 年冬,疫病暴发以来,刘老心系桑梓,为肺疫患者远程诊治,三消以除湿戾,表里双解同治,为疫病中医特色诊治开辟了新思路。

一、病因病机

中医亦有"肺炎"一词,《汤头歌诀·泻火之剂》有云"肺炎喘嗽此方施"。中医"肺炎"为火热亢盛而致肺病,现高热、心烦、大便秘结、脉数等火热征象。中西医虽然都有"肺炎"这一概念,但是各有千秋,一个为火热之证,一个则为炎症,异根形似。刘老认为,肺疫需深度辨析,不能囫囵吞枣,盲目诊治,应以辨证为纲。证属中医"肺炎"者,以中医"肺炎"诊之;兼有疫气秽湿、阳明腑实、热入营血、热盛阴伤者,辨证论治,忌以"清热解毒"统之,按图索骥,贻误时机。

刘志明首先指出,此次疫情属湿温时疫,其主要病因为乖戾之气夹湿邪。朱肱所著《类证活人书》中有曰:"人感疫厉之气,故一岁之中,病无长少,率相似者,此则时行之气,俗谓之天行是也。"通过临床观察,此次肺疫无问老少,传染性强,且多见"湿证""温热证"证候,是为时疫,病因为疫疠之气。疫病暴发于武汉,地处中原,东南丘陵,地平以湿,江河纵横,湿润多雾,且 2019 年冬,应寒反温,阴雨连绵。《温病条辨·上焦篇》曰:"冬温者,冬应寒而反温,阳不潜藏,民病温也。"据其天时地候,乖戾之气夹湿,"湿证""温热证"并现,故刘老将此次疫情统称为"湿温时疫"。

刘志明熟谙温病各家,虽将此次疫情概为"湿温时疫",但也不是传统意义上的"湿温"。刘老认为,"湿温时疫"之"湿温"为"乖戾之气"兼夹"湿邪"侵袭人体,其病证表现"半阴半阳""氤氲黏腻",是对"湿证"与"温热证"的概括。同时,刘老提出不可一遇疫病,便认为邪犯只在膜原。疫病病情由轻至重,病邪由浅入深的趋势及邪气侵袭脏腑之趋向性不同,病位大多不局限于膜原。刘老强调肺疫主要是"湿邪"与"乖戾之气"侵袭人体,弥漫三焦、蒙上流下所致,遏于上焦者,胸闷、喘促、发热、咳喘痰多;遏于中焦者,恶心、呕吐、腹痛腹泻多。

二、临证经验

刘志明自幼师从温病大家,深谙各家学说,博采众长,横竖钩贯温病各家辨证体系,提出以叶氏卫气营血辨证为基础的"卫气营血,疫气危脱"肺疫辨证分型。刘老将肺疫辨治分为六类:卫分辨治、气分辨治、营分辨治、血分辨治、疫气(内陷)辨治、脱证辨治。气分辨治又有痰热阻肺、气热夹湿、热盛腑实之别,血分辨治可分为血热妄行、血热伤阴,疫气辨治可分为疫病初期、疫病重症,脱证辨治可分为阴脱、阳脱。刘老指出肺疫初期,为卫分证,宜凉汗解表,辛凉透邪。温家忌汗,温病伤阴,实则忌辛温发汗,适度辛凉发汗,可使邪退而不伤阴。肺疫危重期常见亡阴、阴脱之证,温病伤阴,阳脱少见。肺疫以辨证论治为纲,以卫气营血为基础,增以"疫气""脱证"辨治,针对病情,择善从之。

"若按叶氏卫气营血四层来治疗,病轻者尚可有效,病重者则今日治在'卫',而明日已入'气'。等你治在'气',而又入'营'、入'血'矣。"刘志明总结温病诊治实践,提出温病发展迅速,动态传变,多层并见,不能将疾病的证治拘泥于某一阶段,疾病的现象常落后于本质。肺疫危重患者,常气营同病、表里同病;或证见某一阶段征象,实在内里病因已发展至下一个或后几个阶段。如肺炎早期虽必见表证,治以解表,但同时必须佐以清营解毒,如银花、连翘、丹皮、生地黄、赤芍等药,奏效乃捷。"湿温时疫"传变迅速,疾病变化多端,应当既病防变,病后防复,故用药时要"先安未受邪之地"以顾护正气,如病在营分,或气分日久,加用清热凉血药防病势燎原、捷足先登。肺疫恢复期,应继续服用祛邪化湿、顾护正气类的药物,防病邪卷土重来。

若拘泥于"开门揖盗,引邪入里",温邪传变迅速,必致表里俱实,热盛阴伤,甚或由轻转重,由重至危,终挽救无法。刘老使用"表里双解"之法,即温病初起,辛凉透表,配合清气透营、凉血散血或通腑之法。刘老强调"表里"并非独立、绝对的定位,而是相对关系。卫气营血是一个由表及里的层次,气与营可为表里;三焦辨证,"上焦—中焦—下焦"是一个病邪由表入里、逐渐深入的过程,中焦与下焦亦可视为表里。临床上肺疫患者常呈现"表里同病",如卫营同病、气营同病,或上中二焦同病、上下二焦同病,湿温时疫,邪气猛烈,同时侵袭表里。故治疗常需表里双解,清气透营,清营凉血。肺与大肠相表里,表里双解还须强调"通腑"。故刘老临床实践常辨证施用承气类方,上中二焦同治,肺与大肠双解。

三、用药特色

1. 三消除戾,祛湿化痰

刘志明治疗肺疫以三消饮为全剂除湿戾。肺疫的特异病位在肺和脾胃,主要治法为"祛湿邪、除戾气、化痰饮",常配伍祛湿化痰之品。湿邪困脾,中焦气机升降失常,故刘老强调肺疫临床上处方用药应着眼于调理气机,使肺主升发肃降,脾胃气机升降功能恢复正常。"三消饮"可直达病所,力专效宏,既可兼顾肺和脾胃气机之协调及三焦水液之运行,又可使得肺气宣发肃降有常,脾胃运化有序,痰生无源,此谓之"求其属",使湿戾速离人体。"三消饮"出自《温疫论》,主要由槟榔、草果、厚朴、白芍、甘草、知母、黄芩、大黄、葛根、羌活、柴胡组成。方中槟榔、草果、厚朴,消中焦之湿戾,除胃中湿热或寒湿停饮,助胃气沉降,胃降则肺气亦降;葛根、羌活、柴胡等风药一可消上焦之邪气,二可除湿、升阳,三可调肝,一举三得,阳气升则肺得津液滋润,宣发肃降之机可开;黄芩清热燥湿、邪火解毒,知母清热泻火、滋阴润燥,相须为用,共奏清肺热、止咳之功;大黄荡涤肠胃使乖戾湿邪从下而出,达"有邪必除、除邪务尽"之效；益以白芍、甘草，护正气而调和诸药。刘老辨证施治新冠病毒感染，以此方为基础方加减进行治疗，可使湿戾之邪气透达于表，内消于中，下消而出，使邪有出路而无闭门留寇之患，疗效甚佳。

2. 重用石膏，峻起沉疴

刘老善用"表里双解"法治疗肺疫，重者恒重，轻剂重投，常以大剂量芦根、苇茎、薏苡仁、沙参之品养阴清热，清肺化湿，尤喜用石膏。石膏是"表里双解"法的药味核心，石膏味辛甘大寒，辛能散、能行，具有一定的解表退热作用；其次，石膏凉而重坠，还具有通便的作用。此次疫情其性属"湿温"，热盛伤津，大黄峻下之力过盛，伐伤正气，故改用石膏，通下得法。同时刘老强调，肺疫证治，需用生石膏，不可将煅石膏内服。煅石膏较生石膏清热之力锐减，以收湿、生肌、敛疮、止血见长，温病内服无益。刘志明私淑清代温病学家余师愚，生石膏者寒水也，以寒胜热，治外感热病石膏经常使用 15～60 g，重则一日用石膏可达斤余，以重剂生石膏起沉疴痼疾，速退高热。

3. 巧用经方，活用时方

刘志明诊治肺疫临证处方，常自经典名方化裁，以方必有据为特色。刘老巧用《千金方》苇茎汤、白虎汤、茯苓杏仁甘草汤等经典经方时方。《千金方》苇茎汤本用于咳唾脓血的肺痈，刘老用以治疗肺疫症见咳嗽、痰黄而黏、难以排出者，常去桃仁、冬瓜子，并视病情轻重用苇茎 30～40 g、薏苡仁 15～50 g，尤喜用芦根，量达 30 g；白虎汤在《伤寒论》中常用以治疗阳明里热，厥阴热厥，《温病条辨》用之治疗太阴气分热盛津伤。刘老认为，白虎汤是治疗温病最重要的方剂之一，化裁时常去粳米而重用石膏，还强调只能用生石膏，在白虎汤基础上加利湿、燥湿之品，如芦根、苍术等；《金匮要略》茯苓杏仁甘草汤原主治胸痹，刘老用以治疗肺疫患者喘咳，既可缓解胸闷气促，又可止咳化痰，常将该方与他方合用，起裨益之功。单方尤有药轻力薄之弊，恐祛邪之力不足，刘老常经方时方合用，多治法、多环节以成桴鼓之效。

四、医案赏析

患者，男，61 岁。2020 年 2 月 13 日入院，主诉咳嗽、咳痰伴发热 10 天。

现病史:患者女儿2020年1月19日从武汉返乡,1月19日至2月8日一直与患者一起生活,患者女儿新冠病毒核酸检测阳性,正在住院接受治疗。患者10天前无明显诱因出现咳嗽、白黏痰,动则气促,伴午后及夜间阵发性发热,体温在37.7～38.5℃波动,纳差,恶心干呕,稍头痛。2月13日送湘潭市疾控中心检测新冠病毒核酸呈阳性。入院查体:T 39.9℃;P 114次/min;R 30次/min;BP 135/84 mmHg;SPO$_2$ 92%(平静未吸氧)。辅助检查:氧合指数(PaO$_2$)234 mmHg,肺部CT示双肺多发磨玻璃影,考虑感染性病变,病毒性肺炎可能性大。诊断为肺疫重型,2月16日病危,2月17日请刘老会诊。

中医治疗经过:2月18日恶寒发热(38.2℃),无汗,气促动甚,咽痒咳嗽,痰中带血,口干、口苦不欲饮,纳差,稍腹胀,无胸闷,昨日腹泻3次,平素喜热饮食,小便可,舌红苔黄厚腻。处方:芦根30 g,薏苡仁15 g,麻黄5 g,生石膏50 g,知母12 g,甘草6 g,瓜蒌12 g,川贝12 g,半夏9 g,黄芩12 g,前胡9 g,橘红9 g,沙参24 g,3剂。

2月21日无发热,气促、腹泻、纳食好转,仍咳嗽。处方:易生石膏为滑石15 g,加白豆蔻9 g,3剂。2月24日低热,干咳,稍气促,便溏,余可。处方改甘草为党参15 g,加砂仁6 g、丹参12 g,3剂。

2月26日患者核酸检测结果呈阴性,白天体温正常,夜间低热,最高37.8℃,咳嗽少痰,余可。新处方:青蒿10 g,鳖甲15 g,知母10 g,地骨皮12 g,丹皮9 g,生地15 g,竹叶12 g,芦根30 g,紫菀10 g,太子参30 g,麦冬12 g,五味子8 g,滑石15 g,生麦芽30 g,半夏9 g,甘草6 g,3剂。

2月28日体温正常,干咳好转,出院。

按语:2月18日初诊,患者高热咳喘,刘老用麻杏石甘汤配伍麻黄发散表寒,重用生石膏一两,同时取用《千金方》苇茎汤、瓜蒌贝母散、半夏黄芩丸、止嗽散等多个经典名方配伍,迅速控制发热,缓解病情。21日复诊时患者热势已退,湿象较重,故取三仁汤方意,白蔻仁芳香化湿,行气宽中,畅中焦之脾气;薏苡仁甘淡性寒,渗湿利水而健脾,使湿热从下焦而去。患者平素喜热饮食,当下纳差腹胀,腹泻便溏,提示素体脾胃虚弱,故不用性凉通便、苦寒伤中的杏仁,仅加蔻仁行气化湿,合原方苇茎汤中已有的薏苡仁为"双仁",以加强对疫气秽浊的治疗作用,双仁合用,二焦分消。半夏行气化湿,散结除满,用滑石代石膏清热利湿,更助利湿清热之功。26 日复诊,肺疫后期,阴虚邪伏,患者有夜热早凉、昼安夜甚之象,故用青蒿鳖甲汤合生脉散加减。《温病条辨·下焦篇》指出:"夜热早凉,热退无汗,热自阴来者,青蒿鳖甲汤主之。"邪气深伏阴分,阴气虽虚,但不能纯用养阴,滋腻太过则恋热留邪,更不得任用苦寒,苦寒则化燥伤阴,必须养阴与透热并进。鳖甲入至阴之分,滋阴退热,入络搜邪;青蒿芳香,清热透络,引邪外出,此即《温病条辨》中的"先入后出之妙",两味相合,共为君药。生地甘凉,滋阴凉血;知母苦寒,滋阴降火,共助鳖甲以养阴退虚热;丹皮辛苦性凉,泻阴中之伏火;太子参、麦冬、五味子取生脉散之方义,益气生津、敛阴止汗;取《千金方》苇茎汤之芦根,止嗽散之紫菀,平喘止咳;生麦芽疏肝理气,半夏行气化湿,使气行热退,合甘草调和诸药,共奏养阴退热、益气生津之功。

参 考 文 献

[1] 雷超奇,姚舜宇,刘如秀,等. 国医大师刘志明辨治新冠肺炎危重患者典型病案研析[J]. 湖南中医药大学学报,2021,41(2):165-169.

[2] 姚舜宇,刘如秀,常兴,等. 国医大师刘志明辨治新冠肺炎常用经典名方研析[J]. 中医学报,2021,36(1):8-12.

[3] 常兴,姚舜宇,刘金凤,等. 基于"三消除湿戾"角度探析国医大师刘志明论治新型冠状病毒肺炎的方药策略[J]. 辽宁中医杂志,2021,48(7):48-51.

[4] 廖翔,王智,雷超奇,等. 国医大师刘志明辨证施治重型与危重型新型冠状病毒肺炎的CT动态变化半定量分析[J]. 中国中西医结合影像学杂志,2020,18(4):321-324.

[5] 姚舜宇,刘志明,常兴,等. 国医大师刘志明谈石膏的临床运用体会[J]. 时珍国医国药,2021,32(4):978-980.

第三节　徐经世

徐经世(1933—　　),汉族,安徽巢湖人,中共党员,中国中医科学院学部委员,国医大师,安徽中医药大学第一附属医院主任医师,教授,博士后导师。徐经世于 1956 年在安徽省中医进修学校进修深造;1959 年开始从事临床实践工作;1960 年任职于安徽中医学院第一附属医院,历任安徽中医学院第一附属医院中医内科秘书、医务处主任、副院长、院长;2014 年入选第二届"国医大师";2020 年当选中国中医科学院学部委员;第二至第七批全国老中医药专家学术经验继承工作指导老师。徐老从事中医临床工作 60 余载,提出"杂病论治,重在中州"和"从脾论治,调肝为主"的观点,勤求古训,博采众家,强调尊古而不拘泥于古,继承与创新并重,注重"集思广益、贵在实践",善攻中医内科疑难杂症,耄耋之年仍坚持门诊工作,涉猎病证广泛,接触病种较多,治愈了数以万计的患者。

一、病因病机

《伤寒质难·伤寒五段大纲篇》曰:"疾病之发展,恒先具备有利之环境,所谓诱因是也。"特定的外部环境是疾病发生和传变的必要条件。因此,徐老认为,肺疫的病因病机复杂,应从疾病产生的条件,患者的舌苔、脉象及临床表现等综合分析判断。历史数据显示,2019 年 12 月武汉的气温在 −1℃ 至 18℃ 波动,属于暖冬。正如晋代王叔和《伤寒论·伤寒例》中所言:"凡时行者……冬时应寒,而反大温,此非其时而有其气。"从临床表现来看,肺疫患者早期及中期多表现为低热或中度热,或身热不扬,咳嗽,气短,乏力,全身困重,有些伴有胸闷、脘痞、腹胀等症状;苔质多见腻苔,脉象常见数脉、滑脉及细脉;重症期可见乏力倦怠、口苦、口黏、恶心、大便不畅、小便短赤等症状,伴舌红,苔黄腻,脉滑数。从本病的症状和病变过程分析可知,符合湿邪致病的特点,且本病传染性强,传播速度快,危害大,病死率高,正是"疫毒"的特点。此外,徐老认为还需要辨别寒热。王叔和《伤寒论·序例》最早提出"寒疫"及发病时间"从春分以后,至秋分节前,天气暴寒者,皆为时行寒疫也",《医宗金鉴》同样指出"春应温而反寒,名曰寒疫"。由此可见,"寒疫"的发病时间应为春分以后、秋分以前,其气候特点是"应温反寒",与本次肺疫的特点不符。因此,徐老认为,表现为低热或中度热或身热不扬的患者,其本质上属于湿邪阻遏气机,正邪交争不剧烈,故多见低热、中度热。从脘痞、呕恶、腹泻等症状来看,其病位主要在肺,同时可累及胃与大肠。综上,徐老提出此次疫病的病机主要为湿阻热蕴,热极成毒。

二、临证经验

徐老认为,肺疫的起病原因基本相同,一段时期内病机发展也相似,故通过研究病因病机,掌握疾病的传变规律,千人一方亦可收良效。首先要区别外感与温病,虽然部分患者起病时可出现恶寒,但应与一般外感疾病相鉴别,以免误用"辛温发汗"以耗伤津液,导致"温病误表,津液被劫,心中震震,舌强神昏"(吴瑭《温病条辨·下焦篇》)的变证。《医原·湿气论》有云"湿伤人隐而缓",《景岳全书·杂证谟·湿证》亦有云"湿病之变,不为不多"。肺疫症状具有缠绵、重着、变化多端的特点,湿热疫毒犯肺则咳痰,溢于四肢则周身疼痛,四肢酸痛,上阻清窍则头身困重。具体发病过程大致分为:轻症——湿热疫毒从口鼻而入,潜伏于上焦膜原。湿热疫毒犯肺停聚,阳气遏阻,可自上焦膜原向外出表,导致肺气不宣,影响卫气达于体表,表现为表里同病。治法为清热解毒,宣肺透邪。重症——湿热疫毒化热,疫毒闭肺,热入营血,耗血动血,或表现为气营两燔。如患者素体气阴不足则可表现为正虚邪陷、气不摄津之候。治法为清热凉血,扶正透邪。危重症——若迁延日久或失治误治,则可见内闭外脱之危候。治法为清热开窍,回厥固脱。恢复期——此时患者正气亏虚,余邪未尽,出现脏腑功能减退或气阴两虚较为明显。治法为形神共养,药食同疗。在把握共同规律的基础上,徐老提出治疗肺疫应该根据个体差异,因人而异,才能收到良好的治疗效果。此外,用药整体以轻灵为主,从病位来看,肺疫损害以肺为主,如《温病条辨·治病法论》所言"治上焦如羽,非轻不举",放用药宜轻灵。服药方式也应当注意,清代医家徐大椿在《医学源流论》中强调:"方虽中病,而服之不得其法,则非特无功,而反有害,此不可不知也。"病邪在肺者,宜少量频服,少而频则"质轻如羽而走上",轻清升浮,使药效流连胸中,有利于邪从上宣透而解。综上,徐老认为该病病性以湿热疫毒为主,治疗应注重清化、宣透以因势利导,透邪外出,恢复肺之生理功能。

三、用药特色

肺疫轻症患者常表现为发热但热势不高,咳嗽亦不明显,或出现恶寒、乏力等不适症状。肺疫为湿疫毒内伏后发所致,伏邪隐匿,内舍脏腑,徐老认为治疗重点应通过宣肺透邪以恢复肺之宣发肃降功能。用"透"法将伏邪透达出表而解。在表之湿邪可芳香宣透,在里之湿邪当清热化湿,取双叶芩连加味方(贯众、大青叶各15g,南沙参、车前草各12g,桔梗、桑叶、连翘、黄芩、藿香、前胡各10g,蝉蜕6g,生甘草5g)治疗。方中黄芩、连翘性味苦寒,有清热解毒之功,佐贯众、大青叶可清热凉血;蝉蜕、桑叶、前胡合用能疏散风热,清肺化痰;桔梗、南沙参润肺养阴,祛痰止咳,增强肺部功能,有助于肺部恢复健康,避免上焦损伤太过;藿香、车前草能祛湿解表,清中下焦湿邪,佐生甘草清热解毒,调和诸药。方中多用叶类药物,乃因叶类多清轻走上,而肺居于上,故同气相求。其中,冬桑叶、蝉蜕、藿香之类均取其性而舍其味发挥宣透功效,只需后下一沸,香气大出即可。

肺疫重症或快速进展期患者临床常表现为发热、咳嗽、气喘、胸闷,甚则高热神昏等。肺疫发展至重症阶段,邪气日盛,正气日益耗伤,若遇阳气虚或气阴两虚之人,则会加重出汗等津液外泄之证。津能载气,在大量汗出的同时,气随汗液外泄,出现少气懒言、气促的症状。或是邪留三焦则过伤气阴,久则正气亏虚,邪必内陷而出现神昏,《温热论》言"气病有不传血分,而邪留三焦",湿疫毒在体内日久化热,邪热闭肺,肺气失宣导致肺气上逆,故多见喘憋、气促。因此,针对此类呈本虚标实的患者宜虚实兼顾,采用益气养阴、清燥除秽之法。徐老拟用生脉竹叶石膏汤加味,取薏苡仁、生石膏(先煎)各30g,北沙参、芦根各20g,麦冬15g,桔梗、连翘、淡竹叶、石菖蒲、远志各10g,生甘草6g。主方为竹叶石膏汤,吴有性认为:"遂乃类聚寒凉,冀其直折,而反凝住其邪,徒伤胃气,疫邪不去,郁热何清,延至骨立而毙。"指出在外感疫邪兼有郁热内伏时,用辛温之味轻散透邪,同时要善合辛凉、甘寒之品以佐之。肺疫为湿热疫毒外侵,邪伏膜原所致,石膏辛甘性寒,质重气浮,入肺经,既能清泄肺热而透疹,又能清泄气分实热以解肌,入胃经清泻胃火而化斑。《本草备要》言石膏为"治斑之要品",可疗温病高热发斑,或皮下红斑如绵纹,神昏谵语,妄狂不宁,舌质绛赤而干晦,或生芒刺,舌苔黄褐少津,脉细数。故徐老以生石膏为君药,配芦根、淡竹叶清透气分余热,除烦止呕;加用北沙参配麦冬,补气养阴生津;合用桔梗、连翘清解上焦热毒;配合生甘草、薏苡仁和脾养胃,以薏苡仁易粳米,在保留养护中焦功效的基础上,增强利水渗湿之效;最后加用石菖蒲、远志辟秽透邪。

如症见喘促、高热不退之正盛邪实的患者,徐老拟用麻杏石甘汤加葶苈子治之。湿热疫毒由中焦气分传入营血,或表现为气营两燔,甚至弥漫三焦。重型肺疫可见发热、汗出、气促烦渴、喘憋、恶心、神昏谵语、汗出肢冷、四肢不温,或发斑疹,或痰中带血等表现。湿热疫患者体质多为痰湿质或湿热质,与湿疫毒相合,又遇阳热之邪,而致湿热蕴结,湿邪更趋于热化。方用生石膏(先煎)30 g,北沙参20 g,葶苈子15 g,瓜蒌皮12 g,桑白皮、杏仁、桔梗、连翘、黄芩、鲜竹沥各10 g,生甘草6 g,麻黄5 g。本方以麻杏石甘汤为主,针对患者喘促症状而设。方中麻黄、生石膏,一热一寒,相制为用,而辛凉倍于辛温,使宣肺而不助热,清肺而不留邪。抗疫经典名方清肺排毒汤、化湿败毒方、宣肺败毒汤、连花清瘟颗粒、金花清感颗粒均是在麻杏石甘汤的基础上与其他经典名方合用而成的。从功效上讲,麻黄辛温,轻散透邪,《神农本草经百种录》论麻黄:"轻扬上达,无气无味,乃气味之最清者,故能透出皮肤毛孔之外,又能深入积痰凝血之中。凡药力所不到之处,此能无微不至,较之气雄力厚者,其力更大。"诸方中均有麻黄、生石膏配伍,生石膏辛寒,两者相伍,内清外透,表里分消郁伏之湿疫毒。仲景方中凡病烦躁,或身热,或谵语,或发狂,或齿痛,或头痛,而有烦渴之证者,都用生石膏,有良效。连翘、黄芩、鲜竹沥三药合用有清热凉血解毒之功,瓜蒌皮、桑白皮、桔梗、北沙参合用能够益气,宣肺，化痰，为求速效，伍以葶苈子，以助泻肺平喘之力，肺气得以肃降，喘促得以平息。此外，葶苈子还有强心利水之效，取之得当，常可应手取效。

肺疫重症患者若失治误治，湿疫毒邪陷心包，闭阻心脉，热入营血分，耗血动血、阴阳气不交接，故而出现神昏谵语、斑疹隐隐或显露，吐血衄血、痰中带血等出血或血行异常，以及汗出肢冷、四肢不温等内闭外脱之候，可见呼吸衰竭或同时伴有多脏器功能衰竭或休克等症状。徐老提出此时应中西医结合协同治疗，不可偏废。面对此种危重症，首辨闭脱，闭证急用凉开，方用安宫牛黄丸或至宝丹以清热解毒，豁痰开窍。脱证则用参附汤、四逆加人参汤等益气固脱以救其急。若是由于痰浊壅塞、肺脉不通而出现呼吸衰竭危象，此时应采用"温通"的方法，取"热主宣通"之意，用辛香开窍之苏合香丸配合通关散（细辛、猪牙皂等量研细末），以发挥行气解郁、化浊辟闭、清热解毒之功效，通关散吸入能豁痰开窍，便于救急。

针对恢复期患者，徐老强调应根据患者年龄和平时身体状况进行饮食起居的调养，注意饮食应清淡，劳逸有度，做好形神修养以实现自我康复。徐老提出"肺疫"预防方——双叶茶饮，该方由霜桑叶 10 g、紫苏叶 5 g、芦根 15 g、鲜生姜 2 片、生甘草 3 g 组成，可解表利湿，透邪平秽，有疗效好、见效快、使用方便的特点。疫病初期属秽毒之邪袭于肺，肺脏以其宣发肃降之能，主司呼吸和通调三焦水道，此方能增强肺的生理功能，使其翕辟如常，三焦畅达，由此可防邪深入，导邪外出。方中叶类药物多清轻走上，肺居于上，故同气相求，桑叶与苏叶，两者一寒一温，一降一散，相制为用，正合肺之翕辟之性；鲜生姜与紫苏叶相合，使清除秽毒作用加强；再佐芦根以清润肺燥，保肺生津；取生甘草调和诸药，有清肺解毒之效。此方能够增强人体正气，先安未受邪之地，有效防止病邪传变，并能透邪外出。此外，双叶茶饮对医务人员，尤其是对高危人群、隔离人员、普通群众也能起到一定的心理安慰作用，"精神内守，病安从来"，具有很好的未病先防、既病防变、病后防复的作用。

四、医案赏析

患者张某,女,65 岁。主诉"咳嗽 10 天,加重伴发热胸闷 1 周"入院。患者 10 天前无明显诱因开始出现咳嗽,以干咳为主,无明显咳痰,2020 年 1 月 30 日开始出现发热,伴有胸闷、心慌,咳嗽较前加重。2020 年 2 月 1 日肺部 CT 示两肺多发感染性病变,肺炎支原体及甲型流感抗体免疫球蛋白 M 阳性,予奥司他韦、干扰素、莫西沙星等治疗后仍反复高热、胸闷。2020 年 2 月 4 日肺部 CT 示肺部炎症较前明显进展,新型冠状病毒核酸检测结果呈阳性,加用甲强龙、丙球蛋白等对症治疗后症状虽有减轻,但患者肺部 CT 显示病变进展,遂转入合肥市某医院。2020 年 2 月 7 日辅助检查结果:淋巴细胞 4.5%,中性粒细胞 89.7%;白细胞介素 66.87 pg/mL;B 型钠尿肽前体 1 559.0 pg/nL;丙氨酸氨基转移酶 311 U/L,白蛋白 32.9 g/L,血糖 16.17 μmol/L,其他指标检测结果无明显异常。西医予洛匹那韦和利托那韦复方、甲泼尼龙、莫西沙星、丙球蛋白等综合治疗。经上述治疗后,患者症状未见缓解,并逐渐出现胸闷、气喘明显、稍活动后加重,剧烈咳嗽、痰少难出,高流量鼻导管吸氧,氧浓度 74%,流速 50 L/min,心率每分钟 74 次,呼吸每分钟 19～39 次,经皮血氧饱和度 93%～99%,服用降压药后收缩压 111 mmHg,舒张压 71 mmHg。2020 年 2 月 12 日患者仍胸闷气促,吸氧参数稍微下调即出现呼吸急促,血氧饱和度下降,需用多巴酚丁胺维持正常血压。2020 年 2 月 16 日复查肺部 CT 提示大片磨玻璃样改变。

2020 年 2 月 18 日患者在重症监护病房经抗病毒、抗感染、抗炎等综合治疗 1 周余,病情缓解仍不明显,遂请徐老会诊。刻下:胸闷,咳黄痰,纳差,时有心慌,乏力,舌质紫暗,苔薄滑,辨为气阴两伤、痰浊阻滞之证,予益气养阴、清化痰浊之剂。仙鹤草、橘络、芦根各 20 g,麦冬 15 g,瓜蒌皮 12 g,西洋参、桔梗、川贝母、竹茹、炒桑叶各 10 g,甘草 5 g。每日 1 剂,每日 2 次。另予鲜竹沥口服液,每次 10 mL,每日 3 次。

2020 年 2 月 20 日患者诉咳嗽咳痰症状明显减轻,无胸闷,精神转好,前方继服。6 日后患者生命体征平稳,转入普通病房继续治疗,可在床边行走和轻微活动,两次新型冠状病毒核酸检测结果均为阴性,肺部 CT 较前明显好转,遂带药出院,回当地医院吸氧观察。

按语:肺疫的主要病理因素为湿热疫毒,由于湿性黏滞,易阻气机,气不行则湿不化,《医原·湿气论》有云"湿伤人隐而缓",因此病程常缠绵难愈。若人体正气充足,尚可抗邪外出,预后尚可;如素体正气不足,邪气日盛,病至后期湿郁生热,热极成毒,进一步耗伤气阴,则可使病情转为危重,出现心慌、乏力等症状。本案患者历经数周,病势缠绵未愈,病情逐渐加重,中医会诊时已呈气阴两伤、痰浊阻滞的本虚标实之证。徐老采用扶正祛邪、标本兼顾之法,拟用生脉散合贝母瓜蒌散、甘桔汤加减。西洋参、麦冬合用,以生脉散益气养阴,去五味子之酸收以防其碍邪外出;桔梗、桑叶一宣一降,恢复肺之正常宣发肃降;瓜蒌皮、竹茹、鲜竹沥、芦根、川贝母清热润肺化痰,透邪外出;橘络宽胸理气,清肺络余痰;温病后期可出现耗血、动血之象,故徐老加用仙鹤草以活血止血,并能补虚扶正,合患者久病之体质;生甘草为使,调和诸药。此外,以鲜竹沥口服液清热化痰,少量多次服用,取其意象,如羽而走上,轻清升浮,药效流连胸中,使邪从上宣透而解。

参 考 文 献

[1] 周灏,侯勇,王化猛,等.徐经世防治新型冠状病毒肺炎思路探析[J].安徽中医药大学学报,2020,39(3):1-3.

[2] 郭娟,王化猛,徐怀彦,等.国医大师徐经世"双叶茶饮"对新冠肺炎防治的临床价值及治未病理念在抗疫中的作用探析[J].亚太传统医药,2021,17(4):188-190.

[3] 程玉峰,王虹.国医大师徐经世谈肺系常见病证治[J].中医药临床杂志,2019,31(12):2210-2213.

[4] 蔡红妹,张进军,张莉,等.国医大师徐经世从"伏邪"论治内伤发热的经验探析[J].中国民族民间医药,2018,27(16):64-66.

第四节　薛伯寿

薛伯寿（1936—　　），男，汉族，中共党员，于 1963 年毕业于上海中医学院中医专业六年制本科，后被分配至中国中医研究院高干外宾室工作；1975—1989 年历任中国中医研究院广安门医院大内科副主任、书记，中国中医研究院邯郸赤脚医生大学班主任，卫生部中国中医研究院西医离职学习中医班主任；1986 年赴朝鲜平壤医科大学东医系讲学，1987 年随中国中医研究院艾滋病专家组赴坦桑尼亚执行中医药治疗艾滋病医疗救援任务，2017 年 6 月入选第三届"国医大师"，2020 年当选为中国中医科学院学部委员，2022 年 5 月入选第七批全国老中医药专家学术经验继承工作指导老师。享受国务院政府特殊津贴，首都国医名师。现为中国中医科学院广安门医院主任医师。擅长中医治疗内、妇、儿科疑难病，继承先师蒲辅周治疗外感病必先岁气、重视节候、融会贯通伤寒和温病学说的学术思想。治内伤杂病，善于辨证、治病求本：其一，注意局部与整体关系；其二，处理好正邪关系；其三，掌握标本关系；其四，知外感与内伤辨证重点。在治外感内伤病中能注意到胃气为本及病者体质，处方用药讲究配伍，轻灵纯正。

一、病因病机

《素问遗篇·刺法论》谓："五疫之至，皆相染易，无问大小，病状相似。"医圣张仲景用伤寒法治疗寒疫，效果显著。薛老认为，中医药具有悠久的治疗疫病的历史。杨栗山在其著作《伤寒瘟疫条辨》中，赞同吴又可的杂气论，其主张自然界存在众多不同的疫气，这些疫气能引发各种温疫疾病，当某种疫病之邪侵入特定的脏腑或经络时，就会引发相应的病证。"种种秽恶，上涸空明清净之气，下败水土污浊之气，人受之者，亲上亲下，病从其类"，故清代医家已经认识到除直接接触病患可能导致传染外，空气和水的污染也是导致疫病流行和蔓延的重要因素。薛老指出，中医对于疫病的研究十分深入，对于疫病的传播模式也有深刻的认识。发生于2019年的疫病是一种烈性传染病,其病情凶险,传播广泛,已影响多个国家,该病导致的肺部影像学变化非常迅速,对人民的健康和生命造成严重威胁。薛老分析此疫病发生在寒冬,病位主要在肺,病性重在寒湿,故属中医学"寒疫"或"寒湿疫"范畴,系感受寒湿疫毒所致,病位在肺,可累及脾、心、肾、胃、大肠等脏腑,其病理因素可概括为"寒、湿、毒、瘀、虚"等。薛老指出,肺疫的各个阶段均有明显的特征。疾病初期,寒湿疫邪外袭,郁遏阳气,肺气不宣,临床表现为轻型或普通型。其中,湿重寒轻者,表现为发热不高,或有恶寒、疲乏无力、胸闷咳嗽、肌肉酸痛、食欲不振、大便溏泻,或口干不欲饮,舌苔白腻,脉浮濡数;寒重湿轻者,表现为发热恶寒、无汗,甚至寒战壮热、头身痛、咳嗽、胸脘痞闷、不思饮食、舌质不红、苔白微腻或白秽。也有寒湿袭肺,兼正气偏弱者,因此,薛老强调临床辨证时,应当仔细审视。当疾病进一步发展,寒湿郁久化热,出现湿热毒邪闭肺、升降失司,或热毒炽盛、气营两燔,此为肺疫重型。热毒闭肺、升降失司者,可见发热,头身痛,无汗或有汗不畅,困倦乏力,咳嗽,咯黄黏痰,胸闷腹胀,小便不利,或小便短赤,呕吐、泄泻,或大便不畅,苔黄腻或苔中干黄;热毒炽盛、气营两燔者,表现大热烦渴,喘憋气促,神昏谵语,视物不清,或发斑疹,或吐血、衄血,或四肢抽搐,舌绛少苔或无苔,脉沉细数,或浮大而数。当疾病迁延日久,失治误治则将转为危重型,包括邪毒闭肺、内陷心包,或邪毒闭肺、气阴欲脱或心阳欲脱诸证。邪毒闭肺、内陷心包者,表现为持续发热,胸憋气促,心悸,烦躁不宁,神昏惊厥,舌红绛,脉细数;邪毒闭肺、气阴欲脱者,表现为喘憋,气微吸少欲脱,呼吸衰弱,精神萎靡,心律失常,脉细弱;邪毒闭肺、心阳欲脱者,表现为四肢厥冷,倦卧,寻衣摸床,神色昏糊,体温骤降,血压下降,呼吸微弱,舌质暗紫,脉微欲绝。若是治疗得法,进入恢复期,患者此时正气已虚,余邪未尽,虚实夹杂,常见气阴两虚、肺脾气虚,兼有邪热或痰湿、血瘀等。

二、临证经验

薛老继承先师蒲辅周的学术思想,融会贯通伤寒和温病学说。对于在寒冷天气暴发的肺疫,薛老认为必须高度重视寒邪的影响,在治疗"寒湿疫"时,应灵活运用仲景的治法方药。《伤寒论》专为疫病而著,其中六经辨证论治疗效稳定可靠。薛老根据临床一线传回的数据,按照六经辨治体系,提炼出寒湿闭肺、病入少阴重症,寒湿闭肺、病入厥阴重危症等六经辨治理论指导下的证型,并将此重症分别归入少阴病,以麻黄附子细辛汤合桂枝去芍药汤治之,厥阴病以麻黄升麻汤治之。当时武汉连日阴雨,较往年更为严重,多数患者呈现寒湿闭肺的病证,因此麻黄的使用变得尤为重要。薛老指出,肺疫患者常出现胸闷、气短的症状,即使没有明显的咳喘,也表明肺气不宣,其病情可能比咳喘者更为严重。清代黄元御《长沙药解》曰:"麻黄,味苦、辛、气温,入手太阴肺经、足太阳膀胱经。入肺家而行气分,开毛孔而达皮部,善泻卫郁,专发寒邪。治风湿之身痛,疗寒湿之脚肿,风水可驱,溢饮能散。消咳逆肺胀,解惊悸心忡。麻黄发表出汗,其力甚大,冬月伤寒,皮毛闭塞,非此不能透发。"麻黄能宣肺透邪,消散透达郁积于肺间质的毒邪,感染新冠病毒者皮毛闭塞,气机郁滞,故在寒邪导致外感疫病的治疗中,麻黄可发挥至关重要的作用,但薛老也指出麻黄需注意合理配伍以减少其不良反应。薛老认为,疫情的根本在于邪毒,在肺疫潜伏或发病初期,以透表达邪为主,务必使邪毒排出体外。若失治误治,邪毒入里,则以宣透、化湿、升清降浊诸法合解毒为主。当机体正气已衰,则需扶正以除疫邪。

薛老认为,治疗肺疫离不开六经辨治,尤其需要准确辨别表里、寒热、虚实、气血,同时参考叶天士、吴鞠通提出的卫气营血和三焦辨证理论,不可偏废,拘泥于寒温成见。因此,薛老提出,对于肺疫的治疗,轻型病例可考虑归为伤寒太阳病和温病卫分阶段;普通型则可能涉及太阳经、少阳经和阳明经,以及卫分传变气分;而重型和危重型则多为五脏功能受损,需从伤寒三阴病变和病入营血的角度考虑。薛老强调,即使是寒湿疫,若伴有热邪入营分、血分,也必须借鉴温病的治疗经验;反之,若是在温病和疫病中出现虚寒厥逆症状时,也必须采用仲景的温阳救逆方剂,方有佳效。此外,患者的主观能动性是战胜疾病的重要原因,故薛老强调,在治疗时应秉承治病先治人、治人先治心的原则,增强患者战胜疫病的信心,能够促进患者更快康复。同时,薛老还指出治疗疫病辨病与辨证,宏观与微观,因人因地因时制宜,中西医结合,取长补短。正气的盛衰对疾病的发展和治疗效果起着决定性的作用,治疗疫病时,必须坚持"正气为本"和"胃气为本"的原则,治疗过程中应时刻顾护正气,尽快恢复患者正常的纳运。

三、用药特色

薛老继承杰出中医学家蒲辅周先生的临证经验,结合自身60余年的临床实践,融伤寒、温病、温疫学说于一炉,遣方用药讲究配伍,轻灵纯正,价廉效佳。针对肺疫突发的状况,薛老通过临床的反馈,在极短时间内总结出肺疫的7个时期、19种证型,并提出了有针对性的24种方剂。通过对薛老选方用药进行分析,可以发现其具有以下特色:①继承蒲老学术思想,倡导选用十神汤;②选用方剂多为经方,如麻杏石甘汤、小柴胡汤、升降散、栀子豉汤等;③不偏废温病,在疫病初期,选用消毒犀角饮、不换金正气散、甘露消毒饮和三仁汤等加减治疗;④及时选用有效名贵成药,针对新冠危重症,分别选用凉开法、温开法,对于寒热往来日久、用药效差者,勇于尝试使用青蒿素。薛老创制的21种新方,受蒲老影响尤甚,如十神犀角饮、十神败毒饮,是以十神汤为底方进行加减而成的。十神汤处方为麻黄10 g,升麻10 g,葛根15 g,芍药10 g,苏叶8 g,香附10 g,陈皮8 g,川芎10 g,白芷10 g,甘草10 g,生姜4片,葱白3~5寸。其中麻黄、升麻共为君药,麻黄辛温,能发散风寒,宣肺平喘,其性轻扬上达,善开宣肺气;升麻既能发表,又能清热解毒。两者共为君药,旨在发散外邪,解表达邪。葛根、芍药、苏叶属臣药,协助君药加强疗效,葛根解肌退热,生津止渴,升阳止泻,在此辅助麻黄、升麻以增强解表之力;芍药养血敛阴,柔肝止痛,在此可调和营卫,与君药麻黄等共同调节体表之气血;苏叶解表散寒,行气宽中,进一步辅助君药发散表邪。香附、陈皮、川芎、白芷为佐药,香附疏肝解郁,理气宽中,有助于调畅气机,使解表药力更加顺畅;陈皮理气健脾,燥湿化痰,可以防止外感疫邪引起的气机阻滞;川芎活血行气,祛风止痛,能增强整方的辛散之力;白芷解表散寒,祛风止痛,通鼻窍,对于外感寒邪引起的头痛、鼻塞有特殊疗效。此四味药既能协助君臣药发散表邪,又能针对外感寒邪可能出现的不同症状进行针对性的治疗。甘草、生姜、葱白为使药。甘草在此方中起到调和诸药、缓和药性的作用;生姜、葱白则辛温发散,有助于引导药物直达病所,同时生姜还能温中止呕,对于外感风寒可能引起的胃肠不适有缓解作用。这三者作为使药,既可调和药性,又能引导药物直达病所。薛老加用荆芥穗8g,防风8g,牛蒡子8g,蝉衣6g,可增强祛风解表、疏散寒湿诸药治疗因冬季严寒夹湿、疫邪外袭所致新冠肺炎的疗效。若是寒湿袭肺、正气偏弱所致肺疫,薛老认为可用十神汤合人参败毒散加减,生晒参有大补元气、复脉固脱、补脾益肺之功,可增强正气以祛邪。羌活与独活均能祛风除湿,通痹止痛,增强麻黄和升麻的解表祛邪之力。紫苏梗与紫苏叶虽然都属于中药紫苏,但仍然有很大区别。紫苏梗是紫苏的草质茎,梗如脾胃,故紫苏梗作用主要在中焦脾胃,偏重行气宽中;紫苏叶即紫苏的叶子,叶轻如肺,善于行散,作用主要在上焦肺经,偏重发汗解表。易白芍为赤芍,务在增强清热凉血、散瘀止痛之功;柴胡与前胡均能疏散风热,疏肝解郁;枳壳行气开胸,宽中除胀;桔梗为引经药,能载诸药上行,宣肺祛痰,利咽排脓;甘草能调和诸药,同时也有解毒、缓急、和中之功;茯苓健脾渗湿,宁心安神,可使方剂更为平和。

此外,针对寒湿闭肺、邪毒炽盛(重症),薛老认为可以参考蒲老对肺炎重证的治法,治宜清宣肺闭,升清降浊,清热解毒,倡用麻杏石甘汤合三黄石膏汤、升降散、栀子豉汤。处方选用炙麻黄8g,杏仁9g,生石膏30g,生甘草8g,蝉衣6g,僵蚕9g,姜黄9g,酒军8g,黄芩10g,黄连8g,连翘12g,浙贝母10g,炒栀子10g,豆豉15g。君药为炙麻黄、生石膏,炙麻黄辛温宣肺,能够开宣肺气,发散风寒,是治疗肺热咳喘之要药,故为君药之一;生石膏辛甘大寒,能够清热泻火,除烦止渴,特别是针对肺热实证有显著疗效,与君药炙麻黄相配,一温一寒,相互制约,共同发挥清肺热、平喘咳的作用。杏仁、黄芩、黄连属臣药,杏仁苦温,能降气止咳平喘,润肠通便,与君药炙麻黄相须为用,以增强止咳平喘之功;黄芩与黄连均为苦寒之品,能够清热燥湿,泻火解毒,对于内热火盛的症状有显著疗效,两者共为臣药,可增强清热泻火之力。蝉衣、僵蚕、姜黄、酒军、连翘、浙贝母、炒栀子、豆豉乃佐药,蝉衣与僵蚕均能疏散风热,利咽开音,对于外感风热引起的咽喉肿痛有良效;姜黄能行气活血,通经止痛,有助于缓解因肺热引起的胸胁胀痛;酒军即酒制大黄,能泻下攻积,清热泻火,使肺热从大便而解;连翘清热解毒,消肿散结,对于热毒疮疡有良效;浙贝母清热化痰,散结解毒,可增强黄芩、黄连的清热疗效;炒栀子清热利尿,凉血解毒,引肺热从小便而出;豆豉即淡豆豉,有解表除烦、宣郁解毒之效。这些药物同为佐药,以协助君、臣药加强疗效,同时针对兼症进行治疗。生甘草为使药,能调和诸药,同时也有解毒、缓急之功,可使方剂更为平和。此方旨在清肺热,平喘咳,泻火解毒,对于肺热咳喘、内热炽盛的症状有显著疗效。

薛老认为寒温两者一脉相承,伤寒学说开温病学说之先河,温病学说补伤寒学说之未备,在治疗外感热病时应当融通"伤寒""温病""温疫"学说。尤其是对于肺疫,更需要灵活处方,其根据疫情实际,创制多项新方,其提出的疫情辨证分型和处方思路被国家卫生健康委办公厅、国家中医药管理局办公室印发的《新型冠状病毒肺炎诊疗方案》借鉴参考。通过对这 3 首薛老创制的新方进行分析,不难发现其创制的新方既是对蒲氏医学的继承和发扬,也是对寒温共融理论的创新,切合临床实际,进一步拓宽了外感疫病的诊治思路。

四、医案赏析

陈某,女,75 岁。2020 年 2 月 14 日第一次会诊。因发热、胸闷 4 天入院。患者 4 天前出现发热、胸闷,新冠病毒肺炎核酸检测呈阳性,血气分析氧合指数 169 mmHg(101.5/0.60)(1 mmHg≈0.133 kPa),二氧化碳 37 mmHg,pH 7.46;血常规提示中性粒细胞增加;胸 CT 示双肺大片磨玻璃、网格影。既往有高血压、糖尿病、阴道出血病史。患者有新冠病毒感染密切接触史。入院诊断为肺疫(危重型),呼吸衰竭。请薛老会诊。刻下:精神欠佳,胸闷,呼吸不畅,无咳嗽,无发热,食欲减退,大便不成形、欠畅,每日 1 次,口渴,小便多,无腹胀,无腰酸腰痛,舌暗红苔黄而干。辨证属邪毒郁闭于肺,热陷胸中,正气耗伤,气阴两虚,故以宣肺透邪、和解分消、益气养阴为法。处方:炙麻黄 9 g,苦杏仁 9 g,生石膏(先煎)30 g,生甘草 8 g,全瓜蒌 15 g,法半夏 9 g,黄连 8 g,北柴胡 15 g,黄芩 10 g,枳实 10 g,赤芍 10 g,蝉衣 6 g,僵蚕 9 g,姜黄 8 g,炒栀子 10 g,连翘 15 g,浙贝母 10 g,豆豉 15 g,天花粉 12 g,生地黄 18 g,西洋参 8 g,黄精 15 g,石斛 15 g,丹参 18 g。7 剂。

2020 年 2 月 19 日二诊,患者服药后精神好转,胸闷减轻明显,呼吸稍畅,消化功能有好转,大便正常,每日 1 次。口渴,小便多,无腹胀,无咳嗽,舌暗苔黄腻。病已减轻,守方继续宣肺透邪,扶正和解,清化湿热。调方:炙麻黄 8 g,苦杏仁 9 g,生薏苡仁 12 g,生甘草 8 g,冬瓜仁 12 g,芦根 15 g,法半夏 9 g,全瓜蒌 15 g,黄连 6 g,北柴胡 15 g,黄芩 9 g,党参 10 g,连翘 12 g,浙贝母 10 g,黄精 15 g,茯苓 12 g。7 剂。

2020 年 2 月 25 日三诊,患者病情进一步好转。精神情绪渐向好,胸憋闷已轻,呼吸转平稳,口干,纳增,大便正常,小便已畅,舌质略暗苔薄黄腻,舌尖边红。服中药后血糖、血压控制平稳。患者病情已向愈,治法不变,守方加玉竹 15 g,丹参 15 g,三七粉 3 g,冲服,黄连改为 8 g 调治。诊后,3 月 4 日予痰核酸连续检测转阴,出院。

按语:患者为肺疫危重型,属"肺闭"范畴,胸闷,无发热,比喘咳发热患者更为严重,因肺失宣散肃降,正气衰而抗邪力薄弱,又有宿疾糖尿病、高血压,证属邪毒闭肺,热陷胸中,正气耗伤,气阴两虚,故薛老拟宣肺透邪、和解分消、益气养阴之法。选用麻杏石甘汤合小陷胸汤、栀子豉汤,宣肺透邪,柴胡剂合升降散加连翘、浙贝母和解分消;生地黄、天花粉、黄精、丹参、西洋参,清热养阴、扶助正气以祛邪,又兼顾患者的糖尿病、高血压宿疾。其中,麻黄为宣肺透肺邪的圣药,麻黄配伍生石膏,一温一寒,相互制约,共同发挥清肺热、平喘咳的作用。患者服药后精神好转,但舌暗苔黄腻,提示湿热邪气仍然留驻,且患者本身年高体弱,此时应相机扶正,避免攻伐太过,故薛老以宣肺透邪、扶正和解、清化湿热治之。以仲景麻杏石甘汤、小陷胸汤、大柴胡汤合用升降散、千金苇茎汤加减,疗效明显。病已向愈,故三诊继续加用玉竹、丹参、三七粉,因舌质略暗苔薄黄腻,舌尖边红,故增加黄连用量。此患者属危重症,故薛老先和解分消,透邪外出,随着病情好转,以清化湿热、扶正透邪为法,最后加强养阴活血。总体以扶正祛邪,兼顾宿疾为主,故可收救急治危、患者痊愈之功。

参 考 文 献

[1] 李军,陈劲松,薛燕星,等. 薛伯寿教授对新型冠状病毒肺炎探讨及验案分析[J]. 中国实验方剂学杂志,2020,26(19):76-79.

[2] 李玲,王文记,王颖超. 国医大师薛伯寿升降散与经方、时方合用临证撷菁[J]. 中华中医药杂志,2020,35(6):2892-2894.

[3] 肖战说,薛燕星,孙良明,等. 国医大师薛伯寿宣透解毒饮融通寒温法启悟[J]. 中华中医药杂志,2020,35(6):2885-2888.

[4] 孙良明,陈劲松,薛燕星,等. 国医大师薛伯寿治疗新型冠状病毒肺炎思路[J]. 世界中西医结合杂志,2020,15(3):393-397,401.

第五节　熊继柏

熊继柏(1942—),男,湖南石门县人,第三届国医大师,国家级名中医,中国中医科学院学部委员,湖南中医药大学教授,广州中医药大学博士生导师,香港浸会大学荣誉教授,湖南中医药大学第一附属医院特聘中医学术顾问。历任湖南中医药大学内经教研室主任,中医经典古籍教研室主任,学术委员会委员,2008年获聘为第四批全国老中医药专家学术经验继承工作指导老师,2022年入选第七批全国老中医药专家学术经验继承工作指导老师。

熊继柏自幼天资聪颖、过目成诵,13岁习医而16岁行医,先后拜师于名老中医胡岱峰先生、陈文和先生门下,熟谙经典,触类旁通,学以巧用。熊继柏深耕中医临床 50 余年，善治各种内科、妇科、儿科病证，以及各种疑难杂证；高台教化 40 余年，鞭辟入里，经典与临床并重，强调"中医的生命力在于临床""读中医经典，重临床实践"，首创"中医临床现场教学"模式。2019 年 12 月湖北暴发的疫情极具传染性，疫情蔓延迅猛，作为湖北省的毗邻省份，湖南省的疫情形势亦颇为严峻。湖南省中医药管理局迅速调集医疗专家开展疫病救治工作，聘请国医大师熊继柏教授担任湖南省防治疫病中医药高级专家组顾问，主持制定《湖南省新型冠状病毒感染中医药诊疗方案》。熊老将肺疫分为四期九型加以论治，上宗《内经》《伤寒》法旨，融贯吴鞠通"三焦分治"与叶天士"轻灵扬散"，汇通古今，主张"轻清宣透""救阴扶正"，将治未病的学术思想贯穿始终。

一、病因病机

肺疫病因有从外感伤寒论者，有从湿温论者，亦有从寒疫论者。熊继柏认为，此次疫情非狭义伤寒、非湿温、非寒疫，明确指出此次疫情是"疫病"，证属传染病范畴，其病因是"温热浊毒"，病位在肺，涉及胃肠，主要病机为冬季不寒反温，客气所主，温热浊毒由口鼻而入，侵袭肺脏，旁涉胃肠，出现高热、咳嗽、气喘、憋闷等症状。

《素问遗篇·刺法论》曰："五疫之至，皆相染易，无问大小，病状相似。"熊继柏据临床经验总结出肺疫临床三大特点：①发病急骤，传变迅速，传染性强。②共同的主症：初起发热、咳嗽、气喘，或兼有消化道反应，病势迅猛，可转为高热、暴喘之重症危候。③发病于己亥年暖冬。明代吴又可《温疫论》有云"疫者，感天行之疠气也"，疫是自然界的疫疠之气，"此气之来，无论老少强弱，触之者即病"。吴鞠通《温病条辨》有曰"疫者，疠气流行，多兼秽浊"，肺疫病因一个是疫疠之气，另一个是秽浊之气。《内经》言"避其毒气，天牝从来"，"天牝"为鼻之别名，疫毒由口鼻而入。鼻为肺之窍，疫毒之气由鼻而入，必先伤肺气，以咳嗽、气喘、憋闷等肺系症状为主症。手太阴肺经循胃贯膈，与手阳明大肠经相表里，疫毒之气循经犯胃肠，而出现消化道症状。故肺疫其病位在肺,涉及胃肠。

熊继柏深谙《内经》五运六气学说,冬季寒气盛,但 2019 年为己亥年,属厥阴风木司天,少阳相火在泉,此时冬季客气是少阳相火,应寒而不寒,却成一个暖冬。"厥阴司天之年,终之气,民病温厉。"疫病病邪性质一是温热,二是湿热,温热疫病多发于冬春季节,湿热疫病多发于夏秋季节。2019 年冬季为暖冬,受此火热之邪异常干扰而生疫病,加之随人体冬末春初之阳气而从阳化热,熊继柏融《内经》《温病条辨》之述,将肺疫病因概以"温热浊毒",随证治之。

二、临证经验

国医大师熊继柏巧用经典,注重实践,不拘泥于一家之说。《伤寒论》言"观其脉证,知犯何逆,随证治之",熊继柏治疗肺疫首重辨证,强调"审察病机"。参考《内经》《难经》《伤寒论》及《温病条辨》等经典意旨,寒温并蓄,不拘泥于成见,其治疗指导思想,既有《内经》中的"大毒治病十去其六……无毒治病十去其九",《伤寒论》"但见一证便是,不必悉具"的主症治疗思想,又融温病学派"治上焦如羽""存其津液"于一炉。熊老据此疫病病势发展特点,将其分为四期九型,辨证施治。

熊老首重辨证,"谨守病机,各司其属",治以王氏连朴饮时如遇便溏者,去栀子,因"凡用栀子汤,病人旧微溏者,不可与服之"(《伤寒论·辨太阳病脉证并治》)。初热期,患者口苦,呕逆,恶寒发热,邪犯少阳,以小柴胡汤合之。对于滥用安宫牛黄丸预防之时弊,熊老提出非昏迷之症,绝不可用。由此可见,熊老治疗肺疫的思想,集伤寒、温病精粹,化为己用,临床诊治,首重辨证,随证治之。

熊老治疗肺疫以"顾护正气"为主线,贯穿肺疫诊治始终,"正气存内,邪不可干",强调"扶正不致留邪,祛邪不致伤正"。其"扶正祛邪"的临床证治思路主要体现在药物炮制及使用等方面,如温热浊毒犯肺,痰热壅肺,痰热深重,阻塞胸膈,治以张仲景小陷胸汤。瓜蒌实含大量油脂,易致腹泻,伤亡津液,气随津脱而伤正,故将瓜蒌实改为瓜蒌皮,且瓜蒌皮剂量小,可使其宽胸利膈化痰浊而不腹泻伤正。熊老强调正邪交争,扶正要固本,祛邪要扶正,扶正祛邪两者兼顾。肺疫重症期,邪热壅肺,以麻杏石甘汤治之,麻黄蜜炙用以减其辛燥之气,防过汗伤正;疫毒闭肺,脏腑同病,治以宣白承气汤时,不可久用,防大黄、瓜蒌过用伤正,须中病即止。无论是初热期还是恢复期,熊继柏始终强调治病的关键在于"祛邪外出—控制症状—既病防变",中病即止,忌伤伐正气。例如治疗肠胃兼症的王氏连朴饮、藿朴夏苓汤,熊老强调中病即止,以免败伤胃气;宣白承气汤也须中病即止,大黄、麻黄、瓜蒌等攻伐之品用量宜小,以免劫伤正气。治病如风中雨木,过刚易折,以适为期。

此外,熊老在肺疫的辨证施治过程中反复强调"治未病",未病先防、既病防变、瘥后防复。肺疫初热期,以咳嗽气喘为主症,熊老在程钟龄的止嗽散基础上,加桑贝散。桑贝散有平喘之功,咳嗽气喘易发展为喘促,桑白皮和贝母润肺平喘,以解气喘喘促之变。"存得一份津液,便有一分生机",熊老常用生津润燥之品配伍,如天花粉、麦冬之类,以顾护阴液,既有既病防变,又有"先安未受邪之地"之意。如肺疫恢复期,熊老主张生津益气,以化湿而行通阳之功,存其津液,培土生金,防瘥后劳复。对于阳虚虚寒人群,强调顾护正气,"正气存内,邪不可干";对于普通人群,以银翘散加减,银花、连翘、甘草、板蓝根解毒,芦根、桑白皮清肺热,荆芥、薄荷辛凉透邪,清肺解毒,御邪在外。

三、用药特色

1. 轻清灵巧,经方时方善变通

熊继柏诊治肺疫,融经方、时方于一炉,学古方细致入微,学时方利落务实,取古方、经方之意,用药平稳灵巧,疏密有致,进退从容。其所用方药,既有《伤寒论》小柴胡汤、麻杏石甘汤、桂枝汤等,也有《温病条辨》银翘散、桑菊饮、宣白承气汤、三石汤、安宫牛黄丸等,亦有《太平惠民和剂局方》神术散、《医学启源》生脉散、《医学心悟》止嗽散、《医原》藿朴夏苓汤等,博参百家,经方时方并举。"治上焦如羽,非轻不举",肺疫病位在肺,以轻清宣透为治法。

熊老用药轻灵,常以金银花、薄荷、荆芥、芦根、连翘、板蓝根、桑白皮、甘草8味组方。方以金银花、连翘、板蓝根、薄荷、荆芥疏散风热,清热解毒,透邪外出;桑白皮泻肺止咳,平喘;芦根清胃止呕,生津止渴;甘草调和诸药。熊继柏用药重在"清解",药简力宏,作用专一。疾病初热期,用药扬散,常用气薄辛散轻清之剂,苏叶、薄荷、牛蒡子、金银花、菊花、桑叶之品皆为首选;危重期,疫毒深入心包而昏迷,牛黄、犀角、冰片、麝香、苏合香等,用量亦极轻;邪犯胃肠,以气化之剂调拨气机,组方均不离芳香宣透之品,如藿香、蔻仁之类,清热化浊,理气健脾。熊老临证用药融合古今,以选药精细,处方简洁,轻清灵巧,佐芳香化浊,经方时方变通得法。

2. 寒温并重,善用辟秽化浊

熊继柏治疗肺疫,立足温热,不拘泥一家之言,寒温并重,不仅在理论上认为《伤寒论》《温热论》是一脉相承的,还把伤寒和温病对热病辨治的理论统一起来,临床用药也以寒温并用为治法,于寒凉药中少加热药,或于温热药中少加寒药,亦暗含"反佐"之意。如肺疫重症期,温热浊毒壅塞于肺部,主以麻杏石甘汤,麻黄蜜炙用,石膏用量为麻黄用量的4~5倍,麻黄有"火郁发之"之意,宣肺平喘,重用石膏,宣肺不助热,且速退高热,两者相制为用。熊老指出,肺疫的病因是感染"温热浊毒",故用药以寒凉化湿之品远远不够,芳香之品可辟邪扶正,疏利通达,祛邪辟秽,还须佐以辟秽化浊之类,常选用藿香、菖蒲、白蔻仁、白术、茯苓之品。如肺疫初热期,温热浊毒犯肺胃时,熊老往往以王氏连朴饮与藿朴夏苓汤合用,取藿香、白蔻仁、菖蒲芳香化浊,共奏清热化浊、理气健脾之功。

3. 平正权重,救阴扶正相兼顾

熊继柏用药平正严谨,药量适中,复方合法。其用药不拘泥于"轻清灵巧",以辨证中病为期,轻灵峻剂权变,浓淡相宜,病势深重危急亦当"破格投剂"。熊老不盲从"重剂必效",大开之势却有严谨之风,对药量把控精当,煎服法严谨得宜,强调大黄、瓜蒌以适为期,不宜超过20g;病势复杂,一方无力,两方相合,复方得法。例如对于初热期咳嗽微喘型患者,合桑贝散,可增平喘之功；病邪深重，桑菊饮轻清宣透之力不足，合银翘散，可增宣透之用。吴鞠通《温病条辨》言"治中焦如衡，非平不安；治下焦如权，非重不沉"，温热浊毒，迅猛峻捷，传至三焦，若固守"轻清之法"，用药过轻，清宣不足，恐疫毒除之不尽，"闭门留寇"。熊老提出病势深重危急亦当"破格投剂"。在肺疫发展后期，熊老用药大刀阔斧，辣手峻剂，善用大黄，釜底抽薪，润燥存阴，解热毒于养阴之中；重用滑石、石膏、寒水石达 20 g，清化三焦疫毒，解毒化浊，芦根、竹茹清热生津。救阴扶正并重，疫病进入危重期，常出现内闭外脱之证，温热疫毒耗竭真阴，肺脏气随津脱，喘脱欲绝，熊老以养阴寓扶正之意，存其津液，挽其正气，以参附龙牡温阳固脱，沙参麦冬益脾补肺，生津益气，力挽生机。

四、医案赏析

医案 1

患者高某，病程 12 天，既往发热最高 39 ℃。刻下：发热（38.6 ℃），头晕，怕冷，无汗，无咳嗽，无痰，轻度气急，无胸闷，精神倦怠，口苦口干，恶心呕吐，呃逆，近两日未解大便，饮食少。舌淡紫，苔黄腻。予宣白承气汤合大柴胡汤加竹茹。处方：苦杏仁 10 g，炒瓜蒌皮 8 g，生石膏 30 g，生大黄 6 g，柴胡 10 g，黄芩 10 g，枳实 6 g，法半夏 10 g，竹茹 10 g。7 剂，每日 1 剂，早晚分服。

按语：肺疫患者的发热、咳嗽若控制不效，传变迅猛，会快速进入重症期，出现高热、严重气促、咯浓痰等症候。温热浊毒入里，壅塞肺气则喘，邪热炽盛则高热，肺热炼津则咯浓痰，为邪热壅肺证。肺与大肠相表里，肺热壅盛入里，出现腹胀、大便秘结阳明腑实兼证，脏腑同病。《温病条辨》记载"喘促不宁，痰涎壅滞，右寸实大，肺气不降者，宣白承气汤主之"，热郁中焦，少阳枢机不利，出现恶心呕吐、呃逆的症状，故加用大柴胡汤和解少阳。宣白承气汤出自《温病条辨》，"宣白"，指宣通肺气；"承气"，谓承顺腑气。宣白承气即宣通肺气与承顺腑气同用，主治肺气不降，肺热腑实之证。原方石膏、大黄、杏仁、瓜蒌宣肺化痰，泻热攻下，使腑气通，则脏气降。熊老配入厚朴增其下气除满之力；炒莱菔子性平消胀，既能下气平喘，又可润肠通便；川贝母润肺止咳，清热化痰；配桑白皮泻肺利水，取桑贝散之功。药味虽少，然肺肠得以兼顾，药证相符，上下同施，脏腑同治。

医案 2

患者郭某，乙肝病毒携带者，病程 7 天。既往最高体温 39.5℃。刻下：高热，最高体温 39.7℃，持续 7 天高热不退，怕冷，腰酸，无咳嗽，无痰，无气急，无胸闷，无恶心欲呕，大便稀，饮食正常，口苦口干。舌红，苔黄腻。予三石汤加羚羊角、黄芩。处方：生石膏 30 g，寒水石 20 g，滑石 20 g，苦杏仁 10 g，通草 6 g，芦根 15 g，竹茹 10 g，黄芩 10 g，羚羊角 1 g。此方仅服 3 剂，每日 1 剂，早晚分服，患者高热即退，转危为安。

按语：肺疫进入危重期，温热浊毒郁闭于内，阳气无法外达四末，温热浊毒耗竭真阴，气津虚脱，内闭外脱，出现持续高热不退、四肢不温，甚则神昏谵语，严重气促，张口抬肩，喘脱欲绝。患者持续高热不退，舌红、苔黄腻，热势亢盛，气分之浊热未入营血而转入三焦，属于热蕴三焦证。吴鞠通在《温病条辨》中认为"蔓延三焦，则邪不在一经一脏矣，故以急清三焦为主。然虽云三焦，以手太阴一经为要领"，《温热论》言"热病救阴犹易，通阳最难，救阴不在血，而在津与汗，通阳不在温，而在利小便"，故熊老以三石汤为主方，以紫雪丹的三石为君药，取其得庚金之气，清热化浊利窍，兼走肺胃；杏仁、通草宣通气分，且通草直达膀胱，提壶揭盖，利小便以通阳，杏仁直达大肠；竹茹以竹之脉络通人之脉络，芦根、竹茹养阴生津；加黄芩、羚羊角两味药，速退高热。此方兼微苦、辛、凉、芳香之性味，得清热化浊之法，可解三焦温热浊毒。

参 考 文 献

[1] 朱成功，赵亭亭，谢雪姣，等. 从新型冠状病毒肺炎防治策略探讨国医大师熊继柏用药特点[J]. 中国中医药信息杂志，2021，28(6)：112-114.

[2] 陈青扬，刘佑辉，王伟，等. 国医大师熊继柏对新型冠状病毒肺炎的辨治方略[J]. 湖南中医药大学学报，2020，40(3)：267-270.

[3] 熊继柏. 国医大师熊继柏谈《湖南省新型冠状病毒肺炎中医药诊疗方案》[J]. 湖南中医药大学学报，2020，40(2)：123-128.

第六节　王庆国

王庆国（1952—　），男，河北沧州人。第四届国医大师，全国名中医，中国中医科学院学部委员，第五、六、七批全国老中医药专家学术经验继承工作指导老师，北京中医药大学终身教授、原副校长，中医基础研究专家，国家重点学科中医临床基础学科带头人，国家中医药管理局重点实验室——中医脏象研究室主任，兼任国家药典委员会委员、国家食品药品监督管理局药品评审委员、中药品种保护委员会委员、国家自然科学基金评审专家、北京市学科评议组成员、世界中医药学会联合会经方专业委员会会长、中华中医药学会仲景学说分会名誉主任委员。国务院政府特殊津贴获得者，首届百名杰出青年中医称号获得者，作为首席科学家曾主持两项"973"项目。

王庆国师从伤寒泰斗刘渡舟先生，深得其真传。熟读经典，秉承刘渡舟先生"喜用经方，知守善变不落窠臼，不薄时方，勤求博采，广纳其长"的学术特色，尊古而不泥古，临床疗效确切。临证时，王教授重视"病—证—症—势"的诊疗模式，提出"三步—四维—六治—十六方略"的诊疗方式，首倡"方元"论，辨病为先，病下分证，随证加减，因势利导，病证结合，方证相应。新冠疫情暴发以来，国医大师王庆国通过远程诊疗，与在临床一线的团队成员密切配合，成功治疗众多疫病患者。王老准确地把肺疫在传变过程中的特点、病因病机，因时、因地、因人制宜，提出祛邪为第一要务，同时注意调畅枢机，化裁十神汤、柴胡达原饮等方。

一、病因病机

2019 年冬，疫病暴发，中西、寒温之争不绝于耳，有言寒疫，有言湿疫，有言寒湿疫，有言瘟疫者，医案治方百花齐放。王庆国认为，应破除门户之见，以唯见斯证，详明病机，紧扣湿邪这一病机核心，三因制宜，辨证论治，有是证用是方，不论门户，皆可取而用之。不可因门户之见，以一证专用一方，以一方为万能膏药，不辨寒热，不辨体质禀赋，盲投药剂而自得。王老诊治肺疫，提出耽于肺疫病名之争实为本末倒置，紧扣病机，三因制宜才是本，辨证论治当为重。肺疫病情急暴，亡阴亡阳，关格癃闭，用药稍有迟疑，即会贻误战机，此时抓住核心病机是治疗的关键，法随证立，方从法出，随机应变。

王庆国结合2019年天时地候、发病时节、患者症状表现，将此次疫情命名为"湿毒疫"，以湿毒为主，湿邪为核心病机，是肺疫根本的致病因素，病位在肺、脾、肾。湿邪有内、外湿之分，《素问·五常政大论》指出"大雨时行，湿气乃用"，《医原·百病提纲论》曰"内湿起于肺、脾、肾，脾为重，肾为尤重。盖肺为通调水津之源，脾为散输水津之本，肾又为通调散输之枢纽"。今人多食肥甘厚味，喜饮酒，痰湿内生，痰湿日久不化而成湿毒，可从寒，可化热、化燥，伤津耗气。疫毒之邪，戾气由口鼻乘虚而入，先伏而后发，首伤肺卫，病邪可居表、半表半里之间，以湿邪为机，病位涉及肺、脾、肾。

王老认为，肺疫与地域气候密不可分，个人先天体质禀赋亦是疾病传变的关键。《温疫论·原病》言"感之浅者，邪不胜正，未能顿发，或遇饥饱劳碌，忧思气怒，正气被伤，邪气始得张溢"，正所谓"邪之所凑，其气必虚"，素体禀赋薄弱、先天不足，或起居不节、饮食无常、损伤脾胃、气血不足者，易感肺疫，传变速，病危笃。明代吴又可提出疫病"九传"之说，"谓九传者，病人各得其一，非谓一病而有九传也"，所谓"九传"，即疫病变化多端，病情复杂。肺疫以湿邪为患为核心病机，因人之体质而从化多端，呈从寒、化热、化燥、伤阴、伤津、损伤阳气等变化，呈寒热虚实错杂、表里出入之不同。

二、临证经验

1. 病机为本，紧扣舌诊

王庆国重视"病—证—症—势"的诊疗模式，以"证"为疾病表象，以"病机"为本，据病机立法，其"方从法出"实则以病机为基础，遣方用药，排兵布阵。王老承嬗仲景"平脉辨证""观其脉证，知犯何逆，随证治之"，明以证立，暗以病机，临证紧扣病机，"依病机拆方用药"。在肺疫治疗中，王老以四诊合参,明病机,晓医理,活方药。现代医学影像学检查往往滞后于临床症状,舌象可以及时反映疾病发展转化,故王老首重舌诊以明病机之传变。舌苔厚腻是肺疫的典型舌象,临床多数病例观察显示,腻苔贯穿肺疫患者始终。白苔越厚、越粗糙,则感湿毒疫疠越重,传变越速;舌苔变黄,则湿毒疫疠进入阳明,湿邪已化热入里;舌苔变得很厚,却不变黄,则为气机被遏,正气不能御邪所致;腻苔穷追不舍,而舌质变淡变暗,再兼有瘀点瘀斑者,多是正虚邪陷、内闭外脱之兆。王老紧扣舌象之变,及时掌握预判肺疫的发生、发展及转归,以舌象作为守方调方的重要参考依据。

2. 祛邪为先,初期为重

王老治疗肺疫虽变动不居,然不离"湿毒"内核,故以"逐邪为第一要务",祛邪为先,以初期治疗为关键枢纽。《金匮要略》开湿病辨证论治之先河,"风湿相搏,一身尽疼痛,法当汗出而解……若治风湿者,发其汗,但微微似欲出汗者,风湿俱去也"。王老在肺疫初期,以麻黄、羌活、葛根、升麻、荆芥等辛温发汗之品,开腠理以祛邪,发汗以解湿邪;中期以分消走泄之法,通调水道,宣肺表,疏三焦,调畅气机,气行则湿化,祛湿泄浊,以二便通畅,表有微汗为关键;危重期,开表予邪以出路,使表不郁邪,二便通调,则气行湿化。王老认为,肺疫初期是诊疗的关键,应及早截断、扭转病程,不可过用寒凉,招致"冰伏其邪""引邪深入",更不可过用温燥,化生湿热、伤阴。

3. 下不厌早,巧用通法

王庆国认为,治不可囿于卫气营血,而应直捣巢穴,除了以"逐邪为第一要务",还须早用攻下,先证而治,截断病程,下不厌早。其下法主要针对湿毒疫疠之邪,早用下法,可防湿热久踞,消灼津液。"下"不在"下",却在"通"之法,通腑泄浊,中焦气机得复,肺窍得开。同时王老指出,下法之用,应审证度势,下而适时,如肺疫初期虽以祛邪为第一要义,但下勿重;中期以轻法频下,如虎杖、大黄等多次频服。"下之"为法,"通之"为用。王老对于肺疫的诊治,三因制宜,巧用通法,用药服法不拘,常佐鼻饲或中药灌肠行通法之功,如肺疫危重期,机械通气伴腹胀便秘或大便不畅者,主以生大黄 5~10 g,芒硝 5~

10g，人参与大黄相须为用，务在顾护元气。同时采用鼻饲、中药灌肠泻下通腑，祛积粪，泻湿热浊毒；腑气不通、食药不下者，予生大黄煎汤灌肠救急，急下存阴，助正气得复，扭转颓势。

三、用药特色

王庆国师从伤寒泰斗刘渡舟先生，用药"喜用经方，不薄时方"，如肺疫感染后失眠者，王老取桂枝汤、柴胡汤各半合用，以桂枝、白芍、生姜、大枣、炙甘草治太阳之表；以柴胡、黄芩、半夏、人参、炙甘草治少阳半表半里，调和太阳与少阳经气，疏肝调脾，阴阳气血并治。王老除了常用麻杏石甘汤、五苓散之类，尤善用柴胡汤，无论是肺疫初起，还是危笃深重，均合大、小柴胡汤，和解少阳，解半表半里之邪。王老谨遵仲景之旨，紧扣病机，对于肺疫内闭外脱证，辣手峻剂，大剂量使用麻黄附子细辛汤合大黄附子汤、还魂汤、生脉散，奏扶正固表、通阳开闭、回阳固脱、化痰通腑开窍之功。王老以《金匮要略》还魂汤，宣降肺气以通阳。纵观其治疗肺疫案例，可知王老尤爱柴胡达原饮、十神汤，如王老以参附汤加大剂量山萸肉、五味子、黄芪以救脱敛汗。其立方之意取张锡纯山萸肉救脱敛汗之验，合国医大师张志远自拟止汗之鬼门锁方之旨，取郑钦安以龟甲伍附子、甘草安潜丹阳之法。王老用药根于伤寒，熔时方于一炉，共奏起沉疴之效。

王庆国法宗伤寒，临床诊疗以枢机为要。王老以气为人之枢机，中焦为气之枢机，少阳为表里枢机，强调用和解少阳、枢机理气之品，开胃气、行气化湿。肺疫病机以湿邪为核心，湿为阴邪，遏阻阳气与气机，困遏脾阳，运化无力而生痰聚湿，湿聚而气阻热郁，故治疗应以逐邪为第一要义，以调达气机为关键。王老常用柴胡、大黄、陈皮、厚朴等行气条达之品，气机疏利，使热自清，湿自消。肺疫湿热遏伏深重者，必行气，分消走泄，下法通达里气。湿邪黏滞困脾，遏困脾阳，化湿无力，以陈皮、山药、焦三仙、藿香等化湿和胃之品，开通胃气，畅达气机。同时，王老以少阳为表里之枢，柴胡剂为和解少阳之祖，其诊疗不离柴胡，行通行表里、不汗而汗、不下而下之功，解湿毒于表里之间,直捣巢穴又先安未受邪之地。如肺疫疫毒闭肺,湿热中阻证,王老用麻杏石甘汤、小柴胡汤合达原饮加减治疗。麻杏石甘汤急泄肺热,以逐热邪为第一要务;小柴胡汤合达原饮,可疏利少阳,透达膜原,以成三焦舒畅、上焦宣通、津液得下、胃气因和、枢机运转、湿毒分泄走消之功。

王庆国诊疗肺疫,依病机拆方用药,据机合经方而用之,喜用经方于千军万马之中,胆大心细。王老经方用药力专效宏而多有峻烈者,如麻黄、附子、细辛、大黄等峻烈微毒之类;合方而治,药味繁多杂糅,奇崛跳脱,以大剂重剂诊疗肺疫,其用药攻补兼施,阴阳同调,上下兼顾,寒热并用,重者恒重,轻者亦轻,药虽似杂乱,但暗蕴玄机。吴鞠通《温病条辨》言"治外感如将,兵贵神速",王老"截断、扭转"湿热毒之邪,以"下不厌早""早攻频攻""祛邪为先",直捣巢穴,先安未受邪之地,防肺疫传变。王老认为重症必须以重剂,方可力挽狂澜于既倒。肺疫危重期,疫毒闭肺,重以石膏30 g,瓜蒌15 g;内闭外脱,重用生黄芪60 g,人参30 g,山萸肉40 g,制附片30 g,按照张锡纯的经验,重用五味子、山萸肉等酸敛固脱之品以起危笃。纵观王老诊疗肺疫案例,药味繁杂,大剂重剂,承危救困,逆挽狂澜。然峻剂太过,不顾其正,则祸不旋踵,寒凉伐伤脾胃正气,温热则助热生湿,故王老早攻频攻,中病即止,规伐伤之弊。如肺疫后期,鼻饲用药,6 h/次;中药灌肠,以解饮药不下之急;常以药剂频服,赢得转机。

四、医案赏析

患者代某,男,56岁,2020年1月29日收治于张家口市传染病医院。主诉发热、咳嗽15天。现病史:患者于2020年1月19日出现咳嗽,无发热,1月20日咳嗽加重伴发热、乏力,但未就诊。1月28日8点30分左右到河北北方学院附属第二医院就诊。经二附院专家会诊,结合患者流行病学和临床表现,评估为肺疫病例。1月29日凌晨1时,经张家口市疾病预防控制中心检测,患者血液新冠病毒核酸呈阳性,18时15分,河北省疾病预防控制中心检测其新冠病毒核酸呈阳性,于22时转入张家口市传染病医院接受治疗。1

月30日该患者体格检查情况：体温38℃，呼吸38次/min，心率100次/min，血压143/79 mmHg，血氧分压76%（5 L/min），结合肺部CT和省专家意见，诊断为确诊病例重型。患者神清，精神倦怠，两肺呼吸音粗，可闻及干湿性啰音，心率100次/min，律齐，杂音未及，腹平软无压痛及反跳痛，双下肢无压迹，神经系统检查正常。实验室检查：血常规示白细胞$4.77 \times 10^9 L^{-1}$，中性粒细胞76.1%，淋巴细胞百分比18.2%，淋巴细胞绝对值0.87，血糖11.4 mmol/L，谷草转氨酶46 U/L，乳酸脱氢酶384 U/L，羟丁酸脱氢酶335 U/L，二氧化碳分压（$PaCO_2$）26.8 mmHg，标准碳酸氢根17.8 mmol/L，二氧化碳总量18.6 mmol/L。肺部CT示两肺浸润性病变，心包积液少量，左侧锁骨术后改变，双侧胸膜局限性增厚，肝脏密度减低，不排除肝损害（急性），左侧肾上腺占位。入院诊断：新冠病毒感染（重型）；高血压3级；心包积液（少量）；不除外急性肝损害；左侧肾上腺占位。给予无创呼吸机辅助呼吸，莫西沙星、血必净、激素甲泼尼龙静滴，干扰素雾化，克力芝口服等常规治疗。

1月30日中医初诊：发热，咳嗽气急，少痰质黏，烦躁，舌质暗红，苔黄厚腻，脉细数。主治中医师中医诊断：肺疫（湿浊郁肺证）。治法：祛湿化浊，清肺透邪。处方：清肺排毒汤加减，每日1剂，日服2次。

1月31日二诊：患者胸闷气促，呼吸困难加重，无创呼吸不能缓解，腹胀便秘，舌质红绛，苔黄燥。修正西医诊断为新冠病毒感染（危重型），急性呼吸窘迫综合征（ARDS），呼吸衰竭，多器官功能障碍综合征（MODS）。予气管插管，镇静下行有创呼吸机辅助呼吸，留置胃管、尿管，继续给予西药支持治疗。中医诊断：肺疫（疫毒闭肺证）。治法：宣肺泄热，通腑利湿。处方：前方去细辛、射干、猪苓、生姜、紫菀、款冬花和山药，改生石膏30 g，加葶苈子15 g、瓜蒌15 g、桃仁10 g、大黄6 g。胃管鼻饲。

2月1日三诊：患者在镇静下行有创呼吸机辅助呼吸，俯卧位通气，继续给予西药支持治疗。上午病情加重，血压不稳，在$(100 \sim 84)/(70 \sim 50)$ mmHg波动，心率110次/min，床旁CT检查见肺大部实变，呈"白肺"状，血气分析$PaCO_2$ 50.1 mmHg，PaO_2 40.5 mmHg。西医准备ECMO支持。中医诊疗：

患者喘息气促,口唇发绀,头部汗出,周身无汗,手足逆冷,面色潮红,小便量少,4 h 尿量 20 mL,大便 2 日未行,脉沉细数。此时,患者病情危重,医院急请王庆国教授网上会诊。中医诊断:肺疫(内闭外脱证)。治法:回阳固脱,化痰通腑开窍。处方:生黄芪 60 g,人参 30 g,山萸肉 40 g,麦冬 30 g,炙麻黄 15 g,制附片(先煎 1 h)30 g,五味子 15 g,生大黄 15 g,龟甲(先煎)20 g,细辛 15 g,当归 25 g,浙贝母 30 g,川厚朴 10 g,苦杏仁 15 g。2 剂,每剂分 4 次胃管鼻饲,6 h鼻饲一次。

2 月 2 日 19 时四诊:上药分 4 次服用,24 h 后,患者大便已下,小便量增,12 h 尿量 600 mL。在镇静下行有创呼吸机辅助呼吸,俯卧位通气,无烦躁不安。心电监护示脉率 81 次/min,血压 130/85 mmHg,体温 36 ℃,血气分析:$PaCO_2$ 45.91 mmHg,PaO_2 70.4 mmHg,指脉氧 94%。血常规示白细胞 $13.4×10^9 L^{-1}$,中性粒细胞 76.1%。药已对症,病有转机,原方继进,仍 6 h 鼻饲一次。

2 月 5 日五诊:患者仍在镇静剂下行有创呼吸机辅助呼吸,俯卧位通气,此时病情出现反复,血压 150/110 mmHg,心率<60 次/min,指脉氧 94%。pH 7.612,$PaCO_2$ 33.6 mmHg,PaO_2 56.5 mmHg。虽四肢转温,汗出减少,大便已通,但仍喘息,发绀明显,脉细数。西药仍对症支持治疗,考虑到液体负荷,中药改鼻饲为前方减量灌肠治疗。1 剂分 4 次,每日 2 次,每次 500 mL灌肠。

2 月 10 日六诊:患者氧合指数明显好转,呼吸改善,解除气管插管,恢复自主呼吸,可以进少量流食。用扶正固本方坚持应用中药调理,调整处方:黄芪 30 g,红参 10 g,山萸肉 20 g,麦冬 15 g,五味子 9 g,大黄 6 g,当归 15 g,浙贝母 15 g,厚朴 10 g,苦杏仁 10 g,苏叶 15 g,黄连 10 g,甘草 6 g,桔梗 10 g,焦三仙(各)10 g,陈皮 15 g。每日 1 剂,日服 2 次。

2 月 11 日七诊:患者病情稳定,前方继进。

2 月 13 日八诊:患者自主呼吸下,指脉氧 95% 以上。饮食、睡眠正常,可以下地行走,活动后仍有气促,乏力,舌苔厚腻,继服前方。

2月14日,患者连续2次呼吸道标本新冠病毒核酸检测呈阴性,达到出院标准,带补气养阴、软坚散结药出院。

按语:本案患者入院诊断为肺疫重症,在入院后3天内进展为危重症,出现呼吸衰竭、ARDS、MODS,此时呼吸窘迫、缺氧是其主要问题,西医在对症治疗的基础上,给予呼吸支持,并使用了糖皮质激素。3天病程发展为"湿浊郁肺证—疫毒闭肺证—内闭外脱证",传变迅速。经过中西医结合抢救治疗,患者最终转危为安。从整个救治过程看,中医中药发挥了重要的作用。一诊时,影像学显示,肺部炎症明显,累及多脏器功能受损,故西医给予无创机械通气、糖皮质激素及对症支持治疗。主治中医师根据患者发热,咳嗽气急,少痰质黏,烦躁,舌质暗红,苔黄厚腻,脉细数等症状,诊断为肺疫(湿浊郁肺证),处以清肺排毒汤。二诊时,患者呼吸困难继续加重,无创呼吸已不能缓解,出现呼吸衰竭。主治中医师根据其腹胀便秘、舌质红绛、苔黄燥等症状,诊断为肺疫(疫毒闭肺证),给予麻杏石甘汤合宣白承气汤合五苓散、大柴胡汤以宣肺清热,通腑利湿,但药后仍未收功。三诊时,患者喘息汗出,口唇发绀,手足逆冷,面色潮红,小便量少,4 h尿量20 mL,大便已2日未行,此为内闭外脱,阴阳两虚,肺气不宣,上下气机不通,虚阳浮越,有外亡之势。王庆国教授谨遵仲景之法,紧紧抓住病机,诊断为肺疫(内闭外脱证),以大剂量麻黄附子细辛汤合大黄附子汤、还魂汤、生脉散,通阳开闭,回阳固脱。该方虽用药14味,但其攻补兼施,阴阳并治,上下相合,寒热并用。药虽看似杂乱,但深藏玄机奥妙,展现了国医大师王庆国深厚的学术功底及过人的临证胆识,服药后1剂见功,可称桴鼓之效。

参 考 文 献

[1] 王永利,武晓冬,王雪茜,等.王庆国辨治新型冠状病毒肺炎急性呼吸窘迫综合征验案分析[J].现代中医临床,2020,27(3):1-4,20.

[2] 赵辉,武晓冬,王雪茜,等.王庆国辨治新型冠状病毒肺炎的案例与思路[J].现代中医临床,2020,27(4):1-7.

[3] 邵威,邵奇,赵京博,等.国医大师王庆国辨治新型冠状病毒感染后失眠经验探讨[J].天津

中医药,2024,41(2):142-145.

[4] 宋金岭,赵辉,刘铭君,等.王庆国教授治疗新型冠状病毒肺炎验案 3 则[J].河北中医,
2020,42(4):485-490.

[5] 王立新,赵辉,田凤胜,等.王庆国教授应用十神汤辨治京津冀地区新型冠状病毒肺炎理
论探讨[J].河北中医,2020,42(3):325-327,331.

[6] 申建国,王健,陈志兴,等.王庆国教授运用柴胡达原饮治疗一例特殊疑似 COVID - 19 分
析[J].亚太传统医药,2023,19(10):129-133.

第七节　仝小林

仝小林(1956—　　),男,汉,中医内科学家,中国科学院院士,中国中医科学院首席研究员,国家中医医疗救治专家组组长,主任医师,博士生导师。1982 年从长春中医学院中医系本科毕业后,进入皖南医学院攻读硕士研究生学位;1985 年进入南京中医药大学,1988 年获得博士学位;1994 年至 2005 年担任中日友好医院中医糖尿病科主任;2005 年担任中国中医科学院广安门医院副院长;2017 年受聘为甘肃中医药大学名誉校长;2019 年当选中国科学院院士。2020 年 12 月任东北亚中医药研究院首任院长。

自武汉疫情暴发以来,国家中医药管理局中医专家组组长、中国工程院院士仝小林率领团队积极投身于抗疫一线。先后辗转全国 4 省 12 地及香港特别行政区,亲临指导救治工作。仝小林院士和专家组成员在疫情初期就迅速前往金银潭医院等一线医疗机构,全力参与患者的救治工作。在武汉的 60 多天里,仝小林院士不辞劳苦,频繁穿梭于发热门诊、隔离病房、社区卫生服务中心、隔离点和方舱医院之间,深入了解患者病情,积极研究应对策略。在对大量肺疫患者的实际治疗与证候进行深入分析后,他率先提出,此次武汉疫情属中医的"寒湿疫"。基于这一理论,仝小林院士研制了通用治疗方——"寒湿疫方",适用于肺疫的疑似病例及轻型和普通型的确诊病例。此外,他还将中医抗疫理念与现代科技相结合,创新性地推出了"武昌模式"用于社区疫情的防控。在武汉及其周边疫区,这一模式的应用取得了显著的抗疫

成果。

一、病因病机

中医学对疫病的认识由来已久,如《素问·刺法论篇》言"余闻五疫之至,皆相染易,无问大小,病状相似",《伤寒大白》将疫病分为寒疫、温疫、湿疫、燥疫四类。仝小林院士根据患者的临床表现,从"六气"或"六淫"和"戾嗜"等三个角度对疫病的性质进行判断,同时在诊断时注意患者机体的内环境。在肺疫初期,患者通常会表现出恶寒发热、周身酸痛、胸闷、气短、干咳少痰等症状,同时可能伴有消化不良、恶心、食欲不振、腹泻和大便黏腻等消化系统问题。此外,患者还可出现齿痕舌、舌苔白厚腻或厚腐等。仝小林院士认为这些症状表明,肺疫初期主要以寒湿郁肺束表、累及脾胃为主。武汉疫情在冬季暴发,当时正值多雨时节。根据气象资料显示,2020年1月武汉地区的降雨量是过去20年同期平均降雨量的4.6倍,此种气候条件为武汉地区创造了一个"寒湿"的外部环境。研究显示,随着温度和湿度的增加,病毒的活性会降低。例如,在相对湿度不变的情况下,当温度从24℃上升到35℃时,病毒的半衰期会显著缩短。此外,病毒的"冷链传播"也进一步证明了它对湿冷环境的偏好,因此体质弱、阳气不足的人群更易感染。

仝小林认为,肺疫的传变规律为寒湿戾气入侵机体,伏于膜原,居于表里之间,早期邪毒由膜原出表,停聚在皮肤黏膜、呼吸道黏膜、胃肠黏膜,故可出现呼吸道症状,且传染性极强;中后期病位在太阴肺、脾,主要表现为呼吸和消化系统疾病,进一步发展出现危重症可波及心、肝、肾,其病机演变的核心是"伤阳",兼有化热、化燥、伤阴、致瘀、闭脱等变证。在肺疫恢复期,后遗症的发病与仝小林院士提出的"脏腑风湿"学说紧密相连。患者进入恢复期,若体内寒湿未能彻底清除,残留的寒湿邪气可能会深入脏腑官窍,转化为慢性疾病,导致病情反复或恶化。针对这类情况,仝小林院士提出治疗时应在对症治疗的基础上,流转中气合用升散、透表、发汗、散寒、渗湿诸法,助停聚于脏腑的邪气透达,同时辅以益气温阳,以增强体内阳气,纠正"伤阳"的状态,彻底消除余邪。

二、临证经验

在中医理论中，此次疫情可归属中医的"寒湿疫"范畴。仝小林院士认为，该疫病初期以寒湿邪气郁滞体内为主，随着病情的发展，寒湿邪气逐渐深入脏腑，导致气机不畅、气血瘀滞。这一过程与中医所说的"湿邪""寒邪"特性相吻合，湿邪黏滞重浊，寒邪凝滞收引，两者相合，共同作用于人体，导致一系列复杂的病理变化。

仝小林院士将肺疫的病程分为"郁、闭、脱、虚"4个阶段，每个阶段都有其特定的病机和临床表现。在"郁"期，寒湿邪气郁滞体内，尚未深入脏腑，患者主要表现为恶寒、发热、乏力、周身酸痛等症状。此时治疗应注重散寒化湿、开达膜原，以阻断疫毒进一步侵袭。常用的中药方剂如麻黄汤、桂枝汤等，可以辛温散寒、解表发汗，帮助患者排出体内的寒湿邪气。随着病情的发展，寒湿邪气逐渐深入肺脏，导致肺气闭阻，进入"闭"期，患者出现呼吸困难、面色苍白、胸闷等症状。此时的治疗需遵循肺肠同治、宣肺通腑的原则，常用的中药方剂如宣白承气汤、葶苈大枣泻肺汤等，可以清热泻火、宣肺平喘、通腑泄浊，帮助患者改善呼吸功能，缓解临床症状。"脱"期由"闭"期发展而来，多见于老年人或合并有基础疾病的患者。此时邪气闭塞于内，元气将脱于外，表现为咳痰喘促、呼吸窘迫、脉疾多汗等症状。治疗上当回阳救逆、益气固脱，常用的中药方剂如四逆汤、参附汤等，可以温补心阳、益气固脱，帮助患者恢复正气，提高抵抗力。经过积极治疗，患者进入"虚"期（恢复期），此时邪气渐退而正气渐复，但仍存在亏虚之阴阳、耗损之气血等问题。仝小林院士提出治疗需遵循温补阳气、散寒化湿等原则，常用的中药方剂如补中益气汤、六君子汤等，可以补中益气、健脾祛湿，帮助患者恢复体力，改善免疫功能。仝小林院士从"分期—分证"的角度，结合中医"治未病"的理论，将"寒湿疫"细分为"四期十六证"。这一创新性的辨治体系不仅为中医治疗肺疫提供了明确的指导原则，也为中医在全球公共卫生领域的应用树立了典范。

针对肺疫初期寒湿郁肺的特点,仝小林院士提出以宣肺化湿为核心治法,通过散寒化湿、开达膜原等方法,可以改善体内寒湿环境,阻断疫毒进一步侵袭。同时,宣肺化湿也有助于恢复肺脏的正常功能,缓解呼吸困难等症状。在治疗过程中,仝小林院士强调全程论治的重要性,他认为肺疫的病程较长且病情复杂多变,因此需要根据患者的具体情况进行全程治疗。同时,治疗过程中还应遵循态靶结合的治疗原则,即根据患者的体质状态和病情发展变化,选择合适的中药方剂进行治疗。在方药应用方面,仝小林院士注重精准把握药物剂量与配伍关系。由于药物剂量的大小可直接影响治疗效果,因此在治疗肺疫时,仝小林院士不仅依据患者的病情轻重、体质差异等因素,精准把握药物剂量和配伍关系,确保治疗效果的最佳化,还注重观察患者的反应情况,及时调整治疗方案和药物剂量,以达到最佳的治疗效果。对于肺疫危急重症患者,仝小林院士敏锐地识别出"瘀热入营"是"寒湿疫"病情恶化的关键所在,并提出了一系列救治策略。首先,在救治过程中需注意辨汗、脉、息、神等指标的变化,及时判断病情转归。其次,注重通腑开闭、逐邪外出等治疗方法的应用,以最大限度地保护患者的脏器功能,提高治愈率。再次,还应关注患者的营养支持和心理调适等,以提高患者的整体治疗效果和生活质量。

在恢复期调护方面,仝小林院士认为"虚、毒、瘀"是该阶段患者的主要病理特征,强调应以温补阳气、散寒化湿为原则,率先提出恢复期通治方,旨在帮助患者恢复正气,清除余毒,化瘀通络,从而加速康复进程。临床证实,通过中医综合干预手段(如八段锦、穴位贴敷等),可以改善患者的临床症状并降低复阳率。在肺疫的恢复期,仝小林院士特别强调了应对舌象进行细致观察,舌苔若出现腐腻且覆盖黄色,此为寒湿长期郁积在体内,舌苔由白转变为黄,形成"罩黄"。此种舌象一是舌苔根部依然保持白色,而尖端则呈现黄色,且黄色较浅;二是整个舌体仍然较淡。针对这种情况,治疗时仍应坚持散寒化湿之法。若是在恢复过程中出现口干、口苦等症状,表明有化热迹象,可以适当加入清热化湿药辅助治疗。此外,仝小林院士强调,判断患者病情向愈与否,不能仅依赖症状的缓解,舌象的变化同样重要。舌苔的湿象不净,提示病情尚未痊愈,宁可追加服用药物,不可姑息病邪,避免迁延日后转为脏腑风湿。同时,仝小林强调防疫复发的重要性,提出在恢复期仍需注重固护正气、清除余邪等措施的实施。这些措施有助于巩固治疗效果,防止病情反复或加重。

三、用药特色

仝小林院士在中医药领域有着丰富的临床经验,他提出的"态靶辨证"新思路,将疾病的发展过程分为不同阶段(态),并针对每个阶段的主要病理因素(靶)制订相应的治疗策略。这一诊疗体系为中医治疗复杂疾病提供了新的思路和方法。武汉疫情期间,他根据实际情况,创制了许多新方。在肺疫初期,寒湿郁肺、碍脾束表是核心病机,仝小林院士提出逆"机"调"态"是中医药早期干预的重要抓手,以宣肺运脾、散寒化湿、辟秽化浊、解毒通络为治法,根据"态靶因果"组方策略,创制适用于肺疫疑似及轻型、普通型确诊病例的"通治方"——寒湿疫方(武汉抗疫方,1号方),此方由麻杏石甘汤、神术散、葶苈大枣泻肺汤、藿朴夏苓汤和达原饮加减变化而成。药物组成:生麻黄 6 g,生石膏 15 g,苦杏仁 9 g,羌活 15 g,葶苈子 15 g,贯众 15 g,地龙 15 g,徐长卿 15 g,藿香 15 g,佩兰 9 g,苍术 15 g,茯苓 45 g,白术 30 g,焦三仙(各)9 g,厚朴 15 g,焦槟榔 9 g,煨草果 9 g,生姜 15 g。该治疗方案在设计和实施时,充分考虑了态、靶、因、果四个层面的作用机制。治"因"调"态"者,通过诸多中药组合来发挥作用。选用麻黄、羌活、苍术、生姜、草果等温性中药以温通经络,散寒解表;使用羌活、藿香、佩兰、苍术、茯苓、白术、厚朴、草果等中药,以胜湿、化湿、燥湿、利湿,从而祛邪外出。在治疗特定的疾病"靶标"时,需要根据患者病情选用不同药物。例如,对于肺系证候及表证,选用麻黄、羌活、杏仁、生石膏、葶苈子等药,能够宣肺解表,直达病灶;对于脾胃相关的症候,选用藿香、佩兰、苍术、生白术、茯苓、厚朴、煨草果、焦槟榔、焦三仙等药,能开达膜原、健脾和胃,调中州以养后天。在预防疾病可能导致的"果"时,选用贯众、徐长卿、地龙等药解毒通络,有助于预防肺痹、肺衰、肺闭等病证。寒湿疫方不仅注重治"因"调"态",还注重针对病理"靶标"进行精准治疗,并前瞻性地预防可能出现的后果,从而形成了一套全面、系统、有针对性的中医治疗肺疫的方案。

在肺疫进一步发展到严重的"闭"期,即疫毒闭阻于肺时,临床上常表现为发热咳嗽、喘憋气促、黄痰或血痰,以及显著的乏力、倦怠等症。由于肺气闭塞,脾胃往往受碍,因此患者可能出现恶心不欲食、大便不畅等问题。仝小林院士采用子龙宣白承气汤作为治疗手段,取白虎、承气二方之意而变其制。承气汤乃东汉医圣张仲景据《内经》理论所创,据柯氏所言"诸病皆因于气,秽物之不去,由于气之不顺也。攻积之剂必用行气之药以主之。亢则害,承乃制,此承气之所由名;又病去而元气不伤,此承气之义也",故承气主要为攻下邪实而立。本方为通降腑气、清宣肺热、上下合治之剂,源于《温病条辨》卷二,主要治疗阳明温病肺热腑实证,症见潮热便秘,痰涎壅滞,喘促不宁,苔黄燥或黄滑,脉右寸实大。以生石膏清肺胃之热;杏仁、瓜蒌皮化痰定喘,宣降肺气;大黄攻下腑实,泻热通便。这就是"宣白承气汤"名称的由来,"宣白"指宣通肺气,"承气"谓承顺腑气。

子龙宣白承气汤在经典方剂宣白承气汤的基础上,加入了葶苈子和地龙两味中药。地龙是寒湿疫"闭"阶段的关键药味,能化痰平喘,活血通络,对于痰瘀阻肺的患者尤其适用,无论寒热皆可。《神农本草经》载葶苈子"主癥瘕积聚结气,饮食寒热,破坚逐邪,通利水道",具有泻肺平喘、通利水道之功。葶苈子与地龙合用,能协同发挥泻肺化痰利水、活血解毒通络的功效,确保全身气血津液的畅通。诸药合用,子龙宣白承气汤能全面发挥宣肺通腑、化痰通络的治疗作用。当病情进一步发展,到达"脱"期,疫毒深入肺部,导致宗气外脱,形成内闭外脱的危重证。此阶段患者常出现咳痰困难、呼吸窘迫、脉搏急促、多汗,甚至二便失禁、昏迷不醒等严重症状。针对此等危重症,仝小林院士提出治疗时应用破格子龙宣白承气汤,其组成药材包括炮附子(需先煎两小时)9~30 g,人参(单独炖煮后兑人)9~30 g,干姜15~30 g,山萸肉15~30 g,生石膏15~30 g,苦杏仁(后下)9 g,全瓜蒌15~30 g,生大黄3~9 g,葶苈子15~30g,地龙15~30g,陈皮12g,以及桃仁12g。破格子龙宣白承气汤为子龙宣白承气汤与破格救心汤加减而成。破格救心汤是李可老中医之创方,经治患者在万例以上,疗效甚佳。此方脱胎于《伤寒论》四逆汤类方、四逆汤衍生方参附龙牡救逆汤及张锡纯之来复汤,破格重用附子、山萸肉加麝香而成。方中山萸肉一味,"尤能收敛元气,固涩滑脱,收涩之中,兼具条畅之性。故又通利九窍,流通血脉,敛正气而不敛邪气",可助附子固守已复之阳,挽五脏气血之脱失。而龙牡二药,为固肾摄精、收敛元气之要药;活磁石吸纳上下,维系阴阳;麝香,急救醒神要药,开中有补,对一切脑危象(痰厥昏迷)有斩关夺门、辟秽开窍之功。本方能够扶正固脱,活血化瘀,开窍醒脑,救治呼吸循环衰竭,纠正全身衰竭状态,确有起死回生的神奇功效。仝小林院士在子龙宣白承气汤的基础上,保留了破格救心汤的回阳救逆、益气固脱之义,同时结合此次疫情特点进行了调整。诸药配伍,破格子龙宣白承气汤不仅具有回阳救逆、益气固脱的基础功效,还能有针对性地宣肺通腑,化痰通络,为治疗肺疫"脱期"阶段提供了有效的中医治疗方案。

在深入分析和诊疗大量肺疫恢复期患者后,仝小林院士观察到"虚、毒、瘀"为"寒湿疫"恢复期的主要病因。他明确指出,气阴不足、余毒未清及痰瘀积聚是此阶段患者的核心病机。故仝院士创制了适用于"寒湿疫"恢复期患者的通用方,由黄芪、党参、炒白术、南北沙参、麦冬、知母、丹参、浙贝母、赤芍、桔梗、防风等药物组成。该方融补中益气汤、六君子汤及沙参麦冬汤于一体,旨在补中气,养阴液,健脾胃及祛湿邪。方中加用防风、桔梗以肃清残毒,以丹参、赤芍、浙贝母和法半夏等活血化瘀,软化痰结,使得全身气血畅通,通养一体,能够发挥补虚、清毒、化瘀的作用,从而促进"寒湿疫"恢复期患者更快康复。

四、医案赏析

患者,女,82岁,2022年12月20日主因"发热伴气喘6天"入院。患者6天前突发低热,最高可达38℃,服用布洛芬1片后逐渐退热,并伴有咳痰、气喘、气促及全身肌肉酸痛不适。今晨再次出现低热,伴恶心,呕吐胃内容物。患者既往有高血压病史32年,高脂血症病史32年,糖尿病病史7年,脑梗死病史5年,冠心病病史1年,心力衰竭。入院后给予哌拉西林钠他唑巴坦钠4.5g,每8h1次,奈玛特韦片/利妥拉韦片150mg,每12h1次,甲强龙24g,每日1次(每4天减8g),肝素0.4mL,每8h1次抗凝,氧疗(吸氧浓度4L/min),氨溴索每8h1次化痰,乙酰半胱氨酸及布地奈德雾化吸入(每日2次),鲜竹沥口服液每次1支,每日3次口服;因患者既往有脑梗死病史,故继续双抗(阿司匹林100mg,加波立维75mg,每日1次),阿托伐汀20mg,每8h1次治疗;患者既往有心衰病史,继续予单硝酸异山梨酯40mg,每日1次,呋塞米20mg,每日1次口服。

2022年12月29日,血常规示白细胞计数11.36×10^9/L,中性粒细胞计数10.53×10^9/L,血红蛋白98g/L。凝血指标示纤维蛋白原危急值8.8g/L,D-二聚体1.66μg/mL。患者30日晚至31日上午大便5次,黄色稀糊样便,约500mL,便常规未见异常。2023年1月1日化验示白细胞计数9.17×10^9/L,中性粒细胞计数7.62×10^9/L,血红蛋白113g/L,纤维蛋白原6.22g/L,D-二聚体1.24μg/mL。

2023年1月2日初诊,刻诊:嗜睡,精神倦怠,咳嗽,少痰,憋喘,端坐呼吸,大便每日5~6次,稀水样便,大小便同出,四肢不温,舌质淡苔白水滑,舌体胖大,脉沉,双下肢无水肿。西医诊断:新型冠状病毒感染,重症肺炎。中医诊断:寒湿疫(危重期),证型:内闭外脱,治以益气回阳固脱、祛湿化痰通络为法。处方:人参片15g,黑顺片15g,干姜15g,生黄芪30g,桂枝15g,茯苓60g,葶苈子10g,地龙30g,生磁石20g,醋五味子15g,降香15g,酒萸肉30g,竹茹12g,陈皮9g,沉香3g。7剂,浓煎100mL,鼻饲。2023年1月5日复查血常规示白细胞计数9.26×10^9/L,中性粒细胞计数6.93×10^9/L,血红蛋白114g/L,纤维蛋白原5.41g/L,D-二聚体0.68μg/mL。服药后,每日排黄色稀便约2次,量约150mL,约服药3剂后,患者嗜睡程度较前减轻,咳嗽咳痰较前减轻,服药7剂后,患者嗜睡程度较前明显减轻,神志转清,闷喘症状未再反复,纤维蛋白原逐渐恢复至正常范围。

按语:患者年高体虚,基础疾病较多。感染寒湿疫毒后,首先犯肺,故出现"发热,咳嗽",患者本身有心衰病史,心肺同居上焦,气机不得宣肃,故出现"憋喘,端坐呼吸";寒湿累及脾胃,故出现"恶心,呕吐",病情迁延之后,正气进一步衰弱,出现腹泻、稀水样便,阴液大量损失,进而出现嗜睡、精神不振、四肢不温、脉沉等症状。仝小林院士认为此病例为内闭外脱证,治以益气回阳固脱、祛湿化痰通络为法,采用破格救心汤加减。其中,患者表现出明显的脱证,故应以四逆法回阳救逆,即采取李可老中医经验方破格救心汤用于挽垂绝之阳而固脱,纠正全身衰竭状态。山萸肉大剂量使用以固脱,张锡纯盛赞"萸肉救脱之功,较参、术、芪更胜。盖萸肉之性,不独补肝也,凡人身阴阳气血将散者皆能敛之",故"山萸肉为救脱第一要药"。易麝香为沉香、降香,避免走窜太过而伤正;以生黄芪、桂枝、茯苓取黄芪桂枝五物汤之意,可祛风散邪,温阳利水,使寒湿之邪从小便而出,以达利小便而实大便之功;葶苈子、地龙有泻肺化痰利水、活血解毒通络的功效,确保全身气血津液的畅通;竹茹、陈皮取橘皮竹茹汤之意,旨在降逆止呕,清中焦虚热;五味子酸敛收涩,治腹泻之症靶。诸药合用,3剂取效,7剂痊愈,可见仝小林院士把握病机之精准,用药之老到。

参 考 文 献

[1] 田传玺,杨映映,孙阿茹,等.仝小林对新型冠状病毒感染重症的认识和辨治经验[J].中医杂志,2023,64 (23):2454-2456,2470.

[2] 薛崇祥,杨映映,罗金丽,等.仝小林寒湿疫辨治思想及其诊疗要点[J].中医杂志,2023,64 (22):2354-2358.

[3] 刘珂,王馨宇,杨映映,等.仝小林运用地龙治疗新冠病毒感染合并凝血功能障碍经验[J].吉林中医药,2023,43 (10):1146-1149.

[4] 田传玺,雷烨,赵林华,等.仝小林院士对新冠感染恢复期的认识和临证经验[J].吉林中医药,2023,43 (10):1154-1157.

[5] 姚晨思,田传玺,张湘苑,等.仝小林院士应用宣白承气汤加减治疗新冠重症经验[J].吉林

中医药,2023,43 (10)：1158-1160.

[6] 杨映映,李青伟,鲍婷婷,等.仝小林院士辨治新型冠状病毒肺炎:"寒湿疫"辨治体系的形成、创新与发展[J].世界中医药,2022,17 (6)：833-837,842.

[7] 李修洋,雷烨,方继良,等.仝小林治疗核酸检测阴性的重型 COVID - 19 临床诊断病例思考[J].吉林中医药,2020,40 (9)：1121-1124.

[8] 仝小林.中医药特色的"武昌模式"为社区防控疫情提供新思路[J].中医临床研究,2020,12 (12)：6.

第八节　胡国俊

胡国俊(1946—　)，男,安徽绩溪人,全国名中医,安徽省国医名师,安徽中医药大学第一附属医院主任医师。1965 年始从事中医药临床工作,至今未辍,首届全国老中医药专家学术经验继承人,第四、五批全国老中医药专家学术经验继承工作指导老师,新安绩溪胡氏内科流派代表性传承人。安徽省中医药学会肺病专业委员会名誉主任委员,南京中医药大学师承博士研究生导师。2020 年 12 月被中共安徽省委、安徽省人民政府授予抗击新冠肺炎疫情"先进个人"。从医 60 余载,以崇高的医德和精湛的医术诊治大量患者;治肺病倡"外感祛邪化湿,内伤运脾固肾";以清化、温化、健运三法治肺疫,补肾督缓咳喘,调脾胃消沉疴。作为安徽省抗击新型冠状病毒感染中医高级别专家组专家,通过亲临一线和远程会诊等方式,参与诊治了大量疫病患者,积累了丰富的临床经验,经其辨治,疗效满意者众多。

一、病因病机

"疫"病记载最早见于《素问·六元正纪大论篇》"太阳司天之政……初之气,地气迁,气乃大温,草乃早荣,民乃厉,温病乃作,身热、头痛、呕吐、肌腠疮疡"。当温和气候异常提前到来时,人们容易罹患疫病。吴又可在《温疫论》中云:"夫温疫之为病,非风、非寒、非暑、非湿,乃天地间别有一种异气所感。"吴有性将自然环境的六淫与生物致病因素的邪气进行了区分,并强调其具有传染的特性，说明"伤寒不传染于人，时疫能传染于人。伤寒之邪，自毫窍而入；时疫之邪，自口鼻入。伤寒感而即发，时疫感久而后发"，提出了伤寒之邪从肌肤孔窍而入，疫邪从口鼻而入，并且认为伤寒是感而即发，疫邪具有伏而后发的特点。清代新安医家王勋在《慈航集》中提出寒邪致疫的观点："凡大瘟疫之年，或冬无雨雪，或夏多亢旱……殊不知病因受寒引动内火，太阳、阳明合病，其为半表半里证明矣。"《伤寒论集成》中说："王叔和以冬时者为伤寒。以他时者为时行寒疫。大非古义也……疫者，病名也。伤寒者，病因也。"明确了寒疫为感受寒邪而发的可以多人传染的疫邪，与季节或感邪深重皆无关系。胡老提出应根据地域、气候特点进行分析，此次疫情发于武汉，属水湿氤氲之地，而湿地最易产生疫疠之毒，湿裹邪毒而生疫病。外邪入侵，逐步深入机体，因肺脏位居高位，故邪气常先侵及肺。湿邪与土性相应，同类易于感召，因此湿热之邪虽初从外感，但最终将影响脾胃。根据环境、患者体质的不同，湿邪易与寒邪交织，或与热邪结合，甚至郁而化火，阻塞气机，影响肺脾的生理功能，长此以往，会耗损气阴，伤及脉络，进而波及其他脏腑。胡老认为这是肺疫的主要病机，进而演变出发热、咳嗽、胸闷、纳差、乏力、肢体酸痛、便溏等临床症状。

二、临证经验

对于肺疫四诊，由于受实际条件限制，切诊实施难度较大，因此胡老以望、闻、问三诊为主，特别是舌诊。胡老提出，舌诊需综合考虑舌形、色、苔、质。如舌有齿痕、质红苔黄腻，可能表示湿热蕴聚伤及脾土，或脾土本虚又遭湿热瘀浊之邪蕴阻中焦，不能仅凭齿痕或花剥苔，就一味补虚培土，不然可能旁生他症。而舌色的微妙差别，如淡红偏向淡或红，均能反映出患者的气血阴阳盛衰。如《医学真传》云："惟三焦火热之气，为寒所侵，则舌上白苔而滑，身发热而谷不入，中、上二焦，虚热相蒸，则舌上粘苔而垢。苔色淡黄，或微黄者，中土虚也；苔色灰褐，或酱板色者，中土寒也。"胡老指出，肺疫患者的舌苔变化多样，不同舌苔预示疾病的不同阶段和转归。临床进一步观察发现，肺疫患者腻苔多见，显示湿邪是肺疫主要的致病因素。腻苔的持续时间和改善速度与病程长短密切相关，老年患者腻苔更多，且舌形胖大者病情往往较重，病程也更长。

肺疫患者常见症状包括低热、身热不扬、气短乏力、胸闷脘痞等，且病程迁延、潜伏期长，与湿邪致病特点相符，因此胡老认为治湿之法是治疗关键。肺疫患者的舌苔以腻苔为主，亦提示湿毒邪气缠绵迁延的致病特点。胡老强调"湿邪并非独伤人"，余国珮在《医理·医法顺时论》中指出"时运迁改，则其气有变，大都总以偏干偏湿为乖戾之气，故以燥湿为病之提纲，或兼寒兼热为变"，湿邪致疫，湿邪常与寒热相伴，肺疫初期以寒湿为主，随着疾病发展，或郁久化热，或受宿主体质影响，多表现为湿热蕴结。在恢复期，缠绵不愈者常伴气阳亏虚、湿浊不化。胡老强调，治湿需重视肺、脾、肾三脏，他借鉴新安名家汪机的"营卫一气"论和孙一奎"命门火衰"论，结合吴鞠通"盖肺主一身之气，气化则湿化也"之理，提出"治湿不离肺，治肺不离气，其法当宣；治湿当固本，脾肾同调，其法宜温"的观点，强调宣肺和温补脾肾在肺疫治疗中的重要性，需灵机活法，以祛湿为本，随证治之。若病重在肺者，先辨外感内伤。外寒袭肺者，选小青龙汤、止嗽散等以治之；痰热郁肺者，选清金化痰汤、苇茎汤等以化裁；若湿热中阻，病重在脾者，用三仁汤、藿香正气散等加减。治疗时，必须辨别湿热之偏重；若遇脾肾阳虚之证，不能蒸化湿浊，此时以温通法为要，投桂枝、干姜、附子等温肾暖脾，可收良效。

针对肺疫引发的咳嗽，胡老根据不同阶段的临床特点，将其分为初期、进展期和恢复期咳嗽。他认为肺疫的主要致病因素是湿邪，在肺疫初期，患者主要以干咳为主，无痰或少痰，常伴咽与气管部位瘙痒感，这是外感风邪与湿邪共同作用的结果。治疗时应注重祛风解表，肃肺止咳，并辅以健脾化湿。

对于进展期的实证干咳，胡老指出这可能是湿浊阻塞气道而导致肺气失宣，治疗时应以行气化湿、宣肺为主。虚证干咳，如肺疫老年患者或素体本虚者，感受湿邪之后出现干咳，但咳声低微，脉浮虚而无力，治当补益肺气，促痰外出。而在恢复期，治疗原则为扶正祛邪，强调补肺气阴，固后天之本以止咳,健脾以化湿,从而达到标本同治的目的。此外,治疗时当明辨寒热之异。对于痰热壅肺所致咳嗽者,治当用千金苇茎汤加减以止咳;若为寒痰凝滞所致者,宜用小青龙汤加减以止咳,相机使用方为贵。

根据中医三因制宜理论,肺疫源于感受"疫疠"之气。其发病与气候异常、地理环境及个体差异密切相关。气候的湿寒变化是此次疫病以寒湿为主的重要因素,湿邪是主要病因,因此祛湿、化湿等治法尤为关键。地理环境亦影响疾病特点,北方干冷,发病以寒湿为主;江南湿热,发病则以湿热为主。胡老认为治疗时需结合地域特点,因病施治,个体差异也决定疫病表现和治疗策略。中青年正气足,抗病能力强,治疗以祛邪为主;老年人正气不足,脏器衰惫,治疗应顾护正气。不同体质患者临床表现各异,阴虚体质易化燥,阳虚体质易化湿,故治疗时,胡老重视辨体质,灵活应用经典方剂,如小青龙汤、射干麻黄汤等,并强调清肺热同时要保肺气,避免攻伐之品损耗气阴。总之,胡老治疗肺疫时综合考虑气候、地理和个体因素,因时、因地、因人制宜,灵活应用中医经典方剂,以求达到最佳治疗效果。

三、用药特色

胡老指出,干咳无痰并非真正无痰,而是肺气虚弱无力排痰。脾为生痰之源,肺为贮痰之器。湿邪积聚酿成痰液,于肺内拥堵,难以排出,这是肺疫"大白肺"的重要病因。基于此,胡老在治疗干咳无痰患者时,并不单纯润肺化燥滋阴,而是增添半夏、胆南星、金沸草等止咳化痰,同时配伍南沙参、北沙参、太子参等补益肺气,以促进痰液的排出。对于寒湿症状较重、外寒里饮者,采用小青龙汤和射干麻黄汤加减治疗;对于湿热内蕴、热象较为明显者,则选用苇茎汤、葶苈大枣泻肺汤合生脉散进行加减。治疗过程中,胡老特别强调要顾护肺气,患者本虚,若再过用攻伐药物势必会加重气阴的损伤。因此,治疗需酌加补益肺气和养阴之品。

针对肺疫病因,胡老重用桂枝、细辛、皂角温肺化痰。胡老处方中桂枝用量可达15～20 g,不仅温肺散寒,还能降逆止咳平喘。《本草汇言》云:"桂枝,散风寒,逐表邪,发邪汗,止咳嗽。"《本经疏证》总结了桂枝的功效"曰和营,曰通阳,曰利水,曰下气,曰行痰,曰补中"。胡老使用细辛一般在 $10\sim15\,g$,远超药典用量,其散寒止咳平喘的效果尤为显著。《本草经百种录》曰:"细辛,以气为治也。凡药香者,皆能疏散风邪,细辛气盛而味烈,其疏散之力更大。且风必挟寒以来,而又本热而标寒,细辛性温,又能驱逐寒气,故其疏散上下之风邪,能无微不入,无处不到也。"皂角能够温肺豁痰,攻坚散结,胡老对于因寒痰水饮凝滞导致的咳喘胸闷气促症状,常佐用皂角,尤效。《金匮要略》载皂荚丸"治咳逆上气,时时唾浊,但坐不得眠"。因此,重用桂枝、细辛、皂角等能够有效治疗湿寒疫邪所致的肺疫。

针对风邪侵肺日久引发的持久性咳嗽和咽痒,胡老善用虫类药物搜风剔络,如僵蚕、蝉蜕等,他认为搜剔经络之风、湿、痰、瘀,莫如虫类,盖取"虫蚁迅变,飞走之灵性"。此外,胡老好用晚蚕沙治疗湿热诸证,王孟英在《霍乱论》中记载的治疗热性霍乱的蚕矢汤,乃以蚕沙为君药,说明蚕沙为寒凉之性,兼具清热祛湿之功。胡老临床多用蚕沙为君药,组方治疗湿热下注之足赤肿痛、湿热郁遏之憎寒发热、湿阻中焦之呕恶脘痞、湿热扰动血室之崩漏等湿热证,均获奇效。肺疫以湿热为要,故胡老用蚕沙与清热利湿之品相合治之,莫不应手取效。

对于肺疫后期中阳不宣、湿热交织,发热稽留不退,湿阻中焦,腑气不和而致大便溏泄,此时用附子与黄连相配,既鼓舞脾阳又燥湿泄热,并可反制黄连之性而止泻。针对肺疫患者素体偏虚,感邪后表邪入里化热,呈发热日久不退之症,胡老以黄芩清泄肺热,配伍附子温中扶正,助阳透邪。此为其家传"附子十配"之用也。新安医家余国珮提出"石膏清热则能保金益气,肺清则肾得金荫,故又生津养液,实拨乱反正之要药也",汪昂《本草备要》言石膏"甘辛而淡,体重而降",寒能清热泻火,辛能发汗解肌,甘能缓脾益气、生津止渴。胡老在前代新安医家基础上,进一步提出石膏乃退热良药,无论邪热稽留于内外表里皆可应用,只要辨证准确,配伍得当,便能应用取效。对于肺疫恢复期的气阴两虚、余热未清等症状,胡老善用补气养阴药物配合少量石膏,以达气阴双补、兼清余热之效。对于正气不足、发热不退的情况，则以补中益气汤配合石膏，扶正祛邪。

四、医案赏析

患者杨某某，男，44岁。咳嗽、咳痰伴低热乏力5天，于2020年1月29日隔离并收入院治疗。入院体检：体温37.1℃，心率每分钟75次，呼吸每分钟17次，血压101/70mmHg。双肺呼吸音粗糙，未闻及明显干湿性啰音。血常规检查白细胞(WBC)2.04×10^9/L，中性杆状核粒细胞(L)51.4%，淋巴细胞(N)37.3%，单核细胞(M)11.3%，嗜酸性粒细胞(E)0%，血沉(ESR)35mm/h，C反应蛋白(CPR)15.1mg/L。1月30日新型冠状病毒肺炎核酸(痰)检测呈阳性，胸部CT示双肺密度影。确诊新型冠状病毒感染。西医给予吸氧、重组人干扰素α-2b、莫西沙星、洛匹那韦/利托那韦、氨溴索等抗病毒、抗炎、止咳化痰药对症治疗。2月6日胸部CT示双肺密度影增高。2月12日中医参与治疗，患者咳嗽、咳痰，痰色稀白、质黏量少，舌质淡、苔薄白，脉濡，辨证为疫毒犯肺、肺失宣肃，治宜宣肃肺气，透邪排毒止咳。予清肺排毒汤原方，用药6剂。2月13日胸部CT示两肺外周带可见斑片状、磨玻璃样高密度影，边界模糊，密度不均。2月17日胸部CT示两肺高密度影，较2月13日片，病灶稍吸收。2月19日查房，患者咳嗽及咳痰等症状改善。给予吸氧、抗病毒、抗炎及中药治疗不变。患者从1月29日入院至2月28日，多次新型冠状病毒肺炎核酸(咽拭子、痰)检测阳性。

3月1日请安徽中医药大学第一附属医院主任医师胡国俊亲临隔离点，视频查房。患者诉咳嗽较少，进食减少，大便稀溏，每日4~5次不等，口苦乏味，肢体倦怠，极度乏力，畏寒怕冷；舌边红、苔黄腻，脉细缓。证属脾阳虚微不运、湿毒化热蕴中，治宜温运脾阳，芳化湿毒，苦燥清泻。方选四逆汤、干姜黄芩黄连人参汤加减。处方：干姜10g，附片(先煎)10g，黄连6g，红参片10g，炙甘草6g，紫苏梗15g，广藿香15g，砂仁10g，骨碎补15g，薏苡仁30g，豆蔻10g，石菖蒲10g。7剂，水煎取汁500mL，早晚分服。

3月8日二诊：患者畏寒怕冷消失，肢倦乏力改善，进食增加，大便稀溏，每日2～3次，舌边红、苔黄稍腻，脉细缓。上方去附片、骨碎补，红参易党参10g，加麸炒白术15g。5剂，水煎取汁500mL，早晚分服。

3月12日三诊：患者症状消失，体力恢复，进食可，大便正常，胸部CT示两肺高密度影消失。

3月15日电话随访，3次新型冠状病毒肺炎核酸检测均呈阴性，已于3月14日出院，回家隔离。

按语：患者早期咳嗽，源于湿毒侵入肺部，导致肺气郁滞，宣肃功能失调。刚开始表现为"痰色稀白、质黏量少，舌质淡、苔薄白，脉濡"，此时患者应以寒邪为主，治疗时选用清肺排毒汤原方，虽然此方补泻兼施，寒热并用，内外兼治，但仍然以清热为主，使用半月不变，碍及脾胃。故患者后面出现"进食减少，大便稀溏"。此例患者病程较长，后面出现"纳少、腹泻、乏力、畏寒"等症状，提示正气不足，金病侮土，加之长期使用抗炎、抗病毒西药及辛凉宣散中药，伤及脾阳，舌红苔黄腻，表明湿毒被寒凉药物收束，于体内氤氲不散，郁久开始化热。因此，胡老认为治疗首要温运脾阳，辅以透解湿毒，配苦燥清解，标本兼治方可取效。选用四逆汤、干姜黄芩黄连人参汤加减。四逆汤中的附片辛热，走而不守，为纯阳之品，有雷霆万钧之力，可补命门之火以温煦脾土；干姜温中散寒，守而不走。两药助阳温脾，犹如黎照当空，使阴霾自散。黄连苦寒，可清热燥湿，反佐温散太过，并且同气相求，更容易药至病所；红参温补中焦，扶助脾气，适宜此案患者久病体虚之症；紫苏梗理气宣肺；藿香、白豆蔻、砂仁芳化湿郁，清透浊毒；薏苡仁健脾渗湿；石菖蒲豁痰辟秽。胡老还加用骨碎补止泻，既温肾扶脾，又无敛邪之弊。炙甘草则温中调和。全方旨在助阳，温运中焦，化湿透毒，并辅以清解，以求阳复、湿祛、毒透、热散。二诊时，患者畏寒怕冷症状消失，肢倦乏力改善，表明脾阳已复，清气得以舒展，虽仍有便溏、苔黄稍腻，但湿热毒邪已渐解，病势趋于缓和。遂调整药方，去附片、骨碎补、红参，避免过于温散耗伤阴液，加党参、麸炒白术以益气补脾，固本护中，患者最终痊愈。

参 考 文 献

[1] 李龙骧,张丽,方伟,等.胡国俊主任医师从脾胃治疗新冠肺炎方药运用撷菁[J].中国中医药现代远程教育,2023,21(22):62-64.

[2] 许文彬,施卫兵,崔何晴,等.新安医家胡国俊辨治新型冠状病毒肺炎经验[J].浙江中医药大学学报,2022,46(9):977-981.

[3] 田文韬,许文彬,施卫兵.胡国俊基于"三因制宜"理论辨治新型冠状病毒肺炎经验[J].安徽中医药大学学报,2021,40(3):1-3.

[4] 戴广川,高雅婷,吴迪,等.胡国俊教授辨治慢性咳嗽的用药规律数据研究[J].世界科学技术-中医药现代化,2020,22(12):4219-4224.

[5] 张洁,朱慧志,胡国俊.胡国俊治疗感染后咳嗽经验介绍[J].江西中医药,2017,48(10):24-26.

第四章
古今名方在传染病防治中的应用

第一节　麻杏石甘汤

一、立方背景

东汉末年,连年战乱,疫病流行,"家家有僵尸之痛,室室有号泣之哀,或阖门而殪,或覆族而丧"。当时的疫病被称为"伤寒"。医圣张仲景把自己的全部精力都投入到研制能够治疗疫病的药物中。其在《伤寒论》中创制了麻杏石甘汤,最初被用来治疗因"伤寒太阳病"导致的出汗和呼吸困难,但随着时间的推移,它的应用范围逐渐扩大。《医学衷中参西录》记载其可以用于治疗因外感引起的喘嗽、头疼、齿疼和两腮肿疼等。麻杏石甘汤的配方相对简洁,尽管全方的四种药材并没有单一的"杀菌"或"抗病毒"中药,但在治疗肺炎方面却有显著效果。现代药理学研究显示,麻杏石甘汤有多种药理效应,包括镇咳、抗炎、抗病毒和调节人体免疫力等。对于临床上常见的细菌性和病毒性上呼吸道感染、急性和慢性气管炎及支气管炎、支气管肺炎、鼻窦炎和咽喉疾病等,特别是被归类为中医"肺热"和"咳喘"的病证,具有显著的治疗效果。

二、配伍特点

麻杏石甘汤由麻黄、杏仁、生石膏和炙甘草组成,具有辛凉宣泄、清肺平喘的功效,主要用于治疗肺热壅盛证,症见身热不解,咳逆气急,鼻煽,口渴,有汗或无汗,舌苔薄白或黄,脉滑而数。现代临床常用其治疗上呼吸道感染、急性支气管炎、肺炎、支气管哮喘、麻疹合并肺炎等属表证未尽、热邪壅肺者,如黄元御在《伤寒悬解》中所言:"表寒里热,宜麻杏甘石汤双解之可也。"方中麻黄为君药,取其能宣肺而泄邪热,有"火郁发之"之意。因麻黄性温,故配伍辛甘大寒之石膏为臣药,且用量倍于麻黄,使宣肺而不助热,清肺而不留邪,肺气肃降有权,喘急可平,相制为用。杏仁降肺气,用为佐药,助麻黄、石膏清肺平喘。炙甘草调和诸药,既能益气和中,又能防石膏大寒伤中,同时也能缓肺气之急,助麻黄、杏仁止咳定喘。四药合用,解表与清肺并用,以清为主;宣肺与降气结合,以宣为主。综观全方,药虽四味,配伍严谨,用量亦经斟酌,尤其治肺热而用麻黄配石膏,深得配伍变通灵活之妙,所以清泄肺热,疗效可靠。

三、药理研究

麻杏石甘汤主要有效成分有甘草苷、甘草查耳酮 A、甘草查耳酮 B、甘草酚、光甘草定、(＋)-儿茶素、β-谷甾醇、芒柄花黄素、异鼠李素、豆甾醇、山奈酚、槲皮素、柚皮素、木犀草素等。现代药理学研究表明,麻杏石甘汤具有抗病毒、解热抗炎、解痉平喘、免疫调节、抑制肺损害等作用。

1. 抗病毒作用

现代研究提示,麻杏石甘汤具有抗病毒作用,其抗病毒机制与抑制病原体增殖、抑制病毒介导炎症、阻断炎症因子风暴、改善肠道菌群失衡有关。韩晶岩等研究发现,麻杏石甘汤能有效改善全身炎症反应综合征,并对患者血液中的肿瘤坏死因子-α(TNF-α)、白介素-6(IL-6)等炎症因子表现出良好的拮抗作用。病毒入侵机体时,人体产生过度免疫反应导致多种细胞因子高度表达,使机体处于高炎症状态,导致"炎症因子风暴",从而造成患者急性肺损伤、急性呼吸窘迫、多器官功能障碍,最终死亡。采用具有清热解毒功效的中药,在一定程度上可以调节机体免疫功能,减轻炎症反应,有效抑制炎症因子风暴,从而降低重症率和病死率。王平等对感染 A 型流感病毒的小鼠以麻杏石甘汤灌胃给药,3 天后,小鼠炎症细胞浸润减少,小鼠肠道菌群趋于平稳,表明麻杏石甘汤可能通过调节肠道菌群结构、影响趋化因子(CCL5、CXCL10)的产生,从而起到防治流感病毒感染的作用。张辉果等研究发现,麻杏石甘汤可以调控肺炎链球菌感染的肺泡上皮细胞,下调促凋亡蛋白表达,上调抗凋亡蛋白表达,维持肺泡上皮细胞生长与凋亡相对恒定,从而有效抑制肺炎链球菌的感染。

2. 解热抗炎作用

实验证明,麻杏石甘汤对炎症因子有很明显的抑制作用。梁泳淋等对肺炎链球菌诱导的重症肺炎大鼠灌胃给药,实验分析显示,麻杏石甘汤组小鼠 observed species 指数、chao 指数、ace 指数均显著提高,提示麻杏石甘汤可增加邪热壅肺证小鼠肠道菌群多样性,降低邪热壅肺证小鼠与正常组小鼠肠道菌群多样性差异,改善失调肠道菌群的整体结构。张启云等通过对比研究麻杏石甘汤、清燥救肺汤对小鼠病毒性肺炎的作用机制,发现麻杏石甘汤可有效减轻小鼠肺部炎症损害,且可降低肺组织匀浆中 $TNF-\alpha$ 含量和 MPO 含量,升高 SOD 含量。另一项研究表明,麻杏石甘汤能够有效改善内毒素引起的肺间质水肿和休克脱证,抑制白细胞黏附、炎症因子释放、炎症细胞浸润,达到清宣肺热的目的。

3. 解痉平喘作用

支气管哮喘是一种非特异性慢性支气管炎症,可由嗜酸性粒细胞、肥大细胞和淋巴细胞等多种炎症细胞引发。经鑫爱等通过加味麻杏石甘汤对卵清蛋白所致大鼠支气管哮喘的实验研究发现,麻杏石甘汤治疗哮喘的机制可能是减少血浆和肺组织氧化氮(NO)、内皮素-1($ET-1$)的合成和释放,以此降低气道高反应性,达到解痉平喘的目的。陈娜等研究发现,纠正 Th1/Th2 的失衡,降低模型哮喘小鼠肺泡灌洗液及外周血浆 IL-4 浓度,使肺泡灌洗液及外周血浆 IL-12、IL-18、$IFN-\gamma$ 浓度显著提高,可以达到治疗支气管哮喘的目的。

四、临床应用

麻杏石甘汤具有良好的解热、抗炎、镇咳、抗病毒等功效。临床应用中，基于麻杏石甘汤的变方常用于处理各种发热病证，如中枢性高热、小儿高热和急性病毒性上呼吸道感染引起的发热，并且展现出快速退热且不易复发的优点。《新型冠状病毒感染肺炎中医药治疗方案（试行第一版）》提出，在病情发展至邪热壅肺、肺失宣降时，应当辨证使用麻杏石甘汤加减。麻杏石甘汤清宣肺热，镇咳祛痰作用显著，尤善于治疗以咳嗽、气急、鼻翼煽动、口渴、发热为主要症状且舌红、苔白或黄、脉滑数者。《新型冠状病毒感染的肺炎诊疗方案（试行第三版）》（国卫办医函〔2020〕66号）将疫病分为湿邪郁肺、邪热壅肺、邪毒闭肺、内闭外脱4个证型，对邪热壅肺型推荐麻杏石甘汤加减治疗，且该诊疗方案中凡是含有麻杏石甘汤的方剂，石膏与麻黄的剂量比例都在2~5倍，与古人使用的计量比类似，这也充分说明古人的实践经验对现代临床同样具有指导与借鉴价值。

仝小林院士团队将麻杏石甘汤等4味中药组成的清肺排毒汤用于430例肺疫患者，结果显示轻症患者无一转重。赖逸贵等以麻杏石甘汤为基础加味治疗重型肺疫患者，针对武汉地区临床具体情况，对麻杏石甘汤进行化裁，具体药物组成为麻黄10g，苦杏仁15g，甘草10g，生石膏30g，金银花15g，连翘15g，青蒿30g，豆蔻10g，藿香15g，板蓝根30g。湿邪壅盛者加肉豆蔻，咳嗽者加紫菀、白前、浙贝母，咽痛者加桔梗。经治疗无死亡病例，无轻症转重症病例，一定程度上说明麻杏石甘汤治疗重症肺疫有积极的临床意义。屈云飞等以普通型肺疫患者40例为研究对象，应用麻杏石甘汤加减联合西医常规治疗（根据病情监测给予营养支持治疗、抗病毒治疗及抗菌药物治疗等），分析观察其临床疗效。结果发现，在常规治疗基础上联合应用麻杏石甘汤加减治疗后，发热、乏力、咳嗽等症状均有一定程度的改善，且无明显肝、肾等重要脏器功能损害，对于肺疫及全身炎症的控制、避免转为重症具有临床意义。单卓程等对于肺疫病至中期，症见高热明显、呼吸急促、动辄气喘等痰热郁闭之象,临床指标可见血氧饱和度下降、氧合指数偏低,辨证属疫毒闭肺型,选用麻杏石甘汤、宣白承气汤之类,以求平喘、宣肺之功。徐振杰等运用壬寅麻杏石甘汤治疗轻、中型肺疫 60 例,显示出良好的临床效果。在肺功能改善方面,患者 FEV1、FVC、PEF 水平均高于单用常规西药治疗,且患者发热、咳嗽、咽喉疼痛、鼻塞流涕、胸闷症状均明显改善。壬寅麻杏石甘汤在促进炎症消除与肺功能改善方面优势显著,与常规西药联合应用可进一步加快症状改善。

实际临床过程中,麻杏石甘汤常与其他方剂联合运用,显示出较好的治疗肺疫的功效。邓钰杰等结合江汉流域气候特点,运用麻杏石甘汤合泽泻汤加减治疗重症 COVID-19,该隔离病区经中西医结合治疗的 1 例危重患者、3 例病重患者均痊愈出院。麻杏石甘汤合小柴胡汤治疗 120 例流感患者的研究显示,本法具有较好的退热、抗病毒作用,有效率达 100%。邱蕾等运用麻杏石甘汤加减治疗 61 例肺疫轻型、普通型患者,观察患者临床症状改善、胸部 CT 病灶吸收、核酸阴转情况。结果显示,经治疗后患者症状均明显好转,治疗 7~14 d 后复查胸部 CT 提示病灶吸收,复查后咽拭子核酸检测呈阴性。麻杏石甘汤治疗 100 例病毒感染高热患者的研究也展现出显著的临床效果,在发热消退时间、喘息消除时间、咳嗽消除时间、肺啰音消除时间、胸片恢复正常时间、住院时间等方面均优于单用常规西药治疗。

总之,以麻杏石甘汤为主的治疗方案对肺疫的防治效果显著。一方面本法能快速改善轻症患者咳嗽、咽喉痛、极度食欲不振、乏力等症状;另一方面能减少轻症向重症、重症向危重症的转化,而向普通患者的转变概率较高。

参 考 文 献

[1] 李思颖,李佳川,马二秀,等.麻杏石甘汤治疗新型冠状病毒肺炎邪热壅肺证的潜在药效物质及作用机制探析[J].西南民族大学学报(自然科学版),2020,46(4):354-369.

[2] 王平,赵澄,卢芳国,等.麻杏石甘汤对流感病毒感染小鼠肠道菌群及趋化因子 CCL5、CXCL10 的影响[J].中草药,2021,52(1):160-175.

［3］ WANG P，ZHAO C，LU F G，et al. Effects of Maxing Shigan Decoction on intestinal flora and chemokines CCL5 and CXCL10 in mice infected with influenza virus［J］. Chinese Traditional and Herbal Drugs，2021，52(1)：160-175.

［4］ 陈娜，梁仁. 麻杏石甘汤的现代药理研究及临床应用［J］. 广东药学院学报，2004，20(5)：545-547.

［5］ 梁泳淋. 麻杏石甘汤对邪热壅肺证小鼠药效作用及肠道微生物组学研究［D］. 广州：南方医科大学，2023.

［6］ 赵岩松，杨进，龚婕宁. 麻杏石甘汤、清燥救肺汤对小鼠病毒性肺炎作用机理的研究［J］. 江苏中医药，2007，39(11)：81-83.

［7］ 叶冰，张文平，吴施国. 从新型冠状病毒肺炎诊疗方案论麻杏石甘汤的古今应用［J］. 中国民族民间医药，2021，30(23)：103-106.

［8］ 朱玉，黎玉婷，姚德蛟. 从中西医不同角度分析麻杏石甘汤治疗新型冠状病毒肺炎的作用［J］. 西部中医药，2020，33(4)：5-7.

［9］ 赖逸贵，范慧婕，胡业建，等. 麻杏石甘汤加味联合抗病毒疗法治疗新型冠状病毒肺炎［J］. 中国中医药信息杂志，2021，28(6)：114-116.

［10］ 屈云飞，方伟，靳云洲，等. 麻杏石甘汤加减联合西医常规治疗普通型新型冠状病毒肺炎40例［J］. 河南中医，2020，40(5)：666-669.

［11］ 单卓程，叶人，袁拯忠，等. 温州地区中西医结合治疗新型冠状病毒肺炎临床研究［J］. 新中医，2021，53(1)：64-68.

［12］ 徐振杰，易健敏，司徒淳羽，等. 壬寅麻杏石甘汤加减治疗新型冠状病毒肺炎的临床观察［J］. 医学理论与实践，2023，36(16)：2745-2747.

［13］ 邓钰杰，赵鹏，施秀娟，等. 结合汉江流域气候特点运用麻杏石甘汤合泽泻汤加减治疗重症COVID-19［J］. 辽宁中医杂志，2021，48(9)：48-50.

第二节 小柴胡汤

一、立方背景

小柴胡汤出自汉代张仲景所著《伤寒论》"伤寒五六日，中风，往来寒热，胸胁苦满，默默不欲饮食，心烦喜呕，或胸中烦而不呕，或渴，或腹中痛，或胁下痞硬，或心下悸，小便不利，或不渴，身有微热，或咳者，小柴胡汤主之"。《伤寒论》用方是张仲景在《汤液经》的基础上，通过对病证及方药的认识加减变化而来的。《辅行诀五脏用药法要》记载："大阴旦汤：治凡病头目眩晕，咽中干，每喜干呕，食不下，心下烦满，胸胁支痛，往来寒热方"，"柴胡八两，人参、黄芩、生姜各三两，甘草（炙）二两，芍药四两，大枣十二枚，半夏（洗）一升"，"上八味以水一斗二升，煮取六升，去滓。重上火，缓缓煎之，取得三升。温服一升，日三服"。大阴旦汤最早记载于《汤液经》，从此方之组成、主治、用法、用量来看，皆与小柴胡汤相差甚小，由此可见小柴胡汤虽首见于《伤寒论》，但究其原义乃由《汤液经》中化裁而来。

该方构成简单，用药平淡无奇，却有"少阳百病此为宗"之力，为寒热并用，补泻兼施，内蕴八法之典范，于《伤寒论》三百九十七法，一百一十三方中，最为出奇制胜。众多医家称其为"中医十大名方""和方之祖"，清代柯韵伯称其为"少阳枢机之剂，和解表里之总方也"。

二、配伍特点

小柴胡汤由柴胡、半夏、人参、甘草、黄芩、生姜、大枣组成，具有和解少阳之功。主治伤寒少阳证，症见往来寒热，胸胁苦满，默默不欲饮食，心烦喜呕，口苦咽干，目眩，舌苔薄白，脉弦；妇人热入血室，症见经水适断，寒热发作有时；疟疾、黄疸等病而见少阳证者。临床常用于治疗感冒、疟疾、慢性肝炎、慢性胆囊炎等见有少阳证者。方中柴胡为少阳专药，其苦辛平，主入肝胆，轻清升散，既可透散少阳之邪，又能疏畅经气之郁滞，故为君药；黄芩苦寒，以清少阳相火，为臣药。君臣相伍，一散一清，升散透邪，清泄除热，使邪热外透内清，共解少阳之邪，正如《本经疏证》中所云："仲景用黄芩有三耦焉，气分热结者，与柴胡为耦……故黄芩协柴胡，能清气分之热。"半夏和胃降逆止呕，散结消痞，为佐药，为助君臣药攻邪之用；生姜助半夏和胃，兼制半夏之毒；人参、大枣、炙甘草为佐药，益胃生津，和营卫，扶助正气，外可祛邪，内可防变。综上，诸方辛散，甘温，苦寒同用，外透内清，表里同治，攻补兼施，祛邪扶正，用药表里、寒热、虚实相辅相成,体现和法精髓,既能和表里又可和阴阳,以和解少阳为主兼和胃气,俾邪气得解,枢机得利,胃气调和,则诸症自除。刘渡舟评价其"能开郁畅气,疏利肝胆,通利六腑,推陈致新,使五脏安和,阴阳平衡,故其攻告捷,而其治又甚妙"。

三、药理研究

现代药理学研究显示,小柴胡汤的有效成分主要有皂苷类,如柴胡皂苷A、柴胡皂苷 B_1 、人参皂苷、甘草皂苷等;黄酮类,如黄芩苷、甘草素、异甘草素、新甘草素等;其他,如白杨素-6-C-β-D-吡喃葡萄糖基-8-C-α-L-阿拉伯吡喃糖苷、黄芩素-7-O-β-D-吡喃葡萄糖苷、姜烯酚、姜辣素等。本方具有抗炎、抗病毒、解热、免疫调节、抗抑郁、保肝、抗肿瘤等作用。

1. 抗炎作用

陈平安等研究发现,小柴胡汤可以通过抑制炎症细胞因子 IL-1β、IL-6、TNF-α 等的分泌,以改善肺组织纤维化及炎症渗出现象,从而对因 NTHi 诱导的肺部炎症有良好的治疗作用。唐婷婷等研究发现,小柴胡汤在辅助化疗过程中可以改善晚期肺癌患者的炎症因子水平,缓解全身炎症状态,提高治疗效果。张莹等研究发现,小柴胡汤能显著降低胶原诱导性关节炎大鼠关节炎指数,减轻关节滑膜组织充血水肿及滑膜细胞增生,抑制炎症细胞浸润,其作用机制可能与抑制 TNF-α、IL-6、IL-10 等炎症介质的表达有关。小柴胡汤还可以降低胶原诱导性关节炎大鼠血清中的 IL-17、IL-23、IL-27 水平,这可能是其治疗类风湿关节炎的作用机制之一。

2. 抗病毒作用

ACE2、MPro 和 PLP 是 SARS-CoV-2 病毒感染宿主细胞或自我复制的关键蛋白,被认为是抗 SARS-CoV-2 病毒药物筛选的重要靶点。现代药理学研究显示,小柴胡汤中含有与 ACE2、MPro 和 PLP 有较高结合活性的成分群。其中,甘草苷 E 与 ACE2、MPro 和 PLP 均具有较高的结合活性,柴胡皂苷 C 的苷元、人参中的人参皂苷 Rh2 与 ACE2 有较高的结合活性,曲克芦丁、原卟啉与 MPro 有较高的结合活性,菠菜甾醇、鲨烯与 PLP 有较高的结合活性。这些活性成分在抑制 SARS-CoV-2 病毒感染宿主细胞或自我复制方面具有潜在的作用。一些代表性活性成分已经有相关抗病毒活性的文献报道,如柴胡皂苷 C 有抑制丙型肝炎病毒复制的活性,人参皂苷 Rh2 和黄芩苷则对多种病毒有抑制作用。

3. 解热作用

孙明瑜等研究发现,小柴胡汤合煎液比分煎合液解热效果更显著,并且在解热的显效及持续时间上优于分煎合液。钱妍等通过观察内毒素致大鼠发热模型,发现小柴胡汤具有显著的解热作用,可能是通过调节下丘脑体温调节中枢、影响内生致热原的产生等多方面机制来发挥作用的。曹峰等探讨不同剂量的柴胡在小柴胡汤中发挥的解热作用,结果显示,高剂量的柴胡比中、低剂量的柴胡在小柴胡汤中发挥的解热作用更强,可以明显降低脂多糖诱导的发热大鼠模型的体温。

4. 免疫调节作用

研究发现,小柴胡汤能够刺激小鼠淋巴细胞膜表面共刺激分子 CD28、CD80 和 CD86 的表达而具有调节机体免疫力的功效。王军等通过观察发现,小柴胡汤的免疫调节作用可能与提高 IL-2、IL-6 及 TNF-α 的水平有关。在观察小柴胡汤对青春期痤疮的临床研究中发现,小柴胡汤可以下调血清基质金属蛋白酶-1、血清基质金属蛋白酶-3 及血清基质金属蛋白酶-9 的水平,同时有助于降低患者 IL-1、IL-6、TNF-α、IFN-γ、IgG、IgM、IgA、补体 C3、补体 C4 水平,发挥调节免疫作用。杨清鑫等通过整合药理学计算平台对小柴胡汤抗脓毒症的分子机制进行研究,结果发现,小柴胡汤是通过调节机体免疫功能来达到治疗脓毒症目的的。戴静芝等探究了小柴胡汤冲剂对小鼠免疫器官的影响。通过计算口服给药后小鼠胸腺/体重及脾脏/体重的比值,结果发现,小柴胡汤提高了小鼠脾脏/体重的比值,说明小柴胡汤冲剂有明显的免疫调节作用。

四、临床应用

经方小柴胡汤是传统中医用于防治伤寒疫证等外感病的主方。在COVID-19 防治中,以小柴胡汤为基础方的加减方剂被应用于临床,并取得了较好的疗效。如广州市第八人民医院以小柴胡汤为基础方组合的透解祛瘟颗粒(曾用名"肺炎1号方")因具有较好的临床价值,获得广东省药品监督管理局的批准,可以在广东省 SARS-CoV-2 感染的肺炎定点救治医院直接调剂使用。国家中医药管理局在山西、河北、黑龙江和陕西省试点的以小柴胡汤为基础方的"清肺排毒汤",其总体有效率>90%。2020 年 2 月 6 日,国家卫生健康委办公厅、国家中医药管理局办公室联合印发《关于推荐在中西医结合救治新型冠状病毒感染的肺炎中使用"清肺排毒汤"的通知》,将清肺排毒汤推荐在各地使用。可见,小柴胡汤是中药防治 COVID-19 的重要基础方。

汪冬梅等根据中医六经辨证理论,认为本病早中期多为少阳、太阳、阳明合病,恢复期多为少阳、太阴并病,依据"三阳合病,治取少阳"的原则,选用少阳病主方"小柴胡汤"为基础方,分型辨证、灵活加减用于治疗肺疫患者112例。112 例患者经过 1~2 周的治疗,痊愈 51 例,临床治愈 57 例,无效 4 例;痊愈率 45.54%(51/112),临床治愈率 50.89%(57/112),临床治疗总有效率96.43%(108/112),无效率 3.57%(4/112)。艾力等通过使用小柴胡汤合紫花地丁汤加减方治疗肺疫患者,其中以小柴胡汤和解少阳为主方,配合紫花地丁汤(去紫花地丁)清营解毒排痈,辅以黄芪、党参、枸杞扶正固本,配合罗汉果、胖大海润肺利咽,桔梗引药入肺。处方:桔梗 10 g,柴胡 20 g,黄芩 12 g,半夏 8 g,党参 10 g,甘草 3 g,干姜 8 g,金银花 15 g,菊花 15 g,蒲公英 12 g,胖大海 12 g,黄芪 10 g,枸杞 8 g,每 7 剂使用罗汉果 4 枚。经治疗后,肺疫患者临床症状均在 3~7d 得以明显缓解。郑佳连等观察以小柴胡汤合玉屏风散加味治疗肺疫疑似病例的临床效果,治疗结果显示,32 例患者的发热、咳嗽、咽痛等症状明显减轻,C 反应蛋白及肺部 CT 情况有所改善。还有学者认为,小柴胡汤在肺疫中期治疗效果较好,疾病中期一般被认为是少阳与阳明合并病证,小柴胡汤和解少阳,常配合麻杏石甘汤,临床治疗效果显著。

小柴胡汤除可以治疗肺疫感染期患者外,对于肺疫恢复期及有后遗症患者的治疗也有较好的效果。吕强等从少阳论治肺疫恢复期咳嗽,认为肺疫恢复期咳嗽的主要病机为中气受损,气血不充,致余湿留滞,少阳枢机不利。方选小柴胡汤合泻白散加减,治疗效果显著。石聪等基于经方辨治肺疫后遗梅核气患者,肺疫感染后因疾病传变,失治误治,致邪陷少阳,痰热互结,予小柴胡汤与半夏厚朴汤合方加减;或少阳郁热,水饮上泛,予小柴胡汤合五苓散加减;或阳明虚火,痰凝气聚,予麦门冬汤加减;少阴误治,寒痰凝聚,予半夏汤合麻黄附子细辛汤加减。经治患者均收效较好。肖明中等选用温胆汤、血府逐瘀汤与小柴胡汤加减方治疗 1 名肺疫恢复期患者,功效以化痰祛瘀、和解少阳为主,改善了患者反复发作的咳嗽、发热等症状。

参 考 文 献

[1] 胡正刚,侯永春,刘英锋.小柴胡汤原义考析[J].江西中医药,2003,34(7):34-35.

[2] 毛丽容,王释亮,谢义松.从胡希恕《伤寒论》学术思想探析小柴胡汤[J].湖南中医杂志,2021,37(9):124-126.

[3] 奚然然,付书璠,赵永璐,等.从性味配伍探析小柴胡汤组方特点及临床运用[J].江西中医药,2022,53(10):15-17.

[4] 陈平安,黄家望,廖灿,等.小柴胡汤对 NTHi 诱导的肺部炎症的影响[J].中医药学报,2019,47(4):28-32.

[5] 张志雄,刘春芳,刘明洋,等.小柴胡汤的药理作用及临床应用研究进展[J].中医药临床杂志,2021,33(3):580-584.

[6] 唐小云,鞠宝玲,李霞.小柴胡汤对 BALB/c 小鼠免疫调节作用研究[J].中药药理与临床,2008,24(5):12-13.

[7] 劳梓滢,蒋智锐,张靖怡,等.小柴胡汤化学成分、药理作用研究进展及质量标志物(Q-Marker)预测[J].中草药,2023,54(19):6520-6530.

[8] 谌攀,饶鸿宇,吴灏,等.基于分子对接法和网络药理学揭示小柴胡汤防治新型冠状病毒

肺炎的活性成分及作用机制[J].中国现代应用药学,2021,38(21):2665-2674.

[9] 汪冬梅,熊利红.小柴胡汤加减治疗新型冠状病毒肺炎的临床观察[J].中西医结合研究,
2020,12(4):266-268.

[10] 艾力,黄皓.小柴胡汤合紫花地丁汤加减方治疗新型冠状病毒肺炎(2019-nCoV)轻中度
患者疗效初探[J].湖北中医杂志,2021,43(2):50-53.

[11] 郑佳连,卢秉久.小柴胡汤合玉屏风散加味治疗COVID-19疑似病例临床观察[J].辽宁
中医药大学学报,2021,23(2):134-137.

[12] 吕强,赵义.从少阳论治新型冠状病毒感染恢复期咳嗽探析[J].国医论坛,2023,38(6):
17-19.

第三节　十神汤

一、立方背景

十神汤首载于宋代《太平惠民和剂局方·卷之二·治伤寒》,言其"治时令不正,瘟疫妄行,人多疾病。此药不问阴阳两感,或风寒湿痹,皆可服之……虽产妇、婴儿、老人皆可服饵。如伤寒,不分表、里证,以此导引经络,不致变动,其功效非浅"。十神汤在早期是为治疗疫病而创立的,是感冒风寒、时气疫病的通治方,对外可以疏散肺卫之邪气,对内可以调节紊乱之气机,是一个内外兼通的方剂。后世医家在此基础上又有所发挥,明代李梴《医学入门·伤寒用药赋》所载苏葛汤,即在十神汤基础上去掉川芎、白芷和麻黄,原文言:"十神汤治风寒两感及时行瘟疫,头疼寒热无汗等证。此方去芎、芷、麻黄,名苏葛汤,内干葛专解阳明瘟疫风邪。"而后,明代孟继孔在《幼幼集·中卷》中载太乙十神汤,即在十神汤基础上加入大枣,原文言:"巢氏曰:感冒四时不正之气,头疼壮热与伤寒相似,但一时所行之证,人人相似,为时气热。用太乙十神汤。"再后,清代喻昌所著《痘疹生民切要》在十神汤基础上,去掉生姜,加入当归和生地,称为四物十神汤。原文言:"凡治痘之法,当于三日已未见红点之时,宜升麻汤、参苏饮之类以和其表,微汗为度;若未汗

而表未解,略见红点隐约于肌肉之间,则四物十神汤透肌之剂,便当施治。"综上所述,十神汤始载于《太平惠民和剂局方》,后世医家在此基础上又发挥为苏葛汤,专解阳明瘟疫风邪;太乙十神汤,解时气热;四物十神汤,发汗透疹。

二、配伍特点

十神汤组主要由川芎、甘草、麻黄、升麻、葛根、赤芍、白芷、陈皮、紫苏、香附组成,具有疏风散寒、理气和中的功效。主治外感风寒,内有气滞证,症见恶寒发热,头痛无汗,胸脘痞闷,不思饮食,舌苔薄白,脉浮。临床常用于治疗普通感冒、胃肠型感冒等属外感风寒、内有气滞证者。方中麻黄、紫苏、生姜发散风寒以解太阳之表。升麻、葛根、白芷一可升阳散阳明郁热,二能助阳以增温散寒邪之力。香附、川芎一则疏利少阳以行气解郁宽中,二则芳香走窜以祛除湿邪。赤芍、川芎调气行血以防寒凝血瘀之变。陈皮一则辛温,导阳明少阳寒邪;二则理气燥湿,以防湿阻阳明。甘草调和诸药以安中州。方中诸药皆有激发、助阳之功,力达而不烈,平淡中见神奇也。全方总体以发散风寒湿邪、御敌于未深、防寇于未入为主,十药合力,激荡正气,以抵外邪,未感不得入,初感立可出,其效如神。若遇寒湿,效不必言,即使风温初感,亦有透解之功,是治疗疫病初起的通治方。明代医家吴绥曰:"此方用升麻、葛根,能解阳明瘟疫时气。若太阳伤寒发热,用之则引邪入阳明,传变发斑矣,慎之!"此之谓也。

三、药理研究

十神汤作为一种传统中药方剂,现代药理学研究表明,该方剂的主要活性成分包括谷固醇、谷甾醇、豆甾醇、槲皮素、木犀草素、山奈酚、柚皮素、刺芒柄花素、葛根素、川芎嗪、麻黄碱等。近年来,诸多学者对十神汤的药理作用进行了深入研究,发现十神汤在药理方面具有抗炎抗感染、抑制急性肺损伤、免疫调节、改善微循环、抗病毒及缓解呼吸道症状等作用。

1. 抗炎抗感染作用

十神汤具有解毒抗炎的作用,临床用于治疗新冠感染早期患者,效果显著。研究显示,十神汤可能是通过调控 Caspase‐8、BCL2L1 等凋亡基因来抑制炎症反应,从而发挥抗炎抗感染作用的。ACE2 是 SARS‐CoV‐2 感染宿主细胞的主要功能性受体,SARS‐CoV‐2 侵入人体后能促进免疫细胞清除病原体,但在病情尚未得到良好控制的一定时间内,会在体内诱发细胞因子风暴,引起严重的炎症反应,导致机体免疫功能失衡。炎症因子在组织、器官的积聚会加重病理损伤致器官功能衰竭,甚至造成不良预后。Caspase‐8 是细胞凋亡的起始者,能激活凋亡级联反应下游的 Caspase 而诱发细胞凋亡。其在感染性炎症中可经 Fas 激活产生 IL‐1β、IL‐18 等炎症因子,在 LPS 的刺激下,亦可调节 NLRP3 炎症小体的激活。十神汤中的有效成分能通过调控 Caspase‐8 这一凋亡基因来抑制炎症反应,减轻 COVID‐19 患者的症状。此外,血小板数量减少或器官功能缺陷是引起严重感染的危险因素。槲皮素作为十神汤中麻黄、香附、甘草所共有的活性成分,研究发现其能通过促进抗凋亡蛋白 Bcl‐2 表达,抑制促凋亡蛋白 Bax 表达来抑制血小板的凋亡,发挥抗感染作用。

2. 抑制急性肺损伤

冠状病毒 SARS‐CoV‐2 感染宿主细胞后会使 ACE2 水平下调,引起机体内 ACE2 与 ACE 失衡,血浆中血管紧张素 Ⅱ(Ang Ⅱ)产生增加,过度激活 AT1 受体,使组织肾素‐血管紧张素系统失衡,导致机体出现肺水肿等急性肺损伤症状;肺部细胞凋亡是引起肺部损伤的主要原因之一,Caspase‐3 是细胞凋亡过程中的主要效应因子。血清炎症因子水平的提高也会促进 Caspase‐3 蛋白的表达,加剧肺损伤。十神汤中白芷的活性提取物能下调 Caspase‐3 的表达,抑制细胞凋亡,从而加快上皮化进程,促进创面愈合,抑制急性肺损伤。血小板与肺密切相关,血小板的积聚和激活能保持肺的防御性和完整性。BCL2L1 作为促生存因子(抗凋亡因子),在细胞凋亡过程中发挥重要作用。血小板的凋亡取决于 Bcl‐2 家族促凋亡因子与促生存因子之间的平衡,抑制 BCL2L1 则可诱导血小板凋亡,作为十神汤中的主要活性成分,槲皮素能通过促进抗凋亡蛋白 Bcl‐2 表达,抑制促凋亡蛋白 Bax 表达来抑制血小板的凋亡,改善肺损伤。

3. 抗病毒作用

冠状病毒(SARS-CoV)的E蛋白可以抑制感染细胞的凋亡,让病毒有时间在宿主细胞内完成病毒的转录、翻译和组装。黄酮类化合物木犀草素是十神汤中香附、麻黄、紫苏所共有的活性成分,其可通过上调Caspase-3等的表达诱导细胞凋亡,抑制A549细胞增殖、侵袭及迁移。MAPK3即ERK1,属于MAPKs家族,MAPKs家族包括p38MAPK、ERK1/2、JNK等信号通路,其中ERK通路亦被称为病毒相关通路,多种感染人类的病毒如乙型肝炎病毒(hepatitis B virus,HBV)、冠状病毒(SARS-CoV)、人类免疫缺陷病毒Ⅰ型(HIV-Ⅰ)等的复制、致病均依赖于ERK通路的激活。吕红君等依据靶点分析情况认为,十神汤发挥抗病毒作用治疗COVID-19等疾病与MAPK(Mitogen-activated Protein Kinase)等信号通路密切相关。

四、临床应用

《新型冠状病毒感染的肺炎诊疗方案(试行第三版)》的中医治疗方案中明确指出,此次肺疫的发病原因以寒湿为主,病位在肺、脾。十神汤药性平和,略偏微温,配伍严谨,组方巧妙。孙思邈言其"治伤寒,时令不正,瘟疫妄行,感冒发热,或欲出疹,不问阴阳,两感风寒,并皆治之"。方中麻黄、苏叶、白芷解表散寒,疏风散邪,重在治肺。香附、陈皮可助苏叶理气解郁、行气宽中,畅通脾胃气机枢纽。葛根、升麻解肌发表,配伍赤芍,既可清气滞之郁所化之热,又能防辛温之品伤津助热之弊;既兼顾肺之风寒,又畅通脾胃气机。炙甘草调和诸药,共奏条达气机、逐邪外出之功。十神汤是治疗疫病的良方,对早期肺疫疗效确切。

对于早期临床症状轻微或症状虽显著但并不危重的患者,给予中医对症治疗,不仅可以减轻临床症状,还可防止轻症转为重症。国医大师薛伯寿认为此次疫情基本属仲景"寒湿疫",或兼见秽浊疫,并拟定十神汤合消毒犀角饮、十神汤合人参败毒散用于治疗疾病初期寒湿袭肺,肺气不宣。陈婷婷等从寒温并重理论出发,提倡寒温融合辨证治疗肺疫早期,此期可结合三阳经证,卫分证、气分证早期及三焦辨证中上焦和中焦早期病证进行辨证,给予辛散宣表、理气利湿、开导消滞药物,常用方剂有十神汤、藿香正气散、达原饮、芎芷香苏散等清宣之剂,依症加减运用。黄煌等认为十神汤偏于散寒除湿,如果加工成散剂或者袋泡剂,分发给疫区各家医院,可以作为防疫治疫的群体性用方。段传皓等基于"治未病"思想运用升阳解肌法代表方十神汤治疗风寒感冒 200 例,经治 3 d,患者治疗前后中医证候积分、获愈时间、血常规变化及 1 年内感冒复发率等数据均优于西医药物治疗,提示十神汤用于治疗风寒感冒,用药精简,疗效确切,值得临床推广。该方也可治疗"寒疫"。蒲辅周先生在其临床经验集中就曾推荐使用十神汤来治疗"寒疫"。有些患者在发病早期有风寒外束之征,而雨雪湿冷气候下,人体腠理闭塞,表气不能通于内,里气不能达于外,十神汤能疏风散寒,理气和中,根据蒲辅周先生的经验化裁使用,最为适宜。此次疫情病理基础乃湿邪为患,王庆国教授认为,蒲老所提的寒疫症状表现、救治主方及加减之法,与本次疫情完全吻合,王老将十神汤化裁应用于此次疫病治疗并取得了较理想的效果。新冠病毒多侵袭肺脏,十神汤中的药物多归肺经,也有多味中药归脾、胃经,药证契合。网络药理学研究发现,十神汤具备多成分、多靶点的特点,预测其可通过调控细胞凋亡、MAPK 和 Ras 等信号通路来抑制炎症反应,抗病毒,减轻肺损伤,从而达到治疗 COVID-19 的目的。

十神汤与清肺排毒汤的用药特点颇为相似,但十神汤扶助正气的力度稍显不足,临床化裁加减用药后效果更佳。张振榆等根据春夏秋冬四季暑热燥寒的不同,对十神汤进行加减,一般而言,春季加荆芥,夏季加藿香,秋季加黄芩,冬季加金银花。倪萍等认为十神汤适用于肺疫的轻型和普通型阶段,临床上需要根据症候的不同而进行适当加减。如果发热症状明显,可以酌情加入柴胡、黄芩、连翘、金银花;如果咽喉疼痛、咳嗽症状明显,可以酌情加入桔梗、牛蒡子、杏仁、紫菀、款冬花;如果恶寒怕冷,肢体酸痛明显,可以酌情加入羌活、桂枝、防风;恶心呕吐症状明显,可以酌情加入竹茹、藿香;如果食欲不振,纳差纳减明显,可以加入焦三仙;如果便溏腹泻明显,可以酌情加入白术、肉豆蔻、厚朴。对于十神汤治疗肺疫的加减化裁,蔡梦圆等从"肺脾同治"理论出发,运用十神汤指导肺疫的治疗,认为头痛明显者,酌情加入川芎、僵蚕、白芷、蔓荆子;身体疼痛明显者,酌情加入羌活、防风;项背僵痛者,酌情加入葛根;呕吐者,酌情加入半夏、生姜;呕吐腹痛下利腹泻者,可酌加藿香正气,再加生姜水煎服;无汗身痛,兼有肠胃不和者,加五积散,再加生姜水煎服。

参 考 文 献

[1] 肖倩,陈雄燕,欧阳清,等.槲皮素对血小板凋亡的影响及其机制[J].中国实验血液学杂志,2019,27(5):1612-1616.

[2] 余晓丹,李铮.熊果酸通过抑制 TLR4/NF-κB 通路以及 Caspase-3 蛋白的表达对慢阻塞疾病大鼠的影响[J].解剖学研究,2019,41(6):483-486.

[3] 唐子健,李树仁,许文华,等.从 2019-nCoV 和 SARS-CoV 的侵袭靶点血管紧张素转化酶 2 寻找新型冠状病毒肺炎的救治策略[J].中国全科医学,2020,23(9):1071-1077.

[4] 白晓智,胡大海,王耀军,等.白芷活性提取物对人角质形成细胞生物学特性的影响[J].中国修复重建外科杂志,2012,26(3):322-325.

[5] 潘蔚,刘军生,刘润生,等.急性肺损伤/急性呼吸窘迫综合征致肺水肿的病理生理研究进展[J].解放军预防医学杂志,2016,34(4):576-579.

[6] 任开明,周兆丽,石文君.木犀草素对人非小细胞肺癌 A549 细胞增殖、凋亡、侵袭及迁移能力的影响[J].解剖科学进展,2019,25(4):361-363,367.

[7] 黄煌.基于经方医学对新型冠状病毒肺炎的思考[J].南京中医药大学学报,2020,36(2):152-156.

[8] 王立新,赵辉,田风胜,等.王庆国教授应用十神汤辨治京津冀地区新型冠状病毒肺炎理论探讨[J].河北中医,2020,42(3):325-327,331.

[9] 倪萍,战丽彬.十神汤治疗早期新型冠状病毒肺炎探析[J].河南中医,2020,40(6):824-826.

[10] 吕红君,杨清鑫,纪雅菲,等.十神汤治疗新型冠状病毒肺炎机制的网络药理学探讨[J].中药药理与临床,2020,36(2):109-115.

[11] 张振榆.十神汤加味治愈感冒 618 例[J].陕西中医,1987,8(4):170.

第四节　藿香正气散

一、立方背景

藿香正气散原名藿香散,出自《太平惠民和剂局方》,原文曰:"治伤寒头疼,憎寒壮热,上喘咳嗽,五劳七伤,八般风痰,五般膈气,心腹冷痛,反胃呕恶,气泻霍乱,脏腑虚鸣,山岚瘴疟,遍身虚肿。妇人产前、产后,血气刺痛,小儿疳伤,并宜治之。"临床用之,当紧扣其外感风寒、内伤湿滞的特点。藿香正气中的"正气",是指自身免疫功能的状态,对各种流行性时病疫病带来的"不正之气"以"正"之。后世医家亦多赞誉此方,谓其立方精当,用药巧妙,实为治疗外感风寒、内伤湿滞之良方。如清代医家黄元御亦评价藿香正气散:"此方以藿香为君,辟秽化湿,余药皆能佐助,共成解表化湿、理气和中之功。其力宏大,治证广泛,诚为医家之瑰宝。"段秋菊认为,藿香正气散与平胃散、二陈汤均载于《太平惠民和剂局方》,后两方所治之证与藿香正气散有相近之处,按执简驭繁的规律分析,三者中很可能先有平胃散、二陈汤,继而才有藿香正气散。若说是在平胃散、二陈汤八种药物的基础上加藿香、紫苏、白芷、桔梗、大腹皮而成,则更觉贴切。

二、配伍特点

藿香正气散由藿香、白芷、大腹皮、白术、陈皮、紫苏、茯苓、半夏曲、厚朴、桔梗、甘草组成,具有解表化湿、理气和中的功效,适用于治疗恶寒发热、头痛、胸膈满闷、脘腹疼痛、恶心呕吐等,也可用于急性胃肠炎、外感风寒等疾病的治疗。本方以藿香为君,取其芳香化湿、辟秽和中之效。紫苏为辅,两者共行芳香发散之职,相得益彰,以增解表散寒之力。白芷辛温,散风除湿,与紫苏共奏解表之功,使外邪无所遁形。半夏辛散温燥,燥湿化痰,降逆止呕,涤荡痰饮之邪。陈皮辛散苦泄，理气健脾，燥湿化痰，与半夏相伍，共成燥湿化痰、降逆止呕之良配。白术甘温苦燥，健脾益气。茯苓甘淡平，利水渗湿，健脾宁心，与白术同用，健脾利湿，相得益彰。大腹皮辛散温通，行气宽中，利水消肿。厚朴苦辛温燥，燥湿消痰，下气除满，如金石之坚，攻伐邪气。二药并用，更增行气宽中之效，使气机畅达，邪无所容。甘草为使，调和诸药，补脾益气，清热解毒，如天地之枢，平衡万物。诸药相合，君臣有序，相辅相成，外散风寒与内化湿滞相伍，健脾利湿与理气和胃共施，使风寒外散，湿浊内化，气机通畅，脾胃调和，清升浊降，则霍乱自已。汪昂所著《医方集解》言藿香正气散"治外感风寒，内伤饮食，憎寒壮热，头痛呕逆，胸膈满闷，咳嗽气喘；及伤冷、伤湿、疟疾、中暑、霍乱吐泻；凡感岚瘴不正之气者，并宜增减用之"，可见其治疗范围之广，概括了表、里，上、下，表有外感不正之气，里有内伤湿滞之邪，上有恶心呕吐，下有肠鸣泄泻，此表里交错、上下交乱之疾患，正是本方的治疗特点。

总之，本方在药势上表里上下前后分消，功用上能补能泻能散能化，从而使本方治里兼顾散表，升清又可降浊，化湿并能行气，祛邪不忘扶正，配伍严谨，用之则"表气通而里气和，食滞化而湿痰清"，实为一剂治时病疫病之良方。

三、药理研究

藿香正气散主要有效成分有槲皮素、木犀草素、β-谷甾醇、β-胡萝卜素、柚皮苷、山柰酚、阿沙西汀、7-甲氧基-2-甲基异黄酮、黄芩素等。近年来，随着临床对藿香正气散不同剂型的药理研究逐渐深入，已证实其在药理方面具有解痉镇痛、抗菌、抗病毒、镇吐和调节胃肠功能等作用，其证治范围逐渐扩大。

1. 抗菌作用

藿香正气水对藤黄八叠球菌等8种细菌均有抗菌作用，尤对金黄色葡萄球菌、藤黄八叠球菌作用较强。实验证明，该药对甲副伤寒杆菌、乙副伤寒杆菌、白色念珠菌、大脑状毛癣菌、红色毛癣菌、新生隐球菌及皮炎芽生菌均有较强的抑制作用。单味药厚朴煎剂有广谱抗菌作用,体外试验显示,厚朴对葡萄球菌、溶血性链球菌、肺炎球菌、百日咳杆菌、痢疾、伤寒、霍乱弧菌等多种细菌均有抑制作用,其在试管内对金黄色葡萄球菌的抑制作用较黄连、大黄、黄芩为强。厚朴酚对革兰阳性菌、耐酸性菌、类酵母菌和丝状真菌有显著的抗菌活性,对枯草杆菌的抑制作用较链霉素强。藿香煎剂对许兰毛癣菌等多种致病性真菌有抑制作用,其乙醚浸出液、醇浸出液亦能抑制多种致病性真菌。

2. 抗病毒作用

临床实践发现,藿香正气散对四时感冒、外感风寒感冒及肠道病毒感染具有较好的疗效,表明本方有抗病毒作用。方中单味药藿香中的黄酮类化合物具有抑制病毒生长繁殖的作用,并以其为基础合成了抗病毒作用更强的药物,试用于鼻病毒感染,收效较好。陈皮苷能预防感冒病毒的传染,但抗病毒活性可被透明质酸酶消除。甘草甜素具有抑制艾滋病病毒增殖的效果。李庆结通过对 360 例轮状病毒肠炎患者进行分组治疗观察发现,治疗组总有效率达 95.63%,在缩短病程上疗效显著,能够促进胃肠吸收,提高抑菌作用。刘忠华等应用不同中药复方对禽流感病毒感染模型小鼠进行治疗,结果发现,藿香正气散可以改善模型小鼠体重下降,稳定体温,降低肺总量指数。

3. 调节胃肠功能

程海天等实验研究表明,藿香正气散中的木犀草素、芹菜素、槲皮素、甘草素和 β-谷甾醇与胃疾病相关活性靶点有较好的结合性,有利于胃肠疾病的治疗。张凯文等通过藿香正气散对 SD 大鼠湿阻中焦证进行治疗发现,其可以增强糖异生作用,调节葡萄糖的生成与利用,为机体提供能量,进而起到缓解乏力、食少纳差的作用。藿香正气水和胶丸溶液对小鼠胃肠输送功能有显著影响($P < 0.001$),说明该药对胃肠平滑肌蠕动有抑制作用。实验证明,腹泻型的小鼠用该药治疗后,其血液及肝组织中的葡萄糖和水分的吸收增加,说明本药有调节胃肠功能的作用。

4. 解痉镇痛作用

实验研究表明,藿香正气液、藿香正气丸对兔的离体十二指肠有明显的抑制作用,能对抗拟胆碱药物引起的肠痉挛;对抗水杨酸、毒扁豆碱引起的肠痉挛,其效果与阿托品对抗肠痉挛的作用相似,不仅对离体的肠平滑肌的自发性活动有抑制作用,还可对抗氯化钡引起的肠痉挛。藿香正气丸有明显的解痉作用,其抑制率为 61%。低剂量的藿香正气丸对离体的兔小肠运动有双向调节作用,而高剂量时则完全呈现抑制作用,并能对抗乙酰胆碱。藿香正气水对醋酸刺激的肠管浆或肠系膜引起的内脏躯体反射性疼痛有明显的镇痛作用。其胶丸对酒石酸锑钾的致痛有拮抗作用,对热板法致痛,口服半小时后痛阈提高 10%。

四、临床应用

藿香正气散具有解表化湿、理气和中之功效,临床上常用于治疗四时感冒属湿滞脾胃、外感风寒者或急性胃肠炎者。四时感冒、山岚瘴疟均与目前肺疫病机相符,清代吴鞠通应用五个藿香正气散加减方治疗湿温。杨焕彪等选取藿香正气散中的藿香、苍术、陈皮、半夏、茯苓、桔梗、厚朴、甘草为主要方药进行临证加减治疗肺疫。因患者舌苔多为白厚腻,故加佩兰助藿香增强芳香化湿之效;将白术易为苍术,主要是考虑苍术具有燥湿健脾、发汗祛风散寒的功效,尤其适用于寒湿郁肺之证,合原方中的厚朴、陈皮形成平胃散之局,如遇素体脾虚者则苍白术同用;大部分患者表证不明显,故去掉原方中的苏叶、白芷,恶寒表证明显者可加用苏叶或合用荆防败毒散、桂枝汤加减。在疾病发展中期,大部分患者以气虚湿滞为主,表现为乏力、纳差、腹胀为主要症状,酌情加用黄芪、太子参以益气健脾除湿。加入太子参后,与藿香正气散中的茯苓、白术、甘草则形成四君子汤,与党参相比较,太子参性微寒,更适用于气虚干咳患者;加入黄芪、太子参之后,则与藿香正气散中的白术、陈皮、甘草,起到补中益气汤加强益气补虚的作用。

此次疫情中的胃肠道病证多属"寒湿疫"范畴,系感受寒湿疫毒而发病。寒湿之邪最易伤害脾胃,导致脾胃功能失调,进而引发各种胃肠道症状。中医认为,肺、脾、肾、大肠共同作用,运行水液,保障二便质地正常。水液生成后,首先由脾通过升清作用将其向上转输到心、肺。脾主运化水液,为水液代谢之枢纽。肺接收到脾上输的大量水液后,通过宣发肃降作用将其敷布至周身。同时,肺主行水,为水之上源,对体内水液的输布、运行和排泄起疏通调节作用。在水液代谢过程中,大肠通过燥化作用吸收水分,形成粪便。而肺气的肃降作用有助于大肠传导功能的正常发挥,从而确保大便的正常排泄。肺疫患者出现腹泻等消化道症状之表象,实质上为"肺脾"之运湿功能受限,"无湿不成泄",湿浊形成困遏脾阳,运化失权,故而可见"伤于湿者,下先受之"之理,水湿停聚肠腑,加之湿性重浊黏滞,出现便溏腹泻、大便黏腻不爽等症状。藿香正气散正是治疗外感风寒、内伤湿滞的经典方剂,具有解表化湿、理气和中的功效,能够有效驱散体内的寒湿邪气,调和脾胃功能,从而缓解胃肠道病症。藿香正气散中的藿香、紫苏具有发散风寒、解表化湿的作用,能够驱散体内的寒湿邪气;而苍术、茯苓则具有健脾和胃、利水渗湿的功效,能够调和脾胃功能,改善胃肠道症状。这些药材的协同作用,使得藿香正气散在治疗肺疫中的胃肠道病症方面,具有独特的疗效。

　　藿香正气散具有抗炎和免疫调节的作用,此可能为其治疗病毒感染所致疾病的关键机制;藿香正气散对多种病毒所引起疾病的治疗作用提示其可能对 SARS - CoV - 2 有抑制作用;藿香正气散还能够减轻 COVID - 19 患者的炎症反应,其可能是通过降低促炎因子水平,升高 IL - 10 水平及调节炎症 NF - κB 通路来实现这一作用的。邓燕君等采用网络药理学与分子对接法探索藿香正气口服液预防新型冠状病毒感染(COVID - 19)的活性化合物,分子对接结果显示槲皮素、异鼠李素、葛花苷元、山奈酚、汉黄芩素、黄芩素等核心化合物与 COVID - 19 推荐药的亲和力相似。其中以槲皮素、异鼠李素、葛花苷元三者亲和力最强。结论:藿香正气口服液中的化合物能通过与血管紧张素转化酶Ⅱ(ACE2)结合作用于 PTGS2、HSP90AB1、AR、CAMSAP2 等靶点调节多条信号通路,从而发挥对 COVID - 19 的防治作用。杜海涛等通过分子对接网络药理学探讨藿香正气汤的主要活性成分,以瑞德西韦为对照药物,筛选出 5 种与新冠病毒 3CLpro 结合能力强于瑞德西韦的小分子成分。

网络药理学初步预测抗病毒途径可能是通过 PI3K－Akt 信号通路影响病毒复制的。结果显示,成分 C1—C5 与 3CLpro 结合良好,推测其可能是潜在的3CLpro 抑制剂。

参 考 文 献

[1] 刘瑶,刘伟.藿香正气散对湿困脾胃型亚健康大鼠胃肠功能的影响[J].江苏中医药,2011,43(6):89-90.

[2] 张凯文,黄秀深,陈芳,等.湿阻中焦证对葡萄糖代谢糖异生途径的影响及藿香正气散干预后的变化[J].成都中医药大学学报,2017,40(3):4-6,102.

[3] 杨焕彪,李耀新,曹理铭,等.藿香正气散加减配合西医治疗新型冠状病毒肺炎 11 例[J].广西中医药,2020,43(3):1-4.

[4] 赵丹,吴悠,王明慧,等.藿香正气散治疗新型冠状病毒肺炎以消化道为首发症状患者的探讨[J].世界科学技术-中医药现代化,2020,22(3):585-588.

[5] 张雄飞.藿香正气散的药理及临床研究进展[J].当代医学(学术版),2008(5):137-139.

[6] 杨巧巧.藿香正气散及其现代成药的药理研究进展[J].国医论坛,2005(6):57-58.

[7] 施敏,刘富林,夏旭婷,等.藿香正气散治疗新型冠状病毒肺炎伴胃肠道症状的网络药理学研究[J].中国医药导报,2021,18(9):24-29,197.

[8] 杜海涛,王平,马青云,等.藿香正气汤抑制新型冠状病毒复制过程的有效成分及机制初探[J].世界科学技术-中医药现代化,2020,22(3):645-651.

第五节　人参败毒散

一、立方背景

人参败毒散首载于宋代《太平惠民和剂局方》,原书载"治伤寒时气头痛项强,壮热恶寒,身体烦疼,及寒壅咳嗽,鼻塞声重,风痰头痛,呕哕寒热,并皆治之"。本方原为小儿而设,因小儿形气未充,故用小量人参。昔者,疫疠盛行,众生苦楚。医者仁心,深研疫病发病原理,思治疫之良策,认为疫病的暴发,主要为一种伤寒时气的"毒气""疫疠之气"所致,此方正用于治疗这些毒气,"培其正气,败其邪毒",以济世人之厄,故名"败毒散",为治疗时疫有效方,被世人称为"治瘟第一方"。后世推广应用于年老、产后、大病后尚未复原,以及素体虚弱而感风寒或夹湿者,均有良效。本方用药精妙,配伍得当,医者多盛赞此方,余霖言:"古人誉败毒散为治疗瘟疫第一方,诚不虚名也。"人参败毒散扶正祛邪,标本兼治,既能补养正气,又能祛邪外出,于疫病盛行之时,服之见效,"无全无过失""无不全活"。

二、配伍特点

人参败毒散主要由柴胡、前胡、川芎、枳壳、羌活、独活、茯苓、桔梗、人参、甘草、生姜、薄荷组成,具有发散风寒、疏导经络、行气和血的功效。方中羌活、独活辛温发散,祛风散寒,除湿止痛,通治一身上下之风寒湿邪,通络止痛,共为君药。柴胡辛散透邪解表,川芎祛风行气活血,共为臣药,助君散寒祛湿、宣痹止痛。枳壳降气;桔梗宣肺;前胡祛痰,宣降肺气,止咳化痰;茯苓健脾,利水渗湿,杜绝生痰之源,共为佐药。配伍少量人参益气生津,扶正助汗,助祛邪外出兼防邪气复入。生姜、薄荷为引,以助药力;甘草调和药性,兼以益气扶正,共为佐使。清代新安医家罗美在《古今名医方论》中云:"败毒散主风邪伤卫,故于发表中,加参、苓、枳、桔引而达卫,以宣通固托,生姜为使,使流连肺部,则上焦气分之邪不能干矣。"全方解表祛邪与益气扶正并用,祛风散寒、除湿通络与健脾除湿、化痰理气并行,内外同调。喻昌不仅常用本方治时疫初起,还多用于外邪陷里而成痢疾者,使陷里之邪还未从表出而愈,称为"逆流挽舟"之法。但本方究多辛温香燥,对痢疾因暑温、湿热蒸迫肠中所致者,切不可误用。

三、药理研究

人参败毒散主要有效成分有槲皮素、木犀草素、山柰酚、β-谷甾醇、豆甾醇、丹参酮、异鼠李素、异丙酚、香柑素、黄蝶呤等。近年来,相关学者对人参败毒散的药理研究逐渐深入，发现人参败毒散在药理方面具有抗炎抗感染、抗病毒、免疫调节、祛痰止咳、抗氧化、抗肿瘤等作用。

1. 抗炎抗感染作用

现代药理学研究表明，人参败毒散具有抗炎抗感染的作用，临床应用于新冠病毒感染无症状或轻症患者，效果显著。通过网络拓扑分析发现，IL-6、MAPK1、EGFR、MAPK14、MAPK8 等靶点是人参败毒散治疗 COVID-19 的主要作用靶点。其中 IL-6 是重要的炎症细胞因子，在感染甲型流感病毒（H1N1）后，肺组织细胞和血清中的 IL-6 水平升高是病毒引起肺部炎症的一个重要原因。MAPK1、MAPK14 和 MAPK8 都属于丝裂原活化蛋白激酶 MAPK 家族，它们在渗透压改变、氧化应激、炎症因子和病毒感染改变内环境等刺激下发生磷酸化而被激活。MAPK 的通路亚家族包括细胞外信号调节蛋白激酶（ERK1/2）、c-Jun 氨基末端激酶（JNK1/2）和 p38，它们参与细胞增殖、分化、凋亡和炎症反应。此外，研究表明，人参败毒散还可通过影响线粒体自噬蛋白的表达而发挥抗炎抗感染作用。在肺部的炎症性疾病发生发展过程中，自噬反应具有双重作用，细胞自噬一方面可能有利于病原菌的清除；另一方面，激活的自噬效应能增强肺部的炎症反应从而加重肺部损伤。人参败毒散可将受阻的自噬重新激活，从而达到减轻肺部炎症反应的效果，进而减轻肺部损伤程度。

2. 抗病毒作用

研究表明，人参败毒散干预 COVID-19 的有效成分有 191 种，潜在靶点有 302 种，信号通路有 122 种。在有效成分—交集靶点网络中，网络度在前 3 位的化合物分别是槲皮素、木犀草素、山奈酚。其中，人参败毒散的抗病毒作用主要与槲皮素、木犀草素、山奈酚 3 种活性成分密切相关。槲皮素主要来自柴胡、前胡、甘草，可以与 HA2 亚基相互作用，阻断病毒融合，并抑制 H5N1 病毒进入细胞；槲皮素还可以降低丙型肝炎病毒的复制率，影响病毒的完整性，从而发挥抗病毒作用。木犀草素来自桔梗，其可能是通过抑制 HA、NA 两种糖蛋白活性而起到抑制流感病毒作用的。山奈酚来自柴胡、人参、甘草，可抑制 MAPKs 家族。MAPKs 家族包括 p38MAPK、ERK1/2、JNK 等信号通路,其中 ERK 通路亦被称为病毒相关通路,多种感染人类的病毒如 HBV、SARS‑CoV、HIV‑Ⅰ等的复制、致病均依赖 ERK 通路的激活。

3. 免疫调节作用

机体免疫系统主要由免疫器官、免疫细胞及免疫分子组成,通过识别特异性抗原、消灭体内突变和衰亡的细胞来保证机体稳定顺畅地运行。研究表明,人参败毒散干预 COVID‑19 的 3 种重要活性成分为槲皮素、木犀草素、山奈酚,三者均属于黄酮类化合物,均具有不同程度的免疫调节作用,其机制包括促进特异性与非特异性细胞的增殖,刺激免疫相关组分的产生,调控相关基因的转录、表达等。如山奈酚在多数细胞中可引起时间和剂量依赖性的细胞周期改变,增加 G0/G1 期及 S 期细胞数量,在对 HL‑60 细胞抑制作用的研究中则发现,其增加 S 期细胞数量的作用更为明显。多项研究发现,山奈酚的细胞生长抑制作用及介导细胞凋亡作用均不及槲皮素,但与槲皮素、杨梅素、异鼠李素等其他黄酮类化合物相比,山奈酚却是最有效的活性氧自由基清除剂。这也说明,山奈酚在免疫调节、疾病预防等方面有着更广阔的作用空间。

四、临床应用

人参败毒散具有良好的抗炎抗感染、抗病毒及免疫调节等功效。临床应用中,基于人参败毒散的变方常用于治疗各种炎症感染性疾病,如肺炎、溃疡性结肠炎、化脓性腮腺炎等,并且展现出抗炎功效的同时提高机体免疫力的优点。《新型冠状病毒肺炎诊疗方案(试行第六版)》中对脾肺气虚、寒湿郁肺证的辨证标准予以拟定,临床表现为低热、身热不扬,或不发热,干咳,少痰,胸闷,脘痞,或呕恶,便溏,兼有气短,倦怠乏力,纳差,舌质淡或淡红或淡胖,苔白或白腻,脉濡或脉弱。人参败毒散具有益气解表、散寒祛湿的功效,尤善治疗脾肺气虚、寒湿郁肺证。

"疫毒必藉时气而入侵,得伏气而鸱张",故对本病的审视也应考虑到初发病地武汉之时令气候。综合来看,武汉为两江交汇地,病发之时适逢晚冬时节,气候阴冷潮湿,湿邪蓄积重浊。据医家之论及医者之思,此次疫病为寒湿相合之,当属其中之"寒湿疫"。湿毒疫疠之气,入侵人体,首犯上焦,致肺的宣降功能失调。湿为阴邪,易损阳气,常易困脾,脾阳不振,运化无权,加之疫病患者需经历较长时间的强制隔离,多卧少动,多思多虑,水湿内生,最终导致湿困中焦;湿性重着,具有趋下特性,易传入下焦。故临床以三焦不通、肺络痹阻为主要病机。

人参败毒散作为治疗外感风寒夹湿之时疫的经验效方,早在古籍中多有论述,其中言语皆展现了本方回春之妙。《赤水玄珠·治瘟病活套篇》曰"败毒散,治四时疫疠,伤风有汗,风湿,身肿,体疼,恶风,口干,日晡发热"。《万病回春》云"人参败毒散治四时瘟疫通用"。《寓意草》中对人参败毒散亦多有论述,其核心观点为增加人参用量,减少独活、前胡用量,服用人参败毒散,可以很好地治疗疫病。时人甚至推崇此方为"治疫"第一方。

吴添沐等人选择脾肺气虚、寒湿郁肺型肺疫(或肺炎)患者 28 例,采用西药联合人参败毒散加减治疗。结果发现,平均连续 2 次核酸转阴时间为 (10.22 ± 8.84)d;治疗后,患者胸闷气短、咳嗽咳痰、纳差、便溏、神疲乏力症状积分均较治疗前降低,差异均有统计学意义($P<0.05$);出院后 14 d 有 1 例患者在隔离点出现复阳。可见人参败毒散加减治疗脾肺气虚、寒湿郁肺型肺疫(或肺炎)效果颇佳,且可对反复复阳患者起到稳定和转阴的作用。王辉等人认为,肺疫的发生主要是由风疠之邪与时令之邪相合导致的。初始阶段多为感受风寒湿毒,受时令影响,表现为内热外寒、内燥外湿,可见恶寒发热、项背强痛、干咳等症状;正虚邪盛,内陷于里而出现腹泻便溏、恶心呕吐等典型症状。人参败毒散有益气扶正、散风除湿败毒之功,可适用于肺疫无症状感染者或轻型患者。田彩玲等人通过文献检索进行回顾性研究,并根据网络相关报道和兰州市中医医院支援武汉一线医护人员的反馈,在掌握多数患者初期临床表现的基础上,经认真辨证分析,认为此次疫情属中医疫病中的"风寒湿疫"。古方人参败毒散可作为疫病初期患者群体性治疗方,以培其正气,

败其邪气,缓解症状,及时"截断、扭转"病势,斩除毒邪,防止轻症向重症转化,从而促进患者早日康复,并对今后类似流行性传染病的防治起到一定的借鉴作用。

综上,人参败毒散对于治疗寒湿郁肺之肺疫,不但有原方扶正匡邪、疏导经络、益气解表、散风祛湿之功,还具有调三焦以祛湿瘟、调肝气以畅情志、扶正以祛邪的作用。这是因为方中诸药皆为精挑细选,配伍得当,能直击疫邪之要害,调和机体之阴阳,从而使正气得复,疫邪得除。

参 考 文 献

[1] 张薇,熊珮宇,刘俊宇,等.经典名方人参败毒散的历史沿革与现代临床应用[J].中国实验方剂学杂志,2023,29(19):60-71.

[2] 刘源,刘金豹,彭伟.人参败毒散治疗新型冠状病毒肺炎(COVID-19)作用机制的网络药理学探讨[J].中药材,2020,43(6):1531-1539.

[3] 王柯,樊建设,樊佳佳,等.探究人参败毒散对肺炎小鼠干预调控以及线粒体自噬蛋白表达的影响[J].中日友好医院学报,2022,36(5):282-286,321.

[4] 李娇娇,张阔,王莎莎,等.基于细胞因子的人参败毒散治疗新型冠状病毒肺炎(COVID-19)的网络药理学研究[J].中草药,2020,51(7):1677-1684.

[5] 张雅雯,邵东燕,师俊玲,等.山奈酚生物功能研究进展[J].生命科学,2017,29(4):400-405.

[6] 赵家亮,杨胜利,柯冬芬,等.抗病毒1号方治疗初中期寒湿郁肺型新冠肺炎疗效观察[J].国医论坛,2021,36(6):20-22.

[7] 于凤至,顾瞻,苗骞丹,等.基于网络药理学方法和分子对接探讨人参败毒散干预COVID-19的潜在机制[J].上海中医药杂志,2020,54(11):1-9.

[8] 苏圆圆,王雪艳,李成林,等.中药中黄酮类化合物的药理药效研究进展[J].中兽医医药杂志,2023,42(6):42-46.

[9] 吴添沐.人参败毒散加减治疗脾肺气虚、寒湿郁肺型新型冠状病毒感染(或肺炎)28例[J].湖南中医杂志,2022,38(10):4-7,21.

[10] 王辉,孔玉琴,王猛.人参败毒散在治疗新型冠状病毒肺炎中的运用[J].中国中医急症,2020,29(8):1325-1326,1334.

[11] 田彩玲,曹志遥.人参败毒散治疗新型冠状病毒肺炎的思考[J].甘肃科技,2020,36(23)：121,125-126.

[12] 陈瑞欣,农汉才.人参败毒散在古代疫病防治中的运用[J].中华中医药杂志,2022,37(11):6379-6383.

第六节 达原饮

一、立方背景

在明代崇祯十四年(1641年)，全国疫病流行，患者甚多，由于医家当时多用一般治疗外感病的方法，或用治疗伤寒的方法治疗疫病，或妄用峻攻祛邪之剂，往往无效，甚至导致病情迁延向危重阶段发展，致使枉死者不可胜数。吴又可认为疫病与伤寒虽都为热病，但"感受有霄壤之隔"，疫病乃"邪自口鼻而入，则其所客，内不在脏腑，外不在经络，舍于伏脊之内，去表不远，附近于胃，乃表里之分界，是为半表半里，即《针经》所谓横连膜原是也"。吴又可在其著作《温疫论》中提出了疫疠之邪伏于膜原之说，创立开达膜原之法和开达膜原之方——达原饮，首开膜原证治之先河。

初用此方，治疗疫病初起之症，如先憎寒而后发热，昼夜皆热，日晡益甚，头疼身痛，脉数舌红，等等。受达原饮的启发，后世医家创制了诸多达原饮类方。如雷丰在《时病论》中治疗疟疾病湿浊较重者所用的宣透膜原方就是从达原饮化裁而来的。宣透膜原方以达原饮去知母、白芍，加藿香叶一钱，半夏一钱五分，以生姜为引而成。俞根初在《通俗伤寒论》中所用柴胡达原饮，即在达原饮基础上加柴胡、枳壳、桔梗、青皮、荷梗、藿香等。刘松峰受达原饮启发，认为疫病兼湿虽有湿邪为患，但尚有疠气作祟，疠气重而湿邪轻，故自始至终不应发汗，应当用和解疏利之法，待患者自然汗出，汗出则湿邪随之而去。故刘松峰所创新方除湿达原饮是在达原饮基础上去知母、加黄柏而成的。

由此可见，达原饮确为治疗疫病之良方也。自此之后，达原饮被广泛用于治疗疫病,为后世医家所推崇。

二、配伍特点

达原饮由槟榔、厚朴、草果、知母、芍药、黄芩、甘草组成,功效为开达膜原,辟秽化浊,主治疫病秽浊毒邪伏于膜原。研究表明,达原饮对疫病、腹痛及脾胃病等多种病证有效,体现了中医"异病同治"的科学理论。达原饮之配伍,精妙绝伦,独具匠心。方中以槟榔为君,辛散湿邪,化痰破结,使邪速溃。此药辛烈之气,直达膜原,如利剑出鞘,无物不摧。厚朴、草果二药,芳香化浊,理气祛湿,辟秽止呕,宣透伏邪,共为臣药。三者相辅相成,共奏开达膜原、辟秽化浊之奇效。然邪气既去,必防热邪内生,故以知母、芍药、黄芩之苦寒清热为佐,如秋风扫落叶,涤荡热邪于无形。甘草生用,清热解毒而和中,调和诸药,使药性得以充分发挥,共为佐使。

观此配伍,辛散、芳化、苦降、甘和,四法具备,相得益彰。辛散以开达膜原,芳化以辟秽化浊,苦降以清热泻火,甘和以调和药性。其药力刚柔相济,升降有序,如天地之运转,阴阳之相济,实乃治疗疫病、疟疾之良方也。其用药之精当,配伍之巧妙,足以见医家之深厚功底与高超智慧。饮此汤剂,则膜原得开,邪气得散,热邪得清,病体得安,诚为治疗疫病、疟疾之圣药也。

三、药理研究

现代药理学研究表明,达原饮活性成分主要有槟榔碱、异鼠李素、木犀草素、芦丁、原儿茶酸、厚朴酚、和厚朴酚、尼艾酚、白杨素、芹菜素、千层纸素 A、汉黄芩素、木蝴蝶素 A、白芍总苷、异甘草素、原花青素、儿茶素、槲皮素、表儿茶素等,具有解热、抗病毒、抗炎、抗氧化等药理作用。网络药理学研究发现,该方主要核心靶点有 IL-6、MAPK8、CASP3、IL-10、IL-1B 等,且达原饮中的治疗 COVID-19 的重要化合物槲皮素与核心靶点 IL-6、MAPK8、CASP3、IL-10、IL-1B 有良好的亲和力。

1. 解热作用

达原饮具有多种解热作用。现代临床研究表明,达原饮化裁对感染性发热、湿热型发热、持续性发热、高热等多种类型的发热均具有较好的疗效。达原饮的解热作用可能是通过抑制外周肝组织炎症反应和减少内源性炎症细胞因子的分泌而发挥解热效应的,其解热机制与降低 IL-6、TNF-α 水平,抑制肝组织中髓过氧化物酶(MPO)活性有关。临床采用达原饮加减(邪传太阳加羌活,邪传少阳加柴胡,邪传阳明加葛根)治疗湿热郁遏型感染性疾病患者84 例,对照组 32 例患者采用解热镇痛、抗菌消炎等对症处理。结果显示,对照组治愈率为 93.75%,治疗组治愈率为 97.68%。由此亦可表明,治疗组的解热作用更强。现代药理学研究显示,达原饮通过其含有的多种化学成分,如黄酮类化合物、生物碱、皂苷等,发挥解热作用。这些化学成分能够抑制炎症反应,减少内源性炎症细胞因子的分泌,调节免疫功能等,从而产生解热效应。

2. 抗病毒作用

达原饮具有显著的抗病毒作用,有文献研究指出,新加达原饮可以通过增强慢性乙型肝炎患者外周血树突状细胞(DCs)的功能而发挥抗 HBV 的作用,可以用于慢性乙型肝炎的治疗。达原饮中的多种药物,如槟榔、厚朴、草果、知母、黄芩等,均含有一些共同的或类似的化学成分,如黄酮类化合物、生物碱等,这些成分对抗病毒有积极作用。黄酮类化合物可以干扰病毒复制,抑制病毒复制酶活性,从而降低病毒的复制速度。同时通过激活免疫细胞,提高机体的抗病毒能力,减少病毒对细胞的氧化损伤,保护细胞免受病毒侵害。此外,达原饮中的某些生物碱能够抑制病毒蛋白的合成,从而阻止病毒的组装和释放。通过影响病毒的基因表达,抑制病毒的复制和传播。

3. 抗炎作用

除直接的解热作用外,达原饮还具有优良的抗炎作用。有学者经临床研究发现,达原饮水提物、水提醇沉上清液、达原饮水提醇沉上清液洗脱部分可缓解脂多糖诱导的小鼠急性肺损伤的肺部水肿,减轻肺组织损伤。达原饮中多种药物的共有化学成分具有抗炎作用,这些成分主要包括黄酮类化合物和其他生物活性物质。黄酮类化合物存在于达原饮中的多种药物中,如黄芩、草果等。黄酮类化合物是一类具有广泛生物活性的化合物,它们拥有多种抗炎机制,能够抑制多种炎症介质的产生,如前列腺素(PGs)、白介素(ILs)和肿瘤坏死因子(TNFs)等。这些炎症介质在炎症反应中起关键作用,通过抑制它们的产生,黄酮类化合物能够显著降低炎症反应的程度。同时该物质能够调节免疫细胞的活性和功能,如抑制巨噬细胞、中性粒细胞等炎症细胞的活化和迁移,减少炎症因子的释放。同时,它们还能够促进抗炎细胞因子的产生,如 IL - 10 等,从而平衡免疫应答,减轻炎症反应。

四、临床应用

全小林院士认为,此次疫情性属寒湿,易伏于膜原,疠气侵袭并盘踞于膜原后,根据患者体质、气候特点等不同以膜原为出发点,攻击患者全身薄弱之处,从而形成邪伏膜原、传表、传里三种证型。古时温病大家吴又可采用达原饮治疗疫病初起之邪伏膜原阶段的症状,如今考虑到新冠病毒感染的特点,此方也为临床治疗初期肺疫提供了经验。

邪伏膜原是指温病初期湿浊之邪侵袭人体,从上焦肺而入进而伏藏于膜原,使津凝成湿,郁而化热,最终形成湿遏热伏病变。临证可见日晡及晚间发热或发无定时、头身疼痛、胸脘痞闷、烦躁呕恶、舌苔厚腻等症状,以舌苔如积粉状为典型症状。新冠病毒喜低温环境,易波及心、脾、肺等脏,加之戾嗜寒湿,而疫邪伏居膜原证是肺疫的首要证型,其伏于膜原后易变化迭起,故医者逢之需去伪存真,抓住其本质为寒湿侵袭人体,治宜散寒除湿,避秽化浊,疏达膜原。如此使用达原饮治疗,用专效专方以应病因病机,紧扣疾病传变规律、截断病程,则效如桴鼓。丁瑞丛等在临床观察中发现,多数患者潜伏期未出现肺部症状时,已先有脾胃相关症状及苔腻表现,病中及病后康复过程中,脾胃相关症状始终存在。由此可见,脾胃湿热为肺疫的核心病机,治疗该病的过程中要始终以脾胃为中心。达原饮寒热并用,清热祛湿并举,为治疗肺疫的基础方，对其灵活加减运用，可缩短患者发热时间，减轻肺部炎症，改善不适症状。

夫发热者，温病之常见也。或因外感风寒，或因内伤积滞，皆能致之。然湿热阻滞膜原之发热尤为难治，盖湿热之邪既非纯阳又非纯阴，最难去除，而达原饮恰能燥湿清热，开达膜原，辟秽化浊使疫毒之邪溃散，速离膜原，热毒得清，阴津得复。发热作为肺疫中的一个主要症状，于临床中最为多见，此虽非湿热阻滞膜原之症，然其病机亦有相似之处。疫毒侵袭人体，伤及肺及胸中宗气，导致肺失宣肃，气机升降，出入失常，水液输布失调而致痰饮水湿邪，此湿邪久郁化热与体内之热邪相搏，遂致发热。从西医来看，其基本病理机制是感染病毒后诱发自身免疫反应过度释放出大量炎症因子，这些因子容易形成炎症因子风暴，免疫系统在杀死病毒的同时，引起了以肺为主要靶器官的全身多器官损伤，引发了炎症、呼吸窘迫等病理反应，故而出现了发热。实验研究结果显示，达原饮联合疗法治疗发热的效果确切且优于常规疗法。疫病之邪内郁成热，最易伤津劫液出现高热伤津、口干、舌红等症，故以黄芩、知母、芍药清里热，保津液，凉血和营作为辅助药，全方具有辟秽化浊、开达膜原的功效，在辨证治疗如伤寒疟疾、流行性感冒等急性传染病中均获得良好效果，尤其是对于感染性疾病引起的发热具有显著的解热作用，且能够平稳降温，无高低起伏之弊。

疫情出现之后，全国各地医家都在积极探索治疗新冠的有效经方，经实验研究和相关数据的挖掘发现，小青龙汤合达原饮治疗肺疫效果甚佳。卢洪梅及其团队成员通过相关的靶点研究，发现加味小青龙汤合达原饮在治疗COVID‑19的过程中发挥了重要作用。该研究团队结合李可老中医重用制附子等温阳思路，基于寒湿疫论治COVID‑19的机制，选用小青龙汤、四逆汤、达原饮加减，拟定加味小青龙汤合达原饮治疗COVID‑19。小青龙汤、四逆汤均源自东汉张仲景所撰《伤寒论》。达原饮具有抗病毒、解热、抗炎作用，三方合用形成的加味小青龙汤合达原饮，共奏温阳扶正、散寒化饮、祛痰解毒之功，对COVID‑19患者的发热、咳嗽有十分显著的疗效，能有效防止患者进展为重症肺炎。

李东方等认为,肺疫轻型、普通型乃至重型的部分症型,特别是早中期,舌脉病机相符者均可以达原饮加减治疗。临证见发热,微恶寒,乏力,周身酸痛,咳嗽,胸闷,纳呆,大便黏腻不爽,舌淡胖大、边有齿痕,苔白厚腻,脉濡或滑,辨为寒湿郁肺证者,可加生麻黄、羌活、荆芥等解表祛湿,藿香、佩兰芳香化湿,茯苓、白术淡渗利湿;见低热或不发热,乏力,头身困重,肌肉酸痛,干咳痰少,咽痛,口干不欲多饮,或伴有胸闷脘痞,无汗或汗出不畅,或见呕恶纳呆,便溏或大便黏滞不爽,舌淡红,苔白厚腻或薄黄,脉滑数或濡,辨为湿热蕴肺证者,可加金银花、连翘、大青叶等清热解毒,藿香、菖蒲芳香化湿,苍术、厚朴、半夏燥湿化痰;见发热,咳嗽痰少,或有黄痰,憋闷气促,腹胀,便秘不畅,舌质暗红,舌体胖,苔黄腻或黄燥,脉滑数或弦滑,辨为湿毒郁肺证者,可加麻杏石甘汤宣清肺热,加金银花、连翘、虎杖、青蒿等清热解毒。

综上,达原饮对于治疗传染病效果显著,尤其是对于改善患者的疾病转归,防止疾病进一步进展为重症肺炎和治疗其临床常见之发热、咳嗽症状,具有重要作用。

参 考 文 献

[1] 周凌,余汉先,肖明中,等.达原饮、三消饮辨证治疗新冠病毒感染经验刍议[J].吉林中医药,2023,43(10):1150-1153.

[2] 孟智睿,魏益谦,邵紫萱,等.达原饮在新冠肺炎中的应用及其治疗发热临床效果的系统分析[J].云南中医学院学报,2020,43(5):21-27.

[3] 黄海平,邓成镇,雷晓明,等.经典名方达原饮的古今文献分析[J].实用中医内科杂志,2023,37(10):44-47.

[4] 刘爽,晋臻,刘海林,等.达原饮的临床应用与药理作用研究进展[J].中南药学,2021,19(8):1695-1699.

[5] 王静,吴倩,于丽秀,等.达原饮抗新型冠状病毒肺炎的研究现状[J].中国临床药理学杂志,2021,37(4):466-468.

[6] 孙国同,李瑞,黄贝,等.达原饮治疗病毒性疾病的化学成分生物活性研究进展[J].中华中医药学刊,2023,41(11):16-23,263-264.

[7] 李敏,李伦莘,胡贤飞,等.基于中药系统药理学研究达原饮防治新型冠状病毒肺炎的科学内涵[J].中华中医药学刊,2022,40(11):16-19,262-264.

[8] 李东方,陈音,李艳,等.达原饮加减治疗新型冠状病毒肺炎验案2则[J].江苏中医药,2020,52(6):59-61.

[9] 丁瑞丛,龙清华,王平,等.运用达原饮治疗新型冠状病毒肺炎的体会[J].中医杂志,2020,61(17):1481-1484,1511.

第七节 升降散

一、立方背景

升降散最早源于明代龚廷贤《万病回春》所创"内府仙方",主治大头瘟毒。全方有僵蚕、姜黄、蝉蜕、大黄4味药,共奏升清降浊、疏风清热之功。有学者考证"内府"之意,一据《辞源》解释为官名,职掌皇库;二是指皇室仓库,后通称皇宫里的物品为内府之物。据此似可推论为"内府仙方"系皇宫秘方。早在金代大黄治疫已成时人共识,张从正《儒门事亲》载有"白僵蚕(直者)、大黄(二味各等份)上为细末,生姜自然汁与蜜同和为剂,丸如弹子大。每服一丸,细嚼"(未标有方名),又载"治大头病兼治喉痹方"。故龚廷贤在制方前应参考过张从正之书,并结合自身行医经验合入蝉蜕、姜黄,助升清行气以开郁。

此散本意重在"升阳中之清阳,降阴中之浊阴",升降相应,调畅气机,以治邪热内郁之温疫病。逐本溯源,升降散遣方用药遵从《黄帝内经》"火郁发之"的理论,认为治疗火郁之证,关键在于调畅气机,以升降相应、宣通透泄之法,使气郁得开,热邪得散,则疾病自除。后明代陈良佐于《温病大成·二分析义》中调整其剂型与分量,更名为赔赈散。至清代,杨栗山在其《伤寒瘟疫条辨》中以"是方不知始自何氏,《二分析义》改分两变服法,名为赔赈散,用治温病,服者皆愈,以为当随赈济而赔之也"证实该方引自《陪赈散论说》,但并非陈良佐所创,杨栗山更其名为"升降散",并以其为基础化裁成神解散、清化汤、芳香饮、大小清凉散、大小复苏饮等治瘟名方,极大地拓展了该方的治疗范围。

二、配伍特点

升降散由白僵蚕、全蝉蜕、姜黄、生大黄、黄酒、蜂蜜组成,具有升清降浊、散风清热的功效,主治表里三焦大热,其证不可名状者,七十余证,包括温病卫、气、营、血各个传变阶段的病变。杨氏认为"温病之所由来,是因杂气由口鼻入三焦,怫郁内炽",因此升降散针对的是郁热在里这一核心病机。方中僵蚕性味苦辛而气薄,喜燥恶湿,禀天地清化之气,轻浮而升,属于阳中之阳,极具辟邪之效,是为君药;蝉蜕,性味咸甘平而无毒,是清虚之品,最擅清解在表之邪。两者能够提升体内的清阳之气,驱散风热之邪,宣阳中之清阳。姜黄,气味辛苦,大寒无毒,入心、脾二经,能活血行气,通经止痛;大黄味苦而性大寒无毒,有泻下攻积、清热泻火、凉血解毒之效。两者共用则能降阴中之浊阴,通过通降泄浊的作用,清除体内的湿热和瘀血等浊邪。升降散的配伍特点可以概括为"宣""清""通"三个字,宣散毒邪而升清阳,清热逐瘀而降浊阴,通畅气机而利三焦。这种配伍方式使得升降散在治疗温病表里三焦大热等方面具有显著的效果,对于憎寒、头痛、烦渴、咽喉肿痛、胸膈胀闷、上吐下泻、吐衄便血、神昏谵语等病症均有一定的治疗作用。正如杨栗山所云:"僵蚕、蝉蜕升阳中之清阳,姜黄、大黄降阴中之浊阴,一升一降,内外通和,而杂气之流毒顿消矣。"

三、药理研究

现代药理学研究显示,升降散具有抗炎、免疫调节、抗病毒、调节肠道、抗肿瘤等作用。其中僵蚕的主要成分为蛋白质、氨基酸、白僵菌素等,具有杀虫抑菌、解痉、抗肿瘤、抗凝、抗血栓等作用;蝉蜕含有蛋白质、氨基酸、甲壳质及多种微量元素，具有抗炎、抗惊厥、抗肿瘤、抗凝、止咳平喘、镇静止痛等作用；姜黄主要含有姜黄素类物质、挥发油、无机元素等，具有抗炎、抗病毒、抗肿瘤、保肝、抗氧化、降脂降糖等药理活性；大黄由大黄酸、大黄素和大黄酚等构成，在抗炎、抗病毒、保肝、导泻、免疫调节、止血、利尿等方面有独特功效。

1. 抗炎作用

研究发现，升降散具有良好的抗炎效果，主要是因为白僵蚕中的部分生物碱、姜黄中的姜黄素和姜黄挥发油、大黄中的蒽醌类化合物、蝉蜕中的蝉蜕素，均具有良好的抗炎作用。同时现代药理学研究显示，升降散有显著抑制脓毒症小鼠炎症细胞因子 IFN-γ、TGF-β、IL-4 及 IL-6 的作用，从而发挥抗炎作用。对于二甲苯所致的小鼠耳郭肿胀、醋酸所致小鼠腹腔毛细血管通透性增高和角叉莱胶、蛋清所致大鼠足趾肿胀，能明显降低炎症组织中前列腺素 E2 的含量，降低患者 TNF-α、IL-2、IL-4 及 IL-6 等促炎因子水平，调节(维持或降低)IL-10 等抗炎因子水平，从促炎和抗炎两方面对炎症反应进行调控。

2. 免疫调节作用

升降散对多种类型的免疫均具有一定的抑制作用。通过实验研究观察发现，升降散对免疫功能及 I 型、IV 型变态反应具有一定的影响，对小鼠的免疫器官重量无明显影响，但能抑制小鼠碳粒廓清趋势，显著降低小鼠血清溶血素水平，明显抑制绵羊红细胞所致足趾反应（SRBC-DTH）、三硝基氯苯所致迟发性超敏反应（PC-DTH），以及小鼠耳异种及大鼠同种被动皮肤过敏反应（PCA），降低大鼠颅骨骨膜肥大细胞脱颗粒百分率，显著减少右旋糖酐诱发小鼠瘙痒的次数。加之姜黄中的姜黄素能抑制炎症信号通路，影响 B 淋巴细胞信号传导，姜黄酸钠具有抗炎、抗菌、抗氧化作用，升降散中部分成分能够影响 T 细胞活化、增殖、分化，以及细胞因子的产生和作用等，说明升降散对非特异性免疫、体液免疫及细胞免疫均有一定的抑制作用。

3. 抗病毒作用

升降散具有抗流感病毒和新冠病毒的作用。通过现有的临床设计，升降散含药血清对流感病毒感染鸡胚的作用实验和升降散散剂对流感病毒感染小鼠的作用实验,结果显示:升降散含药血清能抑制流感病毒在鸡胚内增殖,升降散散剂能减轻感染小鼠的肺病变程度,具有明显的抗病毒作用。通过对升降散体外抗流感病毒作用及影响感染 FM1 株的小鼠肺组织中病毒血凝滴度的实验观察,探讨升降散抗流感病毒作用方法为接种 FM1 流感病毒于MDCK 细胞,观察升降散体外抗流感病毒作用;并以甲型流感病毒滴鼻感染小鼠,观察升降散对小鼠肺组织中病毒血凝滴度的影响。结果显示,体外试验中,升降散对流感病毒 FM1 株的最低有效浓度为 1.56 g/mL,表明其能有效地抑制流感病毒在细胞内复制。同时有研究通过对临床上的 COVID-19患者进行检查,发现其体内的 TNF-α、IL-10、IL-1B 等炎症因子表达水平异常。而升降散可以显著降低患者体内的 TNF-α、内毒素、IL-1β 水平,升高抗炎因子 IL-10 的水平,从而起到治疗肺炎的作用。

四、临床应用

2020 年《国家新型冠状病毒感染的肺炎诊疗方案(试行第三版)》对寒湿郁肺型肺疫采用化湿解毒、宣肺透邪的治疗方法中,推荐的处方之一就是升降散。同时,升降散对改善患者发热、胸闷喘促、咳嗽喘憋等症状亦有一定疗效。

今观肺疫之病理,疫毒深入肺脏,盘踞不去,致卫气内陷,正邪交争。肺中水饮痰浊壅塞,肺失其司呼吸、通调水道之职,主治节之能受损,是以喘憋气促为主要证候。疫毒之盛,致卫气大量耗损,胸中宗气不转,患者因而极度乏力。其余症状虽多,或因体质差异,或因宿疾本病,或因失治误治,然皆非本病之主要矛盾。此外,升降散以升降气机、调和阴阳为要,正合治疗重型肺疫之需求。重型肺疫患者最主要的临床表现是喘憋气促、呼吸困难,严重者需要机械通气,或有咳嗽,无痰或痰少而黏,或有低热,个别可出现高热,一般持续时间不长,或伴乏力、纳差、焦虑抑郁、烦躁失眠。舌红或偏暗,部分患者苔白厚,脉沉,或虚数,右寸部常见明显气团。实验室检查可见外周血淋巴细胞进行性减少,肌钙蛋白、C反应蛋白(CRP)、血沉及炎症因子升高。肺部影像见多发斑片状磨玻璃影、浸润影,或弥漫性实变影。当疫毒盘踞肺脏,气机不畅,升降失常,升降散能升降气机,使肺中之气得以顺畅,从而解除肺之窘迫。再者,升降散能畅三焦,利水道,防其水去而复蓄,对于水饮痰浊壅塞之证,尤为适宜。此外,升降散还能化痰浊、通血络,以沟通营卫,畅达气血。肺中痰浊、血络不畅,皆能导致病情恶化。升降散之运用,能化痰浊,通血络,使肺中之气血得以流畅,从而改善病情。在治疗过程中,补肺损、护阴液亦不可忽视。肺脏受损,阴液耗伤,须及时补充,以维持机体之平衡。升降散之运用,能调和阴阳,补益肺脏,保护阴液,使机体得以恢复。

叶玲等为探讨加味升降散治疗肺疫普通型患者的临床效果,以2020年2月18日—3月6日湖北省武汉市光谷方舱医院收治的COVID-19普通型患者100例作为研究对象,每组各50例。观察组采用常规治疗联合加味升降散,对照组仅采用常规西医治疗,疗程为6 d,观察患者中医症候积分、炎症指标、不良反应等指标变化。结果显示,观察组的发热、乏力、咽痛等症状及LY%、CRP改善情况显著优于对照组,治疗有效率为94.0%,高于对照组。这表明加味升降散能有效缓解COVID-19普通型患者的症状体征,改善炎症指标,减少不良反应,提高临床疗效。赵维洪等认为患者服用清肺排毒汤后,病程进入中期或恢复期,此时患者舌质红、暗红、胖、有齿痕,舌苔白、黄、厚、腻、秽浊表现突出,并伴湿、痰、浊、热、瘀、秽邪气未尽的症状,治疗需化湿、祛痰、降浊、清热、化瘀、逐秽。采用升降散为基础方加减,分五型随症辨证论治,可明显减轻患者症状,缩短患者核酸转阴时间,促进肺部病灶吸收,使疾病向愈转归。贾秋颖等认为,无论是武汉疫情,还是此次发生在东北的疫情,都可以归为"寒湿疫"范畴,对于寒湿疫的治疗,亦可遵循温病的治疗原则。在温病治疗过程中,"调畅气机"是非常重要的治疗方法和手段。清代医家杨栗山在治疗温病时自创升降散,方中寒温并用,升降相因,宣通三焦,条达气血,使周身气血流畅。此次在新冠感染救治过程中,也常以升降散配伍其他方剂联合应用,其主要目的也是"调畅气机",使气之运行顺畅,从而达到良好的治疗效果。

参 考 文 献

[1] 杨小林,袁永亮,张杰,等.基于网络药理学和分子对接探寻升降散抗新型冠状病毒潜在作用机制研究[J].中草药,2020,51(7):1795-1803.

[2] 刘文军,薛燕星,胡东鹏.升降散的现代药理机制研究进展[J].北京中医药,2012,31(12):939-943.

[3] 南淑玲,李荣娟.升降散散剂抗流感病毒作用的实验研究[J].中国中医药信息杂志,2005(6):33-34.

[4] 李际强,张奉学,符林春,等.升降散在体外抗甲型流感病毒的作用与对病毒血凝滴度的影响[J].中医药学刊,2003(2):217-218.

[5] 牛栋,侯菲,李士懋.加味升降散对急性胃黏膜损伤大鼠6-keto-PGF1α,TXB2,TNF-α和EGF含量的影响[J].武警医学,2005(6):417-419.

[6] 黄晓雪.僵蚕的生药学及药理活性研究[D].长春:吉林农业大学,2008.

[7] 赵子佳,周桂荣,王玉,等.蝉蜕的化学成分及药理作用研究[J].吉林中医药,2017,37(5):491-493.

[8] 段白露.姜黄药理作用研究进展[J].实用中医药杂志,2015,31(10):981-982.

[9] 张慧林,赵妍.大黄的药理作用及临床应用分析[J].光明中医,2015,30(5):1119-1121.

[10] 奚耀,赵雷,钱义明,等.升降散对脓毒症小鼠炎性细胞转录因子的调节作用[J].上海中医药大学学报,2015,29(4):73-76.

[11] 李媛丽,赵维洪,韩官君,等.升降散在治疗"新型冠状病毒感染肺炎"中期、恢复期的疗效观察[J].世界最新医学信息文摘,2021,21(32):282-283.

[12] 叶玲,赵红佳,徐顺贵,等.加味升降散治疗普通型COVID-19的临床效果研究[J].中外医学研究,2021,19(28):9-13.

第八节　清肺排毒汤

一、立方背景

自2019年12月以来,新冠感染疫情暴发,其传染性强(无症状感染者也可能成为传染源)、传播速度快、影响范围广,引起了全球的广泛关注。经过深入研判,统筹考虑快速阻断疫情传播和临床救治的需要,中国中医科学院特聘研究员葛又文将汉代张仲景《伤寒论》中的麻杏石甘汤、小柴胡汤、射干麻黄汤、五苓散等经典方剂有机地组合在一起,精心化裁为一个创新方剂——清肺排毒汤。本方不以药为单位,而以方为单位,方与方协同配合,使其在同等药量下产生数倍的效果,使寒湿热毒排出速度更快。

2020年2月6日,清肺排毒汤由国家卫健委和国家中医药管理局联合发文推荐使用,后又被列入《新型冠状病毒肺炎诊疗方案(试行第六版)》至《新型冠状病毒感染诊疗方案(试行第十版)》中,是治疗各型疫病的通用方剂。2020年7月,清肺排毒汤组方获得国家知识产权局颁发的发明专利证书。2021年3月,国家药品监督管理局批准由清肺排毒汤转化而来的清肺排毒颗粒上市。2023年4月,清肺排毒颗粒在加拿大获批非处方药上市,成为我国首个进入发达国家市场的抗疫中药,这标志着中医药走向世界迈出重大步伐。

二、配伍特点

清肺排毒汤由张仲景《伤寒论》中的麻杏石甘汤、小柴胡汤、射干麻黄汤、五苓散等4个经典方剂优化组合而成,这些方剂均是治疗由寒邪引起外感热病的经典方剂。具体药味与剂量:麻黄9g,炙甘草6g,杏仁9g,生石膏(先煎)15~30g,桂枝9g,泽泻9g,猪苓9g,白术9g,茯苓15g,柴胡16g,黄芩6g,姜半夏9g,生姜9g,紫菀9g,款冬花9g,射干9g,细辛6g,山药12g,枳实6g,陈皮6g,藿香9g。纵观全方,以麻黄类方为首,宣肺化湿,利气止咳,湿气除则寒热消,邪去正安,盖《医原·湿气论》言:"以轻开肺气为主,肺主一身之气,气化则湿自化,即有兼邪,亦与之俱化。"其中麻杏石甘汤、射干麻黄汤力在上焦,作用于肺,功卓清肺。麻杏石甘汤偏于宣发肺气,射干麻黄汤偏于清肃肺气。两方合升降相反之法,宣降肺之气机,共奏清肺之功。五苓散作用在中、下二焦,功专下利水湿、温阳化气,符合"下焦如渎,决而逐之,兼以解毒"的通利特点。五苓散与麻杏石甘汤、射干麻黄汤相伍,一升一降,互佐升发渗利,并可上、中、下三焦兼顾,共奏清肺排毒、渗化水湿之功。小柴胡汤升举阳气,和解少阳,力在沟通经渠,祛除膜原疫邪。与健运中焦、芳香祛湿、偏于降利气机的陈皮、枳实、藿香、山药等配伍,则升降相因,调和机体气机,使经络、三焦枢机畅利,疫邪驱散有途,疫病得解。

清肺排毒汤经方的配伍特点,既契合温病三焦辨证之法,又契合中医药理论升降浮沉之法,可上、中、下三焦同治兼调,升降浮沉之法并用,协同制约地发挥效用。

三、药理研究

现代药理学研究表明,清肺排毒汤主要含有槲皮素、木犀草素、山柰酚、柚皮素、异鼠李碱等中药活性成分,具有抗炎、抗病毒及免疫调节、抗菌、抗氧化、保护心肌等药理作用。网络药理学分析表明,清肺排毒汤通过多成分、多靶标对机体起到整体调控作用。其首要作用部位是肺,其次是脾,通过调控若干与 ACE2 共表达的蛋白,以及与疾病发生发展密切相关的一系列信号通路,起到平衡免疫、消除炎症的作用;同时,还可通过靶向复制病毒必需的蛋白——核糖体蛋白而抑制病毒 mRNA 翻译,并抑制与病毒蛋白相互作用的蛋白而起到抗病毒作用。

1. 抗病毒作用

COVID-19 是由单股正链 RNA 的严重急性呼吸综合征冠状病毒 2 (SARS-CoV-2)经呼吸道进入人体引起组织器官损伤而致病的。Zhang 等研究发现,SARS-CoV-2 转录复制与 3C 类似蛋白酶密切相关,而病毒进入宿主细胞主要靠血管紧张素转化酶Ⅱ(ACE2)受体。清肺排毒汤中的主要活性成分可以通过调节与肺损伤通路有关的 3C 类似蛋白酶和 ACE2 的活性而减轻肺炎症状,从而达到治疗 COVID-19 的目的。王琨等的研究已经证明,清肺排毒汤可在 RNA 水平及蛋白水平抑制冠状病毒,且能抑制冠状病毒的吸附,促进细胞内干扰素相关基因的表达,具有较好的体外抗冠状病毒活性。

木犀草素通过抑制病毒 RNA 的复制并阻止其合成来抑制肠道病毒 71 型和柯萨奇病毒 A16，并且可以通过下调 TNF - α、IL - 1、IL - 6 等的表达，激活 STAT，增加内源性抗病毒基因的表达。

2. 抑制炎症和肺损伤

网络药理学和分子对接技术研究表明，清肺排毒汤可以通过调节 MAPK1、MAPK3、MAPK8、MAPK14、IL - 6、RELA、STAT1 等不同靶点，进而调控 TNF、NF - κB 等信号通路来抑制炎症反应，调节免疫功能。槲皮素是清肺排毒汤的主要活性成分之一，研究表明，槲皮素对脂多糖性急性肺损伤的小鼠可起到一定的保护作用，槲皮素通过抑制 NF - κB 信号通路，减少 NF - κB、ICAM - 1 的产生，发挥抗炎作用。黄文冠等研究发现，清肺排毒汤可能通过抑制 NLRP3 蛋白、ASC 蛋白和 caspase - 1 蛋白的表达，引起下游信号分子促炎因子 IL - 1β 和炎症反应相关蛋白 NF - κB 的表达下调，从而抑制机体的炎症反应，避免机体的过度炎症应激，减轻机体的病理损伤，从而对机体起到治疗作用。巨噬细胞的异常活跃可产生大量炎症因子，如肿瘤坏死因子- α、白介素等，而清肺排毒汤内含有木犀草素，可以减少这些炎症因子的产生，阻止信号转录而起到抗炎作用。动物实验表明，木犀草素可以减少肝脏中细胞间黏附分子- 1（ICAM - 1）中的肿瘤坏死因子- α 的释放，也可抑制肺组织间的炎症。另一活性成分山奈酚具有抗氧化活性，可以清除氧自由基，减轻组织因缺氧引起的损伤，也可通过抑制 MAKP、NF - κB 等通路的活性来降低 TNF - α、IL - 6、IL - 10、IL - 1β、血管细胞黏附因子- 1（VCAM - 1）、ICAM - 1 的表达水平，发挥抗炎作用。柚皮素可以通过 NF - κB 通路抑制炎症因子，减轻由脂多糖（LPS）诱导的肺部炎症。张天柱等通过建立脂多糖诱导的急性肺损伤模型，发现柚皮素也可通过下调 TNF - α 等因子的表达水平来保护肺和治疗肺损伤。

3. 增强免疫作用

许东玉等研究认为，清肺排毒汤的免疫调节机制是通过各靶点和通路的作用让细胞因子等来发挥作用的。张莹等研究分析认为，作为其组成方剂之一的小柴胡汤,是通过分泌免疫活性物质和激活免疫细胞来增强身体免疫能力的。β-谷固醇作为方中麻黄、桂枝、紫菀和款冬花的共有化学成分,在免疫调节等过程中也发挥了重要的药理作用。彭修娟等研究发现,NF-κB1 是清肺排毒汤的核心靶标之一,与调节细胞凋亡及免疫反应有关。古欣等探究清肺排毒汤对慢性支气管肺炎大鼠气道炎症及免疫功能的影响,结果发现,与模型组比较,清肺排毒汤低、高剂量组及阳性对照组大鼠血清 IL-13、IL-8、TNF-α 水平及 TLR4、MyD88 蛋白水平均降低,FVC、Cdyn、SaO_2、PaO_2 水平及脾脏指数、胸腺指数均升高(均 $P < 0.05$),表明清肺排毒汤对大鼠慢性支气管肺炎气道炎症及免疫功能具有改善作用,可能是通过抑制 TLR4/MyD88 通路的活化实现的。

四、临床应用

清肺排毒汤组方严谨,融合创新,疗效确切,是符合疫病总体特点的"通治方",因此能在肺疫初期,发病急骤,波及面广,病情传变迅速,对疾病了解不够全面的情况下,短时间内让大部分患者得到有效治疗,并在全国范围内广泛应用,获得认同。

针对轻型/普通型 COVID-19 的研究,耿丽梅等收集肺疫患者 75 例(西药组 30 例、联合用药组 45 例),通过比较两组患者住院期间患者的退热时间、咳嗽消失时间、乏力消失时间、平均住院时间、第 1 次核酸转阴时间、影像学75%吸收时间,发现联合应用清肺排毒汤能明显缩短西药的应用时间,有利于避免抗生素及激素等药物造成的不良反应,改善患者临床症状,促进肺部影像学吸收,缩短住院时间及核酸转阴时间,降低转重率,提高治愈率。王巧琳等对 42 例普通型肺疫患者用清肺排毒汤治疗后的疗效进行比较,证明清肺排毒汤在肺疫患者的恢复期也能起到良好的作用。对于重型/危重型COVID-19 患者,罗钰泉等研究发现,清肺排毒汤的多种药物活性成分可以降低炎症细胞因子水平,从而调节炎症反应,改善重型及危重型 COVID-19细胞因子风暴。王芳等回顾性分析清肺排毒汤联合西医常规治疗重型

COVID-19患者的临床疗效后得出结论：在临床症状得到改善的积极疗效基础上，使用清肺排毒汤治疗的患者不良反应发生少，用药安全性更好。总体来说，清肺排毒汤在治疗轻、中、重乃至危重的COVID-19病例时，其效果符合临床治疗和康复的期望。该方剂在单独应用或与西药联合使用时，均显示出了积极的治疗效果，对不同严重程度的COVID-19患者均有所裨益。

对于免疫力较弱的群体，如老年人和儿童，清肺排毒汤的治疗效果显示出潜在的临床价值。研究发现，尽管儿童感染COVID-19后症状通常较轻，但使用抗病毒和干扰素治疗可能会出现不良反应。因此，作为温和而有效的中药，清肺排毒汤可成为儿童患者治疗的理想选择。王晶亚等研究发现，清肺排毒汤与西医常规疗法联用，对157例老年COVID-19患者有显著改善作用，不仅能缓解症状，降低炎症指标，加速肺部康复，且安全性较高。此外，清肺排毒汤与西医结合治疗儿童COVID-19，能迅速降低病毒载量，疗效可靠，且安全性良好；同时，与雷火灸配合使用，对于小儿寒湿闭肺型COVID-19，能有效增强治疗效果，减轻症状，提升免疫力。

关于全国31个省（自治区、直辖市）575家医院共计1590例COVID-19患者的回顾性案例研究显示，约有25%（399例）的患者存在并发症，最常见的并发症包括高血压（269例，占67.4%）、糖尿病（130例，占32.58%）和其他心血管疾病（59例，占14.79%）。COVID-19合并慢性疾病多属于重型/危重型COVID-19，重型COVID-19的回顾性研究结果显示，第一次核酸平均转阴时间为10.0d，平均住院时间为19.36d，而清肺排毒汤联合西医常规治疗3d后症状可缓解，且约92.0%的患者肺部病灶显示不同程度的吸收。相关研究表明，清肺排毒汤中的五苓散能降低醋酸去氧皮质酮盐性（DOCA-Salt）高血压大鼠的血压，治疗高血压临床疗效明显，提示清肺排毒汤对新冠病毒感染合并高血压可能具有潜在的降压作用。王巧琳等研究观察了清肺排毒汤联合西医常规治疗对119例肺疫合并高血压患者的疗效和安全性，结果表明，清肺排毒汤能有效改善肺疫合并高血压患者的临床症状，且安全有效。张磊等研究观察了肺疫合并心脑血管疾病患者124例，结果显示，在西医常规治疗基础上应用清肺排毒汤,能够迅速缓解肺疫合并心血管疾病患者的发热、咳嗽、乏力、气喘症状,改善实验室异常指标,且安全性好。陈仁波等回顾性收集 2020 年 1 月 23 日至 2020 年 4 月 8 日期间 7 个省、自治区、直辖市 14 家医院收治的肺疫合并乙肝患者的病历资料,共纳入肺疫合并乙肝确诊病例 45 例,根据是否服用清肺排毒汤分为清肺排毒汤组及常规治疗组。研究发现,与常规治疗组相比,清肺排毒汤组服药 6 d 内发热、咳嗽、干咳、乏力、咽痛及厌食例数减少趋势更明显,NEUT、LYMPH、ALT、AST、ESR、CRP 指标异常的患者数较治疗前减少,表明清肺排毒汤联合西医常规治疗肺疫合并乙肝较单纯西医常规治疗可迅速退热,改善患者临床症状,加快新型冠状病毒核酸转阴,且安全性好。

参 考 文 献

[1] 罗钰泉. 清肺排毒汤干预重型及危重型 COVID‐19 的网络药理学机制及实验验证[D]. 唐山:华北理工大学,2023.

[2] 许冬玉,许玉龙,王至婉,等. 基于网络药理学研究清肺排毒汤治疗新型冠状病毒肺炎的作用机制[J]. 中药药理与临床,2020,36(1):26-32.

[3] 吴昊,王佳琪,杨雨薇,等. 基于网络药理学和分子对接技术初步探索"清肺排毒汤"抗新型冠状病毒肺炎作用机制[J]. 药学学报,2020,55(3):374-383.

[4] 王琨,颜海燕,吴硕,等. 清肺排毒汤的体外抗冠状病毒作用研究[J]. 药学学报,2021,56(5):1400-1408.

[5] KOTANIDOU A,XAGORARI A,BAGLI E. Luteolin reduces lipopoly saccharide-induced lethal toxicity and expression of proinfla mmatory molecules in mice[J]. Am J Respir Crit Care Med,2002,165(6):818-823.

[6] 吴高松,钟婧,郑宁宁,等. 清肺排毒汤对大鼠整体代谢及肠道菌群的调节作用研究[J]. 中国中药杂志,2020,45(15):3726-3739.

[7] 陈仁波,史楠楠,李慧珍,等. 清肺排毒汤联合西医常规治疗新型冠状病毒肺炎合并慢性乙型肝炎的多中心回顾性研究[J]. 中医杂志,2021,62(19):1694-1701.

[8] 张磊,王芳,马艳,等. 清肺排毒汤联合西医常规疗法治疗新型冠状病毒肺炎合并心脑血管疾病 124 例回顾性研究[J]. 中医杂志,2021,62(19):1702-1708.

[9] 王巧琳,孙龙飞,赵明芬,等.清肺排毒汤在新冠肺炎气阴两虚证患者恢复期治疗中的应用[J].中医学报,2021,36(5):910-914.

[10] 耿立梅,郭登洲,闫红倩,等.回顾性分析河北省新型冠状病毒肺炎75例的临床特征及清肺排毒汤的临床疗效[J].河北中医,2022,44(6):918-922,948.

[11] 王芳,郭旸,焦丽雯,等.清肺排毒汤联合西医常规治疗重型新型冠状病毒肺炎50例临床疗效回顾性分析[J].中医杂志,2021,62(20):1801-1805.

[12] 王晶亚,李慧珍,郭玉娜,等.清肺排毒汤联合西医常规疗法治疗老年新型冠状病毒肺炎157例临床疗效回顾性研究[J].中医杂志,2021,62(20):1788-1794.

[13] 刘宁,王栋庭,周利刚,等.清肺排毒汤结合西医对症治疗儿童新型冠状病毒感染2例[J].亚太传统医药,2021,17(5):83-85.

[14] 彭修娟,杨新杰,许刚,等.基于整合药理学探讨清肺排毒汤治疗新型冠状病毒肺炎的功效及作用机制[J].中国实验方剂学杂志,2020,26(16):6-13.

[15] 古欣,李嫣红,刘燕明.清肺排毒汤对大鼠慢性支气管肺炎气道炎症及免疫功能改善作用机制[J].中华中医药学刊,2024,42(3):225-228,294.

第九节　化湿败毒方

一、立方背景

大疫出良方,自古亦然。每次大疫都会诞生很多经验方,此次疫情也不例外。作为中医药抗击新冠病毒有效方剂之一的化湿败毒方就是诞生于武汉抗疫一线。化湿败毒方主要由麻杏石甘汤、藿香正气散、达原饮、宣白承气汤四个古代经典名方加减化裁而来,是治疗病毒感染有效方药的"三药三方"之一,被纳入第六、第七、第八版国家新型冠状病毒感染诊疗指南。

化湿败毒方是黄璐琦院士率领的国家首批中医医疗队在金银潭医院及东西湖方舱医院的实际救治过程中,"边救治,边总结"而逐步形成的。第一批国家中医医疗队在武汉市金银潭医院从事肺疫重症患者的救治工作,在与前后方院士、国医大师等专家共同研讨国家临床诊疗方案的基础上,进行以临床救治为核心的疾病规律与有效治疗方案的探索,进一步优化获得确有疗效的方药。围绕化湿败毒方,前方分别在金银潭医院、东西湖方舱医院、将军路街卫生院开展重型、轻型、普通型病例的临床疗效观察与病例积累。结果显示,在核酸转阴和症状缓解方面显著改善,确证了化湿败毒方的有效性。在《新型冠状病毒感染诊疗方案(试行第七版)》中,也已将该方列为适用于疫毒闭肺证重型患者的推荐处方。后国药集团中国中药控股有限公司将其转化为中成药——化湿败毒颗粒。化湿败毒方是中医药抗击疫情实践中有效方案的典范,是中医智慧的体现。

二、配伍特点

化湿败毒方具体组成:生麻黄6g,藿香(后下)10g,生石膏(先煎)15g,杏仁9g,法半夏9g,厚朴10g,苍术15g,草果10g,茯苓15g,生黄芪10g,赤芍10g,葶苈子10g,生大黄(后下)5g,甘草3g。具有解毒化湿、清热平喘之功。肺疫在中医病因病机方面是毒、湿、寒、热、燥、瘀、虚错杂。化湿败毒方能够瞄准病毒的作用机制,化湿辟秽,宣肺通腑,活血解毒,对于肺疫轻型、普通型和重型患者均适用。黄璐琦院士认为,化湿败毒方治疗肺疫符合温病三焦辨证之法,可上、中、下三焦同治兼调,协同制约地发挥效用。首先针对病毒主要感染的肺部,选取麻杏甘石汤、宣白承气汤中的部分药物,起到宣肺清泄、疏散上焦的作用。针对中焦脾胃,则选取达原饮、藿香正气散中能够化湿和胃的药物,从而起到斡旋中焦的作用。对于下焦,主要任务是活血解毒,所以主要选取来自桃核承气汤、葶苈大枣泻肺汤的药物,通达下焦。另外,针对新冠病毒对免疫系统的损害,化湿败毒方还有针对性地加强防守力量,增强机体抵抗力,因而选取了补气扶正、调理气血的黄芪赤风汤、玉屏风散。黄璐琦院士认为,化湿败毒方有两个作用:第一是消灭病毒,第二是增强自身免疫力。能够同时完成这两个任务,是化湿败毒方的优势。

三、药理研究

化湿败毒方主要活性成分有黄芩素、甘草酚、槲皮素、木犀草素和山柰酚等。在药理方面具有抗病毒、抗炎、减轻肺损伤、免疫调节、解痉平喘等作用。多项网络药理学分析表明,化湿败毒方治疗 COVID-19 的作用机制可能与调控 TNF、PI3K-Akt、MAPK、IL-17、AGE-RAGE 等通路产生抗氧化、抗病毒、免疫调节与抗炎等作用有关。

1. 抗病毒作用

化湿败毒方中的槲皮素、木犀草素和山柰酚与 COVID-19 相关蛋白及作用靶点具有较强的结合活性,通过作用于这些靶点蛋白发挥中药临床疗效,起到抗病毒作用。Wu 等的研究表明,槲皮素在甲型流感病毒活动初期即表现出对病毒有抑制作用;木犀草素可抑制流感病毒的侵入与胞吞,在感染后的早期阶段抑制流感病毒的复制。化湿败毒方中的黄芩、连翘等成分,通过抑制 SARS-CoV-2 的主要蛋白酶 Mpro(3CLpro)和 RNA 聚合酶 RdRp,阻断病毒的复制过程。其中的活性成分如黄芩苷、连翘苷等,可以与这些靶点结合,降低病毒的活性,抑制病毒在体内增殖。单中超等研究采用 IAV 鼠肺适应株 FM1 诱导的小鼠病毒性肺炎模型,结果显示,化湿败毒方干预可延长病毒感染小鼠的存活时间,降低病毒性肺炎小鼠肺总量指数和肺组织病毒载量,改善小鼠肺组织病理形态,表明化湿败毒方对病毒性肺炎具有治疗作用。

2. 抑制炎症反应

化湿败毒方对流感病毒性肺炎具有治疗作用,可能是通过抑制 NF-κB 信号通路关键节点 TRAF6、NFKBIA 的表达,抑制趋化因子 CCL7、CXCL2、CCL2 的表达,减少炎症细胞的募集来发挥治疗流感病毒所致肺炎作用的。通过蛋白网络互作分析研究可知,MAPK(丝裂原激活的蛋白激酶)、PTGS(前列腺素内过氧化物合酶)、IL-6(白细胞介素-6)、FOS、CALM1(钙调蛋白基因 1)、CASP3(半胱天冬酶原-3)、*RELA*(p65 基因)、*RB1*(视网膜母细胞瘤基因 1)、BAX(BCL2 相关 X 蛋白)等靶点的节点度高,参与调解各类炎症疾病反应,是化湿败毒方所含成分与 COVID-19 疾病基因网络的核心靶点,也是其他节点之间的连接纽带。化湿败毒方中的黄芩素能通过显著抑制

TNF-α、IL-6等炎症因子释放的同时下调 iNOS、COX-2蛋白的表达，从而发挥良好的抗炎效果。槲皮素可通过调控 TLR4/NF-κB通路，减少 IL-6、IL-1B、TNF-α等炎症因子的分泌，从而减轻支气管上皮细胞的炎症反应。木犀草素也可以抑制上述炎症因子，还可上调 IL-10抗炎因子水平，从而发挥强大的抗炎作用。汉黄芩素可在流感病毒感染后，通过降低肺泡巨噬细胞 TNF-α等炎症细胞因子的表达来发挥抗炎作用。

3. 减轻肺损伤

有研究表明，化湿败毒方中的槲皮素可以缓解肺损伤并改善肺纤维化，对于 COVID-19的肺损伤有治疗作用。山奈酚具有减轻组织缺氧损伤及抑制 T淋巴细胞过度活化和增殖等作用。体外实验证明，化湿败毒方组方之一的宣白承气汤对急性肺损伤大鼠肺组织具有保护作用。基础医学研究发现，黄芩素和汉黄芩素可抑制体内补体系统的过度激活，改善甲型流感病毒诱导的急性肺损伤。另有研究发现，化湿败毒方中的甘草查尔酮 A可以减轻小鼠因脂多糖引起的急性肺损伤。

4. 免疫调节作用

研究表明，麻杏石甘汤能较显著地抑制流感病毒诱导细胞产生细胞因子，提高机体免疫力，从而起到治疗病毒性肺炎的作用。在重症患者中，IL-6、TNF-α、C反应蛋白（CRP）等细胞因子明显升高，而淋巴细胞下降，说明免疫系统过度活化。槲皮素和山奈酚均可以通过抑制 NF-κB和 MAPK信号通路，来抑制 IL-6、IL-10、TNF-α等细胞因子的产生，发挥免疫作用，从而减轻炎症反应。槲皮素还具有免疫抑制作用，可抑制初级人类 T淋巴细胞的增殖。

四、临床应用

在抗击 COVID-19的斗争中，中医药展现出了独特的治疗优势。特别是针对重型患者，中医学理论指导下的化湿败毒方，以其独特的治疗机制和显著的临床效果，成为抗击疫情的一大利器。

COVID-19 的基本病机为"湿、毒、瘀",重型患者多属寒热虚实错杂,燥湿兼容。证型为湿、热、毒、虚及继发的饮、痰、燥结等所致的湿热疫毒稽留、气机痹阻或兼气虚之证,典型症状包括呼吸困难、气促、黏稠黄色痰液、全身乏力和疲倦,疾病发展会影响到心、肝、肾等脏器的功能。疾病初期,患者可能出现发热、干咳,有时伴随腹泻和流鼻涕等症状,容易与流感混淆。肺疫重型患者,湿毒进一步入里化热,湿热疫毒充斥机体内外表里,郁伏膜原,出现发热面红、痰黄黏少、喘憋气促、疲乏倦怠、口干苦黏的症状,此时应以"攻邪贵于早逐"为第一要义。当以祛除湿热秽毒之药祛其因为主,佐以扶正气助秽浊之气透出。化湿败毒方以麻杏石甘汤、藿香正气散合雷氏宣透膜原法加减化裁,麻杏石甘汤宣肺清肺而透邪,藿香正气散及雷氏宣透膜原法运用大量化湿药芳化湿浊,疏利膜原及三焦,祛表里之湿;茯苓淡渗利湿;大黄通腑气以通便泄热邪,亦助宣肺气;赤芍加强清热凉血化瘀之功,防疫毒深入血分;黄芪能够固本培元,鼓邪外出,能补能行,扶正而不助邪。诸药合用,组方严谨,融合创新,在临床治疗 COVID-19 中发挥出了重要作用。化湿败毒方是《新型冠状病毒感染诊疗方案(试行第七版)》的重点推荐方剂,主要治疗疫毒闭肺证的重型患者,临床表现为发热面红、痰黄黏少、咳喘气促、口干苦黏、便秘、恶心等。化湿败毒方一方面能缓解发热、咳嗽、疲劳、咯痰、腹泻、食欲不振、胸闷气短和肌肉酸痛等临床症状;另一方面,可以加快病毒清除速率,缩短核酸转阴时间,促进肺部炎症吸收,改善胸部 CT 影像特征等并提高临床治愈率。

黄璐琦团队设计开展了一项大样本临床随机对照试验,共纳入 742 例轻型、普通型肺疫患者,采用整群随机法分为化湿败毒颗粒组和常规方案治疗组。结果表明,早期给予肺疫患者化湿败毒颗粒治疗后,与常规干预方案组相比,能显著降低疾病转重率。这一结果表明,肺疫轻型患者通过中医药早期干预能有效截断、扭转病情发展。化湿败毒方不仅可以单独使用,也可以联合西药或中药注射剂增强疗效,减少炎症反应,显著缩短临床症状恢复时间。研究发现,化湿败毒方与喜炎平注射液、血必净注射液和参麦注射液联合治疗,可以显著降低 CRP 和血清铁蛋白的含量,促进患者肺部病变阴影的吸收,提高核酸转阴率。

　　童欢等回顾性分析 23 例重型疫毒闭肺证患者使用化湿败毒方联合治疗前后的临床特征、实验室指标及影像学的差异。分析对比结果后发现,化湿败毒方联合治疗可改善重型患者反复发热、呼吸困难、乏力、咳嗽、头昏、食欲不振、失眠等症状,患者肺部感染有吸收,血常规、CRP、PCT 等炎症指标显著改善,化湿败毒方联合西医治疗可提高重型肺疫患者的治愈率。刘永江等选取 2020 年 1—3 月该院收治的重型 COVID-19 患者 50 例,随机分成两组,每组 25 例,对照组单纯采用西医治疗,研究组则接受西医联合化湿败毒方治疗。观察对比两组患者的临床治疗效果、血常规、炎症因子水平、不良反应发生情况。结果显示,与对照组相比,研究组的临床治疗效果明显更优,治疗半个月后,研究组的白细胞计数、淋巴细胞计数水平明显更高,CRP、红细胞沉降率水平明显更低,消化道出血、凝血时间延长等不良反应发生率明显更低。这也表明西医联合化湿败毒方治疗重型 COVID-19 患者,能够有效减轻机体的炎症反应,减少不良反应的发生,治疗效果理想,值得推广应用。

　　综上所述,重型肺疫患者病因多,病机杂,化湿败毒方能多靶点干预重型肺疫损伤人体各脏器,选用多首方剂组合化裁,共奏清肺平喘、泄热开闭、燥湿健脾、活血祛瘀之效,在治疗重型肺疫方面显示出多方面的积极作用,不仅能够改善患者的临床症状,还有助于提升治愈率,降低并发症的发生风险。

参 考 文 献

[1] 谢铱子,钟彩婷,纪树亮,等. 基于网络药理学及分子对接技术探讨化湿败毒方治疗新型冠状病毒肺炎的分子机制[J]. 中药药理与临床,2020,36(3):28-35.

[2] 孙逊,陶嘉磊,许少菊,等. 基于网络药理学探究化湿败毒方治疗新型冠状病毒肺炎的分子机制[J]. 中药材,2020,43(8):2047-2052.

[3] 单中超,孙建辉,李建良,等. 基于转录组学的化湿败毒方治疗流感病毒性肺炎作用机制[J]. 中国实验方剂学杂志,2023,29(18):54-61.

[4] 雷奇林,黄雅兰,钟茜,等.基于网络药理学的黄芩抗炎作用机制研究[J].中草药,2018,49(15):3523-3530.

[5] 徐秋红,杨洁,李庆,等.密蒙花中木犀草素及其糖苷的药理研究进展[J].中国野生植物资源,2019,38(4):53-57,62.

[6] 吴莹,金叶智,吴珺,等.汉黄芩素对流感病毒感染肺泡巨噬细胞炎症相关因子的影响[J].中国病理生理杂志,2011,27(3):533-538.

[7] 魏萍,陈志斌,王春娥,等.槲皮素对慢性阻塞性肺疾病大鼠的保护作用[J].中国免疫学杂志,2019,35(21):2570-2575.

[8] Huang K,Zhang P,Zhang Z,et al. Traditional Chinese medicine(TCM) in the treatment of COVID-19 and other viral infections:Efficacies and mechanisms[J]. Pharmacol Ther,2021,225:107843.

[9] Wang Y,Lu C,Li H,et al. Efficacy and safety assessment of severe COVID-19 patients with Chinese medicine:A retrospective case series study at early stage of the COVID-19 epidemic in Wuhan,China[J]. J Ethnopharmacol,2021,277:113888.

[10] 童欢,许鑫,陈汉华.化湿败毒方联合西医治疗重型新型冠状病毒肺炎23例[J].亚太传统医药,2022,18(3):75-79.

[11] 刘永江.西医联合化湿败毒方治疗重型新型冠状病毒肺炎的临床疗效分析[J].检验医学与临床,2021,18(8):1152-1153.

[12] 周鹏,刘洋,吕伟,等.化湿解毒方对重症流感病毒性肺炎"炎症风暴"的免疫调节作用[J].中国中医急症,2021,30(4):685-688.

第十节　宣肺败毒方

一、立方背景

宣肺败毒方是由中国工程院院士、天津中医药大学原校长张伯礼带领团队在武汉前线的临床救治过程中,通过经典文献研究、临床经验和现代组分优化筛选总结出来的有效方剂。该方由麻杏石甘汤、麻杏薏甘汤、千金苇茎汤、葶苈大枣泻肺汤等经典名方化裁而来。作为君药的虎杖、马鞭草,则是通过组分中药技术筛选出来的。张伯礼认为，虎杖苷对于抑制冠状病毒效果明显，马鞭草的组分对于抑制小气道的炎症作用最优。

张伯礼院士团队通过证候采集系统 App，对 1 000 余例疫病患者进行了中医证候学调查，明确了"湿毒疫"的中医证候特点和病因病机，为疫病临床救治和指南制定指引了方向。在确定了此次疫情属中医"湿毒疫"范畴后，张伯礼团队通过文献研究、临床经验，以麻杏薏甘汤、麻杏石甘汤、千金苇茎汤、葶苈大枣泻肺汤等经典方剂为基础，根据疫病的临床特点优化针对湿毒疫的处方。之后又开展了药学研究，对化学成分进行分析，基本上明确了药方中的主要化学成分。再通过多学科交叉开展活性评价，部分明确了该复方治疗疫病的作用机制。最终通过科技支撑及多个阶段的研制，包括收集临床数据，根据湿毒疫组成方剂，利用组分中药理论进行增加和减少等，研制出中药现代化的产物宣肺败毒方（颗粒）。宣肺败毒方（颗粒）在控制疫情蔓延、减少重症发生等方面发挥了重要作用。该药借助中医药"一带一路"等政策走出国门，先后在加拿大、乌兹别克斯坦等国家获准注册和上市，彰显了中医药担当，助力全球抗疫。

二、配伍特点

宣肺败毒方是在汉代张仲景《伤寒论》中的麻杏石甘汤、麻杏薏甘汤、葶苈大枣泻肺汤及唐代王焘《外台秘要》中的苇茎汤等古代经典名方基础上加减化裁而来的。麻杏石甘汤清泻肺热；麻杏薏甘汤宣肺祛湿；葶苈大枣泻肺汤泻肺行水、下气平喘，但考虑大枣可能不利于病邪外出，故减之不用；千金苇茎汤清肺化痰，因病证尚未至瘀重脓成之候，故去冬瓜瓣和桃仁，再加虎杖、马鞭草、青蒿止咳利湿，清热解毒，广藿香、苍术、化橘红醒脾化湿，理气化痰，共奏宣肺、化湿、解毒之效。用于治疗湿毒郁肺所致的疫病，症见发热、咳嗽、咽部不适、喘促气短、乏力、纳呆、大便不畅、舌质暗红、苔黄腻或黄燥、脉滑数或弦滑。

方中麻黄为肺经专药，善开腠理以宣肺使里邪外出，针对主病证发挥主要治疗作用,故为君药。苦杏仁味苦降泄,肃降兼宣发肺气能止咳平喘,为治咳嗽之要药;虎杖微苦微寒,有清热利湿之功,又苦降泄热,能化痰止咳,治肺热咳嗽,其又入血分,能清热解毒凉血;葶苈子苦降辛散,性寒清热,专泻肺中水饮及痰火而平咳喘。此三味一方面同君药麻黄可加强宣降肺气止咳作用,同时还对湿毒证起主要的治疗作用,故为臣药。生石膏辛甘寒,善清肺胃实热,且清中有透,寒而不遏,甘寒相合,又能生津以防热毒伤津;广藿香辛温芳香,外散在表之邪,内化脾胃之湿滞;化橘红苦辛温,可理气行滞,燥湿化痰,气顺则痰消以助止咳;薏苡仁淡渗甘补,既能上清肺热,下利水道,又可健脾补中,助湿毒排出;芦根甘寒质轻而浮,有宣透之性,既善清肺热而疗痈,又能宣肺利窍而化痰排脓;苍术味辛苦性温燥,辛以散其湿,苦以燥其湿,香烈以化其浊,长于祛湿,尚能开肌腠而发汗;青蒿苦辛而寒,其气芳香,清热透络,引阴分伏热外达;马鞭草苦微寒,活血利水,散血解毒,善治湿热瘀肿;甘草味甘性平,善益气解毒利肺,上九味为佐药。甘草又调和诸药,兼使药之用。

三、药理研究

现代药理学研究显示,宣肺败毒方的核心活性成分为槲皮素、豆甾醇、山奈酚、木犀草素、异鼠李素等,核心靶点为 AKT1、IL-6、TP53、VEGFA、TNF。现代科学对于宣肺败毒方的药理学研究较为丰富,已有一些关键性的成果,如通过网络药理学、转录组学和多模型系统生物测定等综合研究方法,发现本方具有抗炎、抗氧化、抑制肺损伤、免疫调节、抗病毒、改善肠道菌群等作用。

1. 抗炎、抗氧化作用

槲皮素是宣肺败毒方中的广藿香、麻黄、虎杖、马鞭草、葶苈子、青蒿和甘草的共同成分,其可以通过减少 TNF-α、IL-1β、IL-6 等促炎细胞因子产生,来抑制脂多糖(LPS)诱导的肺炎。豆甾醇是宣肺败毒方中的青蒿、薏苡仁、芦根、苦杏仁、马鞭草和麻黄的共有成分,具有抗炎、抗氧化、抗肿瘤等药理作用。甘草甜素是方中甘草的主要活性成分,具有抗炎、免疫调节的作用。

Gu J 等在 CLP 模型中发现,甘草甜素能够减少炎症细胞浸润,提高脓毒症小鼠的生存率。此外,它还可以与 HMGB1 结合,直接抑制 HMGB1 的趋化和促有丝分裂的活性,通过抗氧化作用抑制氧化应激,通过免疫调节机制抑制炎症细胞因子的表达,抑制杯状细胞增殖和黏蛋白过表达,并上调水通道蛋白的表达,从而减轻炎症。另一活性成分木犀草素是一种类黄酮,存在于许多植物中,具有抗氧化应激及抗炎的作用。Yang S C 等人在关节炎患者中发现大量的 NETs,木犀草素能够在体外抑制 PMA 诱导的原代中性粒细胞 NETs 的释放并通过抑制 Raf1 - MEK - 1 - Erk 通路抑制中性粒细胞介导的炎症反应。其他活性成分,如麻黄碱具有平喘作用,通过抑制过敏介质的释放而发挥抗炎作用。

2. 抑制肺损伤作用

山奈酚是葶苈子、麻黄、马鞭草、青蒿、甘草的共同成分,可以通过调控炎症因子的表达来保护 LPS 诱导的急性肺损伤。木犀草素是虎杖、麻黄、青蒿、马鞭草的共同成分,木犀草素可以降低 IL - 1β、IL - 6 的表达,通过抑制 ICAM - 1、NF - κB、氧化应激和部分 i - NOS 途径来减轻脓毒症所致小鼠急性肺损伤。异鼠李素是青蒿、甘草、虎杖的共同成分,可以通过抑制炎症反应,保护小鼠避免发生 LPS 诱导的急性肺损伤。Wang 等的研究表明,宣肺败毒方可通过 PD - 1/IL17A 通路调节中性粒细胞和巨噬细胞浸润减轻急性肺损伤,通过抑制 IL - 6/STAT 信号通路对巨噬细胞炎症和肺纤维化的保护作用,通过抑制 JAK2/STAT3/SOCS3 和 NF - κB 信号通路,抑制补体过活化,改善 IgG 免疫复合物诱导的急性肺损伤;并对环磷酰胺所致小鼠免疫抑制有预防和治疗作用;还可参与急性肺损伤的 CXCL2/CXCR2 信号通路以调控 NETs 的形成,从而避免肺损伤的发生。

3. 调节免疫反应

动物实验研究显示,宣肺败毒方能够改善中性粒细胞的功能,减少其在肺部的浸润,从而减轻急性肺损伤的症状。同时,它还能调节巨噬细胞的活性,抑制其过度激活,避免过度的免疫反应导致组织损伤。伴有细胞因子风暴的 ARDS 可能是 COVID-19 患者的主要死亡原因。细胞因子可以分为白细胞介素、干扰素、肿瘤坏死因子、集落刺激因子、趋化因子和生长因子等,而导致细胞因子风暴的原因是机体免疫反应失调,SARS-CoV-2 感染可诱导 IFN、IL-1β、IL-6 和 IL-8 等细胞因子水平异常升高,导致机体免疫调控网络失衡,局部失调的免疫反应损害了肺部氧合功能,也造成多脏器功能障碍综合征(MODS),而宣肺败毒方中的甘草、麻黄等中药对细胞因子风暴的抑制有重要作用。活性氧(ROS)是介导氧化应激的主要成分,病毒感染后,ROS 产生过多或清除不足,过量的 ROS 可引起脂质氧化、蛋白质损伤和 DNA 断裂等,导致和加重组织损伤。有研究显示,宣肺败毒方能抑制 NF-κB 信号通路,促进内皮细胞存活,清除活性氧,从而对 LPS 诱导的 ARDS 有一定的保护作用。

四、临床应用

宣肺败毒方是《新型冠状病毒肺炎诊疗方案(试行第八版)》普通型湿毒郁肺证的推荐治疗方剂,具有宣肺化湿、清热透邪、泻肺解毒的功效,在阻断病情发展、改善症状,特别是在缩短病程方面有着良好的疗效,获得了一致认可。本方可用于治疗肺疫轻型、普通型、重型患者,流感等其他常见上呼吸道感染性疾病,急性气管炎-支气管炎及社区获得性下呼吸道感染性疾病等湿毒郁肺证,可缓解慢性阻塞性肺疾病急性加重所引发的咳嗽、咯痰等症状,临床疗效确切,安全性好。

根据 COVID-19 各版诊疗方案的描述,宣肺败毒方的适用病证主要为湿毒郁肺型的早、中期患者,该方能明显缩短临床症状消失时间和体温复常时间。Pang 等评价宣肺败毒颗粒治疗奥密克戎毒株感染的 COVID-19 的有效性及安全性,临床研究纳入 180 例奥密克戎毒株感染的轻型/普通型 COVID-19 患者,分为试验组 120 例和对照组 60 例。试验组接受宣肺败毒颗粒联合常规治疗,对照组接受常规治疗,以病毒核酸转阴时间、住院时间及 1 周内症状消失率、重症率及病死率为疗效评价指标,安全性指标为不良事件。结果显示,试验组的病毒核酸转阴时间、住院时间均短于对照组,在咳嗽、咯痰、咽喉不适、口干等症状消失方面,试验组亦优于对照组,试验中未观察到治疗不良事件,表明宣肺败毒颗粒能缩短病毒核酸转阴时间,促进症状消失,具有良好的安全性。庞稳泰等评价宣肺败毒颗粒治疗 COVID - 19 奥密克戎变种感染的临床疗效,对某院病区纳入的 40 例 COVID - 19 奥密克戎变种确诊患者采用宣肺败毒中药颗粒治疗,以核酸转阴天数、临床理化指标、影像学检查、中医证候评分变化等评价治疗效果,观察宣肺败毒颗粒治疗 COVID - 19 奥密克戎变种的临床疗效。结果显示,服用宣肺败毒颗粒治疗后,纳入患者全部治愈出院,治愈率为 100%,无转为重型或危重型的患者,经治疗后所有患者发热、咳嗽、咽痛、咽干、咳痰、鼻塞、乏力等临床症状均消失,总有效率为 100%。病毒核酸转阴平均时间为 10.2 d,CT 影像学观测好转率为 72.5%,从临床理化指标看,淋巴细胞绝对值、淋巴细胞百分率升高,血气分析中血氧饱和度升高,C 反应蛋白、IL - 6、降钙素原(PCT)均减低,无因服用宣肺败毒颗粒引起的不良反应。

　　宣肺败毒方在临床也可用于治疗重型患者,李旭成、张军等回顾性分析肺疫重症患者的临床资料,探讨中药早期干预对肺疫重症患者疾病转归的影响。研究纳入武汉市中医医院 2020 年 1 月 25 日至 3 月 10 日收治的重症(重型、危重型)肺疫患者 72 例,根据最早应用中药干预的时间分为早期干预组(发病 3 d 内服药)55 例、非早期干预组(发病 4 d 及以上服药)17 例。两组患者均辨证给予中药治疗,其中包括宣肺败毒方。分别统计两组患者入院时及入院 7 d 后的实验室指标、急性生理与慢性健康状况评分系统Ⅱ(ApacheⅡ)评分、序贯器官衰竭评分(SOFA 评分)、肺部 CT 情况,以及两组患者住院时间并比较临床结局的差异。结果显示,早期干预组患者尿素氮(BUN)、CRP、PCT、ApacheⅡ评分、SOFA 评分较非早期干预组降低。早期干预组患者的死亡率低于非早期干预组,表明宣肺败毒方有助于重症患者向好。Zhou 等报道用宣肺败毒方治疗 1 例 60 岁的 COVID - 19 重症患者,该患者咳嗽 20 余日,口服连花清瘟胶囊、奥司他韦等药物后,症状未见改善,随后改用宣肺败毒方治疗,5 d后症状改善明显,13 d后达到临床治愈要求。Bi等报道天津2例重症患者,其中一位为35岁男性,咳嗽、咯痰1月,发热6 d,通过核酸检测出COVID-19,治疗后体温仍不断升高,且出现胸闷气喘、舌红苔黄腻、脉滑,病邪入里化热,辨证为湿毒郁肺重症患者。处方在宣肺败毒方原方基础上加大了生石膏用量,经3次调治后痊愈出院。另一位患者为61岁男性,间断咳嗽咳痰8 d,通过核酸检出COVID-19,初诊临床症状有发热、微恶寒、鼻塞或觉头痛、干咳少痰、无胸闷胸痛、无恶心呕吐、食纳可、睡眠可、二便可,舌质暗、苔白,脉数,服4剂中药后表证解,但湿邪入里化热,咳嗽加重,痰少色白、胸闷,或觉乏力,舌苔黄腻,脉滑数,辨证为湿毒郁肺重症患者,治从宣肺化湿、清热解毒,方用宣肺败毒方加减治疗,经2次调治后痊愈出院。童欢等回顾性分析23例重型疫毒闭肺证患者使用化湿败毒方联合治疗前后的临床特征、实验室指标及影像学的差异。分析对比后发现,败毒方联合治疗可改善重型患者反复发热、呼吸困难、乏力、咳嗽、头昏、食欲不振、失眠等症状,肺部感染灶有吸收,血常规、CRP、PCT等炎症指标显著改善。表明化湿败毒方联合西医治疗可提高重型肺疫患者的治愈率。

综上所述,宣肺败毒方作为中医抗击疫病的"三药三方"之一,在《新型冠状病毒感染诊疗方案》中被推荐用于治疗湿毒郁肺证的患者。本方在临床实践中展现出了显著的疗效,其安全性良好,不仅能够有效缩短病毒核酸转阴时间和患者住院时间,促进症状的快速消失,在提高治愈率和改善重症患者的疾病转归方面也显示出积极作用。

参 考 文 献

[1] 童欢,许鑫,陈汉华.化湿败毒方联合西医治疗重型新型冠状病毒肺炎23例[J].亚太传统医药,2022,18(3):75-79.

[2] Chen K,Yang R,Shen F Q,et al. Advances in Pharmacological Activities and Mechanism of Glycyrrhizic Acid[J]. Curr Med Chem,2020,27(36):6219-6243.

[3] Gu J,Ran X,Deng J,et al. Glycyrrhizin alleviates sepsis-induced acute respiratory distress syndrome via suppressing of HMGB1/TLR9 pathways and neutrophil sex trace llular traps

formation[J]. Int Immunopharmacol,2022,108:108730. 56.

[4] Yang S C,Chen P J,Chang S H,et al. Luteolin attenuates neutrophilic oxidative stress and inflammatory arthritis by inhibiting Raf1 activity[J]. Biochem Pharmacol,2018,154: 384-396.

[5] 赵妍. 山奈酚对脂多糖诱导小鼠急性肺损伤的保护作用[D]. 哈尔滨：东北农业大学,2013.

[6] Rungsung S, Singh T U, Rabha D J, et al. Luteolin attenuates acute lung injury in experimental mouse model of Sepsis[J]. Cytokine, 2018, 110:333-343.

[7] Chi G, Zhong W, Liu Y, et al. Isorhamnetin protects mice from lipopoly saccharide-induced acute lung injury via the inhibition of inflammatory responses[J]. Inflamm Res, 2016, 65(1):33-41.

[8] 庞稳泰,杨丰文,郑文科,等. 宣肺败毒颗粒治疗奥密克戎毒株感染新型冠状病毒肺炎临床疗效评价研究[J]. 天津中医药,2022,39(9):1093-1098.

[9] 周磊,汪新妮,柳祥坤,等. 宣肺败毒方治愈新型冠状病毒肺炎重症患者病案报道[J]. 天津中医药,2021,38(5):556-559.

[10] 李旭成,张军,夏文广,等. 宣肺败毒汤治疗重症新型冠状病毒肺炎的临床病例观察[J]. 中国中药杂志,2022,47(13):3667-3674.